Karin Feuerstein-Praßer

Alice von Battenberg – Die Schwiegermutter der Queen

W0238387

PIPER

Zu diesem Buch

Alice von Battenbergs Leben hätte kaum glanzvoller beginnen können, denn als Urenkelin von Queen Victoria kam sie am 25. Februar 1885 auf Schloss Windsor zur Welt. Im Alter von 18 Jahren heiratete sie den griechischen Prinzen Andreas, mit dem sie vier Töchter und einen Sohn bekam: Philip, Ehemann von Elizabeth II. Doch die Jahre des familiären Glücks in Griechenland währten nur kurz, die politisch unruhigen Zeiten zwangen Alice ins Exil und die Ehe zerbrach. Diese und andere Krisen führten dazu, dass Alice längere Zeit in sogenannten Sanatorien verbrachte. Als sie endlich entlassen wurde, lag ihr altes Leben in Trümmern. Doch sie fand schließlich die Kraft zu einem eindrucksvollen Neubeginn und widmete ihr Leben künftig karitativen Aufgaben. Karin Feuerstein-Praßer erzählt uns in dieser Biografie anschaulich das außergewöhnliche Leben der Prinzessin Alice von Griechenland.

Karin Feuerstein-Praßer, geboren 1956, lebt als freie Historikerin und Autorin in Köln und veröffentlichte zahlreiche Biografienbände. Im Piper Verlag erschienen zuletzt »Die Frauen der Dichter« sowie »Friedrich der Große und seine Schwestern«.

Karin Feuerstein-Praßer

Alice von Battenberg – Die Schwiegermutter der Queen

Ein unkonventionelles Leben

Mit 14 Schwarz-Weiß-Abbildungen und vier Stammbäumen

PIPER

Mehr über unsere Autoren und Bücher:

www.piper.de

Von Karin Feuerstein-Praßer liegen im Piper Verlag vor:
Frauen, die aufs Ganze gingen
Die preußischen Königinnen
Die deutschen Kaiserinnen
Augusta
Sophie Dorothea von Preußen
Friedrich der Große und seine Schwestern
Die Frauen der Dichter
Alice von Battenberg – Die Schwiegermutter der Queen

Inhalte fremder Webseiten, auf die in diesem Buch (etwa durch Links) hingewiesen wird, macht sich der Verlag nicht zu eigen. Eine Haftung dafür übernimmt der Verlag nicht.

FSC
www.fsc.org
MIX
Papier aus verantwortungsvollen Quellen
FSC® C083411

Originalausgabe
ISBN 978-3-492-31545-6
1. Auflage November 2020
3. Auflage März 2021
© Piper Verlag GmbH, München 2020
Umschlaggestaltung: Büro Jorge Schmidt, München
Umschlagabbildung: SZ Photo/Scherl/Bridgeman Images
Satz: Satz für Satz. Wangen im Allgäu
Gesetzt aus der Didot
Litho: Lorenz & Zeller, Inning am Ammersee
Druck und Bindung: CPI books GmbH, Leck
Printed in the EU

Inhaltsverzeichnis

Vorwort: Ein unkonventionelles Leben

Die Krönungszeremonie Elizabeths II., die am 2. Juni 1953 in Westminster Abbey stattfand, war ein glamouröses Ereignis, dessen Bilder rund um die Welt gingen. Dem aufmerksamen Beobachter fiel vielleicht eine ältere Dame auf, die sich grundlegend von den anderen, elegant gekleideten Gästen unterschied: Sie trug nur eine schlichte graue Nonnentracht mit weißem Schleier. Wer war das? Kaum zu glauben, aber es handelte sich tatsächlich um die Schwiegermutter der Queen, die 68-jährige Alice von Battenberg. Wie war das bloß möglich? Diese Frage stellte sich später auch ihr deutscher Enkel, der 1949 geborene Georg von Hannover: »Wieso ist meine Großmutter Nonne? Sind Nonnen nicht normalerweise kinderlos?«

Alice von Battenberg hatte fünf Kinder, vier Töchter und einen Sohn: Philip, Ehemann von Elizabeth II. Und um gleich die Frage zu beantworten, die sich der kleine Georg nicht zu stellen traute: Alice war in Wirklichkeit gar keine Nonne. Aber sie hatte in Griechenland eine karitative Schwesternschaft gegründet und ihre zivile Kleidung vor einigen Jahren freiwillig abgelegt, auch als Ausdruck persönlicher Entsagung und Bescheidenheit.

Dabei hätte Alices Leben kaum glanzvoller beginnen können, denn als Urenkelin von Queen Victoria kam sie am 25. Februar 1885 auf Schloss Windsor zur Welt. Ihr Vater Ludwig (Louis) von Battenberg war allerdings »nur« der Spross einer morganatischen, also nicht standesgemäßen Ehe. Gleichwohl hatte er mit Viktoria von Hessen-Darmstadt, einer Enkelin der Queen, ins englische Königshaus eingeheiratet. Ihre Kindheit und Jugendzeit verbrachte Alice teils in England, teils in der hessischen Heimat ihres Vaters, bevor sie mit 18 Jahren den griechischen Prinzen Andreas heiratete und mit ihm nach Athen ging.

Doch schon das Leben in Griechenland war von wenig royalem Glanz geprägt, wenngleich die Ehe zunächst sehr glücklich war. Aber die politisch unruhigen Zeiten zwangen Alice und ihre Familie vorübergehend ins Exil, bevor sie schließlich ganz aus dem Land vertrieben wurden. In einer Nacht-und-Nebel-Aktion musste Alice ihre lieb gewordene griechische Heimat verlassen und in Frankreich ein neues Leben mit ungewisser Zukunft beginnen. Diesen Belastungen war ihre Ehe auf Dauer nicht gewachsen.

Alice litt aber nicht nur unter der zunehmenden Entfremdung von ihrem Ehemann, ebenso belastete sie das grausame Schicksal ihrer beiden Tanten, Zarin Alexandra und deren Schwester Ella, die während der Oktoberrevolution von den Bolschewiken ermordet worden waren. Gerade mit Ella hatte sich Alice stets besonders verbunden gefühlt. Vielleicht waren es diese seelischen Qualen, die zu einer schweren psychischen Krise führten, die Alice in den 1930er-Jahren zwang, längere Zeit in sogenannten Sanatorien zu verbringen. Als sie endlich entlassen wurde, lag ihr altes Leben in Trümmern, und es gab kein Zuhause mehr, in das sie hätte zurückkehren können. Andreas hatte sie verlassen, die Töchter waren verheiratet, und Philip besuchte ein englisches Internat.

Doch Alice fand schließlich die Kraft zu einem eindrucksvollen Neubeginn. Ende 1938 kehrte sie nach Griechenland zurück und widmete ihr Leben künftig karitativen Aufgaben. Während der deutschen Besatzung im Zweiten Weltkrieg kümmerte sie sich um hungernde Kinder und rettete mehreren Mitgliedern einer jüdischen Familie das Leben, indem sie sie monatelang in ihrer Athener Wohnung versteckte. 1948 gründete sie – nach dem Vorbild ihrer ermordeten Tante Ella – dann die wohltätige Schwesternschaft, die sich aber nicht wirklich etablieren konnte. Nichtsdestotrotz trug Alice bis zu ihrem Lebensende die schlichte Nonnentracht.

Griechenland blieb Alices Heimat, bis der Militärputsch 1967 sie zwang, das Land erneut zu verlassen, diesmal endgültig. Ihre letzten Lebensjahre verbrachte sie auf Einladung der Queen im Londoner Buckingham-Palast, wo sie 1969 im Alter von 84 Jahren starb. Zu diesem Zeitpunkt war die bescheidene Schwiegermutter der Queen in der Öffentlichkeit längst in Vergessenheit geraten. Und doch wurde ihr posthum eine ganz besondere Auszeichnung zuteil, denn die jüdische Gedenkstätte Yad Vashem ehrte sie 1993 mit dem Titel »Gerechte unter den Völkern«. Allein aus diesem Grund sollte die Erinnerung an Alice von Battenberg niemals verblassen. Heute ist es gerade bei den jüngeren Royals üblich, sich mit sozialem Engagement medien- und publikumswirksam in Szene zu setzen. Das hat Alice nie gewollt. Sie wirkte lieber bescheiden im Hintergrund, was natürlich auch dazu führte, dass ihr humanitärer Einsatz vor der Öffentlichkeit verborgen blieb. Das zu ändern war einer der Beweggründe für dieses Buch.

Kapitel 1
Kosmopoliten aus der hessischen Provinz – die Battenbergs

Alice, Mutter von Prinz Philip und Urenkelin Queen Victorias

Als junger Prinzgemahl hatte es Philip, Herzog von Edinburgh, am englischen Königshof keineswegs leicht. Nach der Thronbesteigung Elizabeths II. 1952 musste er seine erfolgreiche Karriere bei der Royal Navy vorzeitig beenden, um künftig nur noch »der Mann an ihrer Seite« zu sein. Das höfische Protokoll schrieb ihm vor, stets zwei, drei Schritte hinter seiner Frau zu gehen, was er jahrzehntelang mit der ihm eigenen Souveränität tat, bis er im August 2017 in den offiziellen »Ruhestand« trat. Zu diesem Zeitpunkt war Prinz Philip 96 Jahre alt und zählte zu den fleißigsten und beliebtesten Mitgliedern des englischen Königshauses.

Das war nicht immer so gewesen, zumindest was seine Beliebtheit betrifft. Anfangs galt Philip sowohl am Hof als auch beim englischen Adel als bürgerlicher Außenseiter, noch dazu mit deutschen Wurzeln, was seine Position in den Jahren nach dem Zweiten Weltkrieg zusätzlich erschwerte. Selbst das Dienstpersonal schien ihm mitunter den nötigen Respekt zu versagen. Wer war er schon, dieser Philip Mountbatten, dessen Vorfahren mütterlicherseits noch bis 1917 den deutschen Namen Battenberg getragen hatten und irgendwo aus der hessischen Provinz stammten?

Nach der Krönung Elizabeths II. im Sommer 1953 musste

sich Prinz Philip sogar von einem hochnäsigen Höfling belehren lassen: »Sie werden Schloss Windsor lieben, wenn Sie es erst einmal kennengelernt haben.« Philips lässige Antwort wird den Bediensteten wohl sprachlos gemacht haben: »Ja, ich weiß, meine Mutter wurde hier geboren.« Ob der Bedienstete das geglaubt hat? Wieso sollte die Mutter des Prinzgemahls ausgerechnet auf Schloss Windsor das Licht der Welt erblickt haben, mag er sich wohl gefragt haben. Vielleicht hatte er ja die Krönungsfeierlichkeiten im Fernsehen verfolgt und sich über die merkwürdige ältere Dame gewundert, die mit ihrer schlichten grauen Nonnentracht einen außergewöhnlichen Kontrast zu den übrigen, glamourös gekleideten Gästen bildete. Ob er wohl wusste, dass es sich um die Schwiegermutter der Queen handelte, Philips Mutter Alice von Battenberg?

Tatsächlich kam Alice von Battenberg am 25. Februar 1885 in Anwesenheit von Queen Victoria (1819–1901) auf Schloss Windsor zur Welt. Schließlich war ihre Mutter, die 1863 ebenfalls hier geboren wurde, deren Enkelin und trug zudem den gleichen Namen: Viktoria. Auch die neugeborene Prinzessin wurde nach ihrer Großmutter mütterlicherseits Alice gerufen (Taufname: Victoria Alice Elisabeth Julia Marie), doch diese, Viktorias Mutter, die zweitälteste Tochter der Queen, war tragischerweise schon 1878 verstorben.

Die früh verstorbene Großmutter Alice von Hessen-Darmstadt

Nach der Geburt von Viktoria, genannt »Vicky«, 1840 und des späteren englischen Königs Edward VII. im Jahr darauf kam Alice 1843 als drittes Kind von Queen Victoria und ihrem deutschen Gemahl Albert von Sachsen-Coburg und Gotha (1819–1861) auf die Welt. Mit 19 Jahren heiratete sie den späteren (1877) Großherzog Ludwig IV. von Hessen und bei Rhein (1837–1892) und folgte ihrem Ehemann in die hessische Residenzstadt Darmstadt.

Das Großherzogtum Hessen-Darmstadt war damals noch vergleichsweise jung. In der Zeit der Napoleonischen Kriege war Ludwig X. (1753–1830), Landgraf von Hessen-Darmstadt, ein enger Verbündeter von Napoleon Bonaparte gewesen, Gründungsmitglied des unter französischem Protektorat stehenden Rheinbunds, der sich im August 1806 formell vom Heiligen Römischen Reich losgesagt und damit dessen Ende beschleunigt hatte. Als Dankeschön des Kaisers der Franzosen erhielt der Landgraf eine fürstliche Standeserhöhung und durfte sich seitdem Ludwig I., Großherzog von Hessen und bei Rhein, nennen.

Daneben gab es noch ein zweites hessisches Territorium, Hessen-Kassel; beide waren 1567 durch Erbteilung entstanden. Landgraf Philipp I. (1504–1567), von dem später noch die Rede sein wird, hatte das hessische Territorium seinen vier Söhnen vermacht, von denen zwei frühzeitig starben. So entstanden damals der nördliche Teil Hessen-Kassel und die südliche Landgrafschaft Hessen-Darmstadt.

Das Haus Hessen-Darmstadt war eng mit den großen europäischen Höfen verbunden. Wilhelmine (1755–1776), eine Tochter Ludwigs IX. und der »Großen Landgräfin« Caroline, hatte den russischen Zaren Paul I. geheiratet, den Sohn Katharinas der Großen, während ihre Schwester Friederike Luise (1751–1805) an der Seite Friedrich Wilhelms II. preußische Königin wurde. 1841 vermählte sich schließlich Marie, die Tochter des hessischen Großherzogs Ludwig II. (1777–1848) und Wilhelmines von Baden (1788–1836), mit dem späteren Zaren Alexander II. – ein Umstand, der einen nicht unerheblichen Einfluss auf die Entstehungsgeschichte der Battenbergs hatte. Doch dazu später mehr.

Hatte sich das Haus Hessen-Darmstadt hinsichtlich seiner Eheschließungen bislang auf Russland und Preußen beschränkt, so kam es 1862 erstmals zu einer Verbindung mit dem englischen Königshaus. Auf Wunsch seiner Mutter Elisabeth, Nichte des Preußenkönigs Friedrich Wilhelms III., war der junge Ludwig von Hessen-Darmstadt, der nachmalige Großherzog Ludwig IV., seinerzeit in preußische Dienste eingetreten und hatte in Berlin das spätere Kronprinzenpaar kennengelernt, Friedrich Wilhelm, genannt Fritz, und seine Frau Vicky, die älteste Tochter der Queen. Die sich daraus entwickelnde Freundschaft hatte zur Folge, dass Ludwig nach England eingeladen wurde, wo er schließlich Vickys Schwester, Prinzessin Alice, kennen und lieben lernte. Nach der Hochzeit, die 1862 auf Wunsch der Queen auf der Isle auf Wight gefeiert wurde, blieb die Verbindung mit London auch weiterhin sehr eng.

Das erste der sieben Kinder des Paars kam daher auf Schloss Windsor zur Welt, die am 5. April 1863 geborene Viktoria. Es folgten Elisabeth »Ella« (1864–1918), Irene (1866–1953) und Ernst Ludwig (1868–1937), der letzte Großherzog von Hessen-Darmstadt, schließlich vervollständigten Friedrich »Frittie« (1870–1873), Alix (1872–1918) und Marie (1874–1878) die Familie.

Alice von Hessen-Darmstadt war eine begeisterte Mutter, die sich liebevoll um ihre Kinder kümmerte – und die Queen selbstverständlich über deren unterschiedliche Entwicklung auf dem Laufenden hielt: »Ella ist so ein witziges Kind, aber keineswegs leicht im Umgang«, schrieb sie am 6. Dezember 1867 nach London. »Ganz im Gegensatz zu Viktoria, die ein sehr folgsames Kind ist … Sie kann sogar schon ein paar Wörter lesen.« Am 24. Juni 1872 gab sie auch Auskunft über den etwas ungewöhnlichen Namen Alix, den sie ihrer zweitjüngsten Tochter, der späteren Zarin Alexandra, gegeben hatten: »Wir haben uns für ›Alix‹ statt ›Alice‹ entschieden, weil sie hier meinen Namen immer falsch aussprechen und ›Aliicé‹ sagen, ›Alix‹ wird sicher einfacher sein.«

Zunächst schien das Familienglück perfekt. Die Ehe mit Ludwig war allem Anschein nach sehr glücklich, und auch von der hessischen Bevölkerung wurde Alice geliebt und verehrt. Das lag nicht zuletzt an ihrem sozialen Engagement, ihrem unermüdlichen Einsatz für die Verbesserung des öffentlichen Gesundheitswesens, vor allem für bessere hygienische Verhältnisse auf den Wöchnerinnenstationen. Nach wie vor starben zahlreiche Frauen am Kindbettfieber, obwohl der ungarische Gynäkologe Ignaz Semmelweis (1818–1865) von allen Ärzten gefordert hatte, sich vor dem Kontakt mit den jungen Müttern gründlich die Hände zu desinfizieren. Doch bei den meisten seiner Kollegen war er damit nur auf Spott und Unverständnis gestoßen.

Erst allmählich setzten sich die neuen Hygienemaßnahmen durch, zumal auch Alice energisch auf deren Einhaltung drängte. Das Wohlergehen ihrer Mitmenschen lag ihr ehrlich am Herzen. Der 1867 unter ihrem Vorsitz gegründete Alice-Frauenverein entwickelte unter maßgeblicher Beteiligung sachkundiger Ärzte ein neues Konzept der Krankenpflege und führte zur Gründung des Darmstädter Alice-Hospitals, das bis heute existiert. Im Deutsch-Französischen Krieg, der 1871 zur Gründung des Deutschen Kaiserreichs führte, betreute Alice verschiedene Lazarette, kümmerte sich persönlich um die Verwundeten und stand ihnen in schweren Stunden zur Seite. Überglücklich schrieb sie ihrer Mutter am 19. Dezember 1870, dass einer ihrer Schützlinge, der bereits dem Tode geweiht gewesen zu sein schien, sich nun auf dem Weg der Besserung befand: »Ich habe selten eine so große Befriedigung empfunden wie bei der Gewissheit, dass sich dieser junge Mann wieder erholt, und die Ärzte meinen sogar, ich hätte ihm das Leben gerettet.« Diese Empathie für leidende Menschen hat die Großherzogin von Hessen-Darmstadt nicht nur an ihre Tochter Ella weitervererbt, auch eine ihrer Enkelinnen, die sie leider nicht mehr kennengelernt hat, würde viele Jahre später darin ihre Lebensaufgabe finden: Alice von Battenberg.

Doch das Leben der Darmstädter Familie wurde von mehreren Schicksalsschlägen überschattet. Alice war (wie ihre Töchter Irene und Alix) Überträgerin der Bluterkrankheit, an deren Folgen ihr kleiner Sohn Friedrich 1873 nach einem Sturz aus dem Fenster starb. Die größte Katastrophe aber brach im Spätherbst 1878 über die großherzogliche Familie herein, als sämtliche Kinder außer Ella an Diphtherie erkrankten. Trotz aller Bemühungen und liebevoller Pflege starb Töchterchen Marie am 16. November im Alter von nur vier Jahren. Doch die anderen Kinder wurden wieder gesund. Anfang Dezember, als das Schlimmste überstanden schien, erkrankte Alice selbst. Sie hatte es sich nicht nehmen lassen, ihre kleinen Patienten selbst zu pflegen – ein mütterlicher Liebesdienst, der sie letztlich das Leben kostete. Am 14. Dezember 1878 – dem 17. Todestag ihres Vaters Albert – erlag Alice der hoch ansteckenden Infektionskrankheit. Sie wurde nur 35 Jahre alt.

Die Familie war erschüttert: »Meine Kindheit endete mit ihrem Tod«, bekannte Tochter Viktoria später, »denn ich war die Älteste und am meisten verantwortlich.« Die zu diesem Zeitpunkt 15-jährige Prinzessin wuchs nun in die Rolle der Ersatzmutter hinein, auch um den trauernden Vater zu entlasten, der als amtierender Großherzog ohnehin stark in Anspruch genommen war. Trotz ihres jugendlichen Alters verfügte Viktoria über die nötigen Voraussetzungen für ihre neue Aufgabe, zielstrebig, zupackend und willensstark, wie sie nun einmal war. Später pflegte sie zu sagen: »Ich hätte in unserer Familie der Mann sein sollen.« Natürlich lastete die Fürsorge für die vier jüngeren Geschwister nicht allein auf ihren Schultern. Vater Ludwig war es ganz recht, dass seine Kinder nun überwiegend bei der königlichen Großmutter in England lebten. Und der damals knapp 60-jährigen Queen war die Betreuung der hessischen Enkel nicht nur eine Herzensangelegenheit, sie konnte auf diese Weise auch subtilen Einfluss ausüben und die Lebenswege besonders der Mädchen in ihrem Sinne lenken, vor allem, als die Prinzessinnen ins heiratsfähige Alter kamen.

Es war daher kein Zufall, dass die junge Viktoria ihren zukünftigen Ehemann am Hof der Großmutter kennenlernte: Ludwig – genannt Louis – von Battenberg (1854–1921), ein ebenso charmanter wie gut aussehender Mann, der nur einen kleinen Makel hatte: Er war der Spross einer »Mesalliance« seines Vaters Alexander von Hessen-Darmstadt mit einer nicht standesgemäßen polnischen Gräfin. Es fragt sich daher, warum sich die Queen so vehement für das Zustandekommen dieser Ehe einsetzte, denn eigentlich war es nicht üblich, dass die Enkelinnen »unter ihrem Stand« verheiratet wurden.

Von Darmstadt nach St. Petersburg – die russische Verwandtschaft

Alexander von Hessen-Darmstadt (1823–1888) war der dritte Sohn des Großherzogs Ludwig II. und seiner Gemahlin Wilhelmine von Baden, somit Bruder jener Marie (1824–1880), die 1841 den späteren Zaren Alexander II. heiratete.[1]

Alexander und Marie, die jüngsten Kinder des großherzoglichen Paars, wuchsen überwiegend bei der Mutter auf Schloss Heiligenberg in Jugenheim auf, etwa zwölf Kilometer entfernt von Darmstadt, wo Großherzog Ludwig II. seit 1830 residierte. Die räumliche Trennung der Eltern beflügelte das Gerücht, Alexander und Marie seien keine legitimen Kinder des Großherzogs. Schließlich lagen zwischen der Geburt der älteren Söhne Ludwig (der spätere Ludwig III.) 1806 sowie Karl 1809

---

[1] Anm.: Eigentlich ist der Begriff Zar hier nicht ganz korrekt, es müsste Kaiser heißen. Nach dem russischen Sieg im Nordischen Krieg 1721 hatte Peter der Große nämlich verfügt, dass Russland künftig ein Kaiserreich sein würde, also bedeutender als ein Zarenreich. Zar ist auch kein russisches Alleinstellungsmerkmal, denn Zaren gab es ebenfalls in Serbien und Bulgarien. Trotzdem soll der Begriff der besseren Verständlichkeit wegen hier beibehalten werden.

und der Ankunft Alexanders mehr als zehn Jahre – ein Umstand, den sich die Darmstädter nur mit zwei verschiedenen Vätern erklären konnten. Wie es hieß, waren Alexander und Marie (sowie zwei weitere, früh verstorbene Kinder) Sprösslinge des Freiherrn August Ludwig von Senarclens-Grancy (1794–1871), des großherzoglichen Kämmerers und mutmaßlichen Liebhabers von Wilhelmine. Tatsächlich lebte der gebürtige Schweizer im alten Pfarrhaus von Jugenheim nur einen Steinwurf vom Wohnsitz der Großherzogin entfernt, was die Gerüchteküche nur noch weiter anheizte.

Trotz des Geredes um die illegitime Abstammung der beiden großherzoglichen Kinder machte Zarewitsch Alexander (1818–1881), genannt Sascha, auch Station in Darmstadt, als er 1839 auf Brautschau durch Deutschland reiste. Er war der älteste Sohn von Zar Nikolaus I. und seiner Gemahlin Alexandra, der gebürtigen Königstochter Charlotte von Preußen, einem Kind der früh verstorbenen Luise und Friedrich Wilhelms III.

Sascha verliebte sich, wie es schien, auf den ersten Blick in die hübsche, erst 15-jährige Marie, und auch die blutjunge Prinzessin hatte wohl nichts gegen die Verbindung einzuwenden. Nach der Verlobung im April 1840 folgte Marie ihrem Sascha nach St. Petersburg, um sich noch vor der Hochzeit in der fremden neuen Heimat ein wenig einzuleben. Auf Wunsch des Zarewitschs sollte sein künftiger Schwager Alexander von Hessen-Darmstadt Marie nach Russland begleiten, damit sie sich in der Ferne nicht ganz so verloren fühlte. Großherzog Ludwig II. und Zar Nikolaus I. hatten nichts dagegen einzuwenden.

Die möglicherweise nicht eheliche Abstammung der Darmstädterin und ihres Bruders spielte in diesem Zusammenhang keine Rolle. Als Graf Orlow versuchte, den Zaren vorsichtig auf die Gerüchte aufmerksam zu machen, beschied der ihn kurz und knapp mit den Worten: »Das mag wohl sein. Aber wer bist du, wer bin ich? Ich wünsche und befehle, dass dieses Gerede ein Ende hat. Ich möchte niemandem raten zu behaupten, der Thronfolger Russlands habe ein nicht eheliches Kind geheiratet.« Damit war das Thema erledigt, und die Hochzeit konnte unbeschwert am 16. April 1841 in der Peter-und-Paul-Kathedrale in St. Petersburg gefeiert werden.

Der 18-jährige Alexander von Hessen-Darmstadt fühlte sich an der Newa so wohl, dass er schon bald beschloss, längerfristig dortzubleiben und in russische Dienste einzutreten. Eine maßgebliche Rolle spielte wohl auch die Tatsache, dass der Prinz hier ständig von gut aussehenden jungen Damen umgeben war, sodass erst gar kein Heimweh aufkommen konnte. Obwohl er nur ein recht unbedeutender Prinz aus der hessischen Provinz war, litt er keineswegs unter Minderwertigkeitskomplexen. Er wusste schließlich genau, dass er bei der St. Petersburger Damenwelt nicht nur mit seinem guten Aussehen, sondern auch mit Charme, Intelligenz und Humor punkten konnte. Dass er das Herz seiner attraktiven Schwägerin Großfürstin Olga nicht gewann, hat ihn nur kurze Zeit bekümmert.

»Die kleine polnische Waise«

Inzwischen war Alexander 25 Jahre alt, aber noch immer auf der Suche nach der Dame seines Herzens. Als er sich wieder einmal auf einem der opulenten St. Petersburger Hoffeste mit einer attraktiven Gräfin amüsierte, trat eine junge Frau auf ihn zu, in der er eine der Hofdamen seiner Schwester Marie erkannte. Sie überreichte ihm ein Billett, das Alexander vermutlich ein wenig verärgert haben dürfte. Die Mutter einer seiner Angebeteten, Gräfin Schuwalow, hielt sein Verhalten in Liebesdingen für rufschädigend und forderte ihn energisch auf, ihre Tochter gefälligst in Ruhe zu lassen. Anderenfalls, so drohte sie, werde sie sich beim Zaren beschweren. Alexander las die Nachricht, wandte sich demonstrativ von seiner Angebeteten ab und eröffnete den nächsten Tanz mit der Botin, die ihm das Billett überreicht hatte.

Die junge Frau scheint Alexander mehr beschäftigt zu haben, als er sich zunächst eingestehen mochte. Er erinnerte sich jetzt auch wieder an ihren Namen: Julie von Haucke (1825–1895), damals 23 Jahre alt, nur knapp 1,60 Meter groß, keine strahlende Schönheit, doch in ihrer stillen Art scheint sie recht anziehend gewirkt zu haben. Am St. Petersburger Hof nannte man sie meist nur »die kleine polnische Waise«.

Julies Eltern waren zu diesem Zeitpunkt schon lange tot. Ihr Vater Moritz von Haucke (1775–1830) hatte in der polnischen Armee gedient und war 1826 von Zar Nikolaus I. zum stellvertretenden Kriegsminister des vom Wiener Kongress 1815 geschaffenen Kongresspolen ernannt worden, das sich ganz unter russischer Kontrolle befand. 1829 machte der Zar Moritz von Haucke zum General und erhob ihn in den Grafenstand.

Nur wenig später, im Revolutionsjahr 1830, erhoben sich die Polen gegen die russische Herrschaft. Die Aufständischen zerrten Haucke aus seinem Warschauer Palais und ermordeten ihn vor den Augen seiner jungen Frau Sophie, die nur wenige Wochen später an »gebrochenem Herzen« starb. Nikolaus I. ordnete daraufhin an, dass die drei Waisenkinder, die sein treuer General hinterlassen hatte, nach St. Petersburg gebracht werden sollten. Hier erhielt die fünfjährige Julie eine ausgezeichnete Erziehung in einer Einrichtung für adlige Mädchen, und weil sie, wie schon ihre Eltern, unter anderem Deutsch sprach, wurde sie 1841 zur Ehrendame der frisch vermählten Marie ernannt, später zu deren Hofdame.

Der Tanz mit Alexander von Hessen-Darmstadt schien zunächst keine weiteren Folgen zu haben. Allen Warnungen zum Trotz flirtete der auch weiterhin mit der jungen Gräfin Sophie Schuwalow, während Julie als Postillion d'Amour fungierte und dem turtelnden Paar heimliche Nachrichten überbrachte. Doch ganz allmählich schien sie sich in den smarten Alexander verliebt zu haben, der sich allerdings zunächst nach Darmstadt aufgemacht hatte. Im Juni 1848 war sein Vater gestorben, und Alexanders ältester Bruder, der schon seit geraumer Zeit als Mitregent fungierte, wurde als Ludwig III. neuer Großherzog von Hessen-Darmstadt. Als Alexander nach den Beisetzungsfeierlichkeiten nach St. Petersburg zurückkehrte, war sein Verhältnis zu Gräfin Schuwalow spürbar abgekühlt, und er wurde erneut auf die »kleine polnische Waise« aufmerksam, die immer so lieb und freundlich zu ihm war. Es dauerte nicht lange, bis beide ein heimliches Liebespaar wurden. Als die Affäre am St. Petersburger Hof publik wurde, gab es jedoch erheblichen Ärger, denn der Zar hatte geplant, Alexander mit seiner Nichte zu verheiraten, der Tochter seines Bruders Michael. Der junge Darmstädter fiel in Ungnade, beschloss, Russland zu verlassen, kehrte dann aber doch wieder zu Julie von Haucke zurück. Inzwischen hatte sich zwischen ihnen eine derart enge Beziehung entwickelt, dass er sie zu seiner Frau machen wollte. Dem stand jedoch eines im Wege: Julie war ein Mündel des Zaren und musste Nikolaus I. daher um eine Heiratserlaubnis bitten. Der verweigerte nicht nur seine Zustimmung, sondern entließ Alexander wegen groben Fehlverhaltens auch noch aus der russischen Armee. Doch solche Widrigkeiten schweißten das Paar nur umso fester zusammen. Anfang Oktober 1851 verließen Julie und Alexander St. Petersburg und reisten nach Breslau, wo sie am 28. Oktober eine morganatische Ehe schlossen.

Hochzeit »auf hessische Art«

Diese »Mesalliance« löste bei der fürstlichen Verwandtschaft großes Entsetzen aus, doch immerhin gratulierte Alexanders Bruder Ludwig III. dem frisch vermählten Paar herzlich. Eine morganatische Ehe gab es in Adelskreisen schließlich häufiger – und nicht nur das: Sie war rund 300 Jahre zuvor sogar in Hessen »erfunden« worden.

Der Begriff leitet sich vom lateinischen *matrimonium morganaticum* ab, was so viel bedeutet wie »Ehe auf bloße Morgengabe«. Damit war die Frau in der Regel zu Lebzeiten abgesichert, doch weder sie selbst noch die Kinder, die aus einer solchen Verbindung hervorgingen, konnten irgendwelche Erbansprüche geltend machen. In Deutschland hatte die morganatische Ehe noch bis zum Ersten Weltkrieg Bestand und wurde erst 1919 abgeschafft. Der Volksmund sprach auch von der »Ehe zur linken Hand«, weil die Braut bei der Trauung auf der linken Seite stand.

Hatte es schon im frühen Mittelalter die »Friedelehe« gegeben, die auf der freien Neigung von Mann und Frau beruhte, so war diese Form mit der zunehmenden Verbreitung christlicher Vorstellungen weitestgehend verschwunden – bis sie in der Reformationszeit wieder auflebte. Der hessische Landgraf Philipp I. (1504–1567) war damals seiner ihm rechtlich angetrauten Ehefrau überdrüssig geworden und wollte sich scheiden lassen. Doch die tugendsame Gemahlin lieferte ihm für eine solche Trennung leider keinen Anlass. Nun dachte Philipp vermutlich an Englands König Heinrich VIII., der nach jahrelangen inneren Kämpfen und theologischen Gutachten endlich seine Geliebte Anne Boleyn hatte heiraten können. Doch die Situation des hessischen Landgrafen gestaltete sich anders. Während Heinrich VIII. mit der katholischen Kirche gebrochen hatte, war Philipp Protestant und wollte es auch bleiben. Sein Problem wurde akut, als er sich in die hübsche Hofdame Margarethe von der Saale (1522–1566) verliebte und sie zu seiner Frau machen wollte. Als frommer Mann fragte er die Reformatoren Martin Luther und Philipp Melanchthon persönlich um Rat, wobei er eigentlich gewusst haben dürfte, dass sich Luther seinerzeit bei Heinrich VIII. massiv gegen eine Scheidung ausgesprochen hatte. Als Alternative fiel Luther jetzt nur die Bigamie ein, die dem göttlichen Recht allem Anschein nach nicht widersprach. Schließlich hatte sich schon der alttestamentarische Erzvater Abraham mit Hagar eine Nebenfrau genommen, weil die ihm angetraute Sarah noch keinen Erben zur Welt gebracht hatte. Auf dieser Grundlage gaben Luther und Melanchthon ihren Segen zu der morganatischen Ehe, die Landgraf Philipp I. am 4. März 1540 in Rotenburg mit Margarethe von der Saale schloss. Damit hatte der Hesse einen interessanten Präzedenzfall geschaffen, von dem in den kommenden Jahrhunderten noch zahlreiche adlige Herrschaften Gebrauch machen sollten. So auch Alexander mehr als 300 Jahre später.

Großherzog Ludwig III. nahm seine neue Schwägerin Julie nicht nur freundlich in der Familie auf, er bemühte sich auch, aus der »armen polnischen Waisen« eine richtige deutsche Gräfin zu machen und ihr einen klangvollen Namen zu geben. Es wurde nach verschiedenen Varianten geforscht, bis einer seiner Minister den Vorschlag machte, Julie den Titel Gräfin von Battenberg zu verleihen. Die Battenbergs waren ein hessisches Adelsgeschlecht gewesen, das seinen gleichnamigen Stammsitz im Ederbergland gehabt hatte und bereits 1310 ausgestorben war.

Damit erhielt Julie den Rang und Titel einer Gräfin von Battenberg, und die gleichen Rechte standen auch ihren Nachkommen zu, die jedoch keine Ansprüche auf die hessische Erbfolge erheben konnten. Und noch etwas kam erschwerend hinzu: Alexander und Julie waren zwar als mittelloses Paar auf die finanzielle Unterstützung des Großherzogs angewiesen, konnten aber nicht in Darmstadt bleiben, denn Ludwig III. wollte sein gutes Verhältnis zu Nikolaus I. sowie zu seiner Schwester Marie und Schwager Sascha nicht gefährden.

Die ersten kleinen Battenbergs

Alexander und Julie beschlossen, zunächst nach Straßburg zu gehen. Vielleicht lebten hier Verwandte von Julie, denn ihre Mutter Sophie de la Fontaine war die Tochter eines französischen Arztes gewesen, der sich später im oberschwäbischen Biberach niedergelassen hatte. Finanziert wurde ihr Aufenthalt von Ludwig III., doch auch Marie sorgte mit einer kräftigen Finanzspritze dafür, dass ihr Bruder und ihre frühere Hofdame standesgemäß leben konnten.

Julie war zu diesem Zeitpunkt bereits hochschwanger. In Straßburg brachte sie am 15. Februar 1852 ihr erstes Kind zur Welt, das nach seiner großzügigen Tante Marie genannt wurde. Die Geburt des kleinen Mädchens war – zumindest in den damaligen Kreisen des Hochadels – mit einem zweifachen Makel behaftet: Zum einen war die Mutter »nicht ebenbürtig«, zum anderen lag der Zeugungstermin des Kindes eindeutig mehrere Monate vor der Hochzeit von Julie und Alexander. Letzteres bemühte man sich, so gut es ging, zu vertuschen, sodass im Geburtsprotokoll der Großherzoglichen Hofkirche Darmstadt auch Folgendes zu lesen ist: »Im Jahr 1852, den 15ten Juli morgens um zehn Uhr ist zu Genf in der Schweiz Seiner Großherzoglichen Hoheit, dem Prinzen Alexander von Hessen, von Seiner Frau Gemahlin, Julie, Gräfin von Battenberg, eine Tochter geboren und von dem evangelisch-protestantischen Pfarrer Horning den 10ten August getauft worden, welche in der Heiligen Taufe die Namen Maria Caroline erhalten hat.« Die falsche Geburtsurkunde wurde offenbar von niemandem angezweifelt – bis Historiker in den 1970er-Jahren Maries wirkliches Geburtsdatum nachweisen konnten. Sie selbst hat ihren Geburtstag ein Leben lang am 15. Juli gefeiert, jenem Tag, an dem schon ihr Vater das Licht der Welt erblickt hatte. Auch den tatsächlichen Ort ihrer Geburt hat Marie nie erfahren. Noch in ihren Lebenserinnerungen schrieb sie 1920: »Am Genfer See war es, am weiten, bergbesaumten See, wo einst das kleine Mädchen zur Welt kam, das in diesen Erinnerungsblättern von sich erzählt.«

Bei seiner Heirat war Alexander erst 28 Jahre alt, also viel zu jung, um dauerhaft ein Leben als Müßiggänger zu führen. Er sehnte sich nach einer verantwortungsvollen Aufgabe. Glücklicherweise hatten sich die Gemüter in Russland inzwischen wieder ein wenig beruhigt, sodass sich Thronfolger Sascha bei Österreichs Kaiser Franz Joseph erfolgreich für seinen Schwager einsetzen konnte. Der sagte zu, Alexander von Hessen-Darmstadt in seine Armee aufzunehmen. Man stationierte ihn als Offizier der K.-u.-k.-Monarchie in Graz, das der kleinen Familie vorübergehend zum neuen Zuhause wurde. Hier erblickte am 24. Mai 1854 Ludwig von Battenberg das Licht der Welt, der 31 Jahre später an der Wiege seiner neugeborenen Tochter Alice stehen würde.

Das Leben im Dienst des Habsburgerkaisers brachte es mit sich, dass die Familie nirgendwo Wurzeln schlagen konnte. Alexander wurde immer wieder versetzt, sodass das nächste Kind, das nach ihm ebenfalls Alexander genannt wurde, am 5. April 1857 in Verona zur Welt kam. Wenig später erfolgte die Versetzung nach Mailand, das zum Geburtsort von Heinrich (5. Oktober 1858) wurde, während der jüngste Sohn Franz Joseph am 24. September 1861 in Padua das Licht der Welt erblickte.

Mittlerweile sehnte sich die Familie nach Ruhe und Beständigkeit, damit die fünf Kinder in einem dauerhaften Zuhause unbeschwert aufwachsen konnten. 1862 quittierte Alexander den Dienst bei der österreichischen Armee und zog mit seiner Familie nach Darmstadt, wo sein Bruder Ludwig III. Julie von Battenberg inzwischen in den Rang einer Prinzessin erhoben hatte. So würde es künftig keine Probleme mit der Etikette geben, wenn sie an einem der europäischen Höfe zu Besuch sein sollte.

Ein Jahr später, 1863, wurden die Weichen für den Aufstieg der Battenbergs in höchste fürstliche Kreise gestellt. Der Anlass war sowohl trauriger als auch heiterer Natur. Großherzog Ludwig III. (1806–1877) trauerte um seine Gemahlin Karoline Mathilde von Bayern, die im Mai 1862 im Alter von 49 Jahren gestorben war. Die Ehe war kinderlos geblieben, sodass der 1837 geborene Ludwig, der älteste Sohn seines Bruders Karl, zum designierten Nachfolger des Großherzogs ernannt wurde. Bekanntlich hatte Ludwig während eines Besuchs am englischen Königshof Alice kennengelernt, die zweitälteste Tochter der Queen, und sich gleich in sie verliebt. Die beiden heirateten am 18. Juli 1862, und ein Jahr später kam auf Schloss Windsor das erste Kind zur Welt, Viktoria, Mutter der Alice von Battenberg.

Zur Taufe des kleinen Mädchens war auch Ludwig III. als Onkel des jungen Vaters nach England eingeladen worden, doch der Großherzog fühlte sich nicht in der Lage, die Reise anzutreten. Vielleicht trauerte er noch immer um seine verstorbene Lebensgefährtin und fühlte sich im Kreis der fröhlichen Taufgesellschaft fehl am Platz. Daher bat er seinen jüngeren Bruder Alexander, der als Privatier über genügend freie Zeit verfügte, ihn bei Viktorias Taufe zu vertreten. Und so brach Alexander nach England auf und traf kurze Zeit später auf Schloss Windsor ein. Das war der Wendepunkt in der noch jungen Geschichte der Battenbergs.

Eine Freundschaft mit weitreichenden Folgen

Am englischen Hof war man von dem charmanten, inzwischen aber gereiften und ernsthaften Alexander nicht weniger begeistert als seinerzeit in St. Petersburg, wo er als junger Prinz reihenweise die Herzen der Damenwelt erobert hatte. Doch seine Playboy-Allüren hatte der 40-Jährige längst abgelegt und genoss jetzt den untadeligen Ruf eines soliden Familienvaters. Das konnte ihn jedoch nicht davon abhalten, Freundschaft mit dem englischen Thronfolger »Bertie« (eigentlich Albert Eduard, 1841–1910) zu schließen, der erst im März 1863 Alexandra von Dänemark (1844–1925) geheiratet hatte, gleichwohl das unbeschwerte Leben eines Junggesellen fortsetzte und viel Zeit in Klubs und Bars verbrachte. Aber auch die übrigen Mitglieder der königlichen Familie mochten Alexander, und niemand rümpfte die Nase wegen seiner nicht standesgemäßen Ehe. Als Großonkel der frisch getauften Viktoria war er ein gern gesehener Gast. Da war allerdings noch nicht abzusehen, wie eng die Verbindung zum englischen Königshaus werden sollte.

Nach der Taufzeremonie kehrte Alexander zurück nach Deutschland und richtete sich mit seiner Familie auf Schloss Heiligenberg ein, wo er schon seine Kinder- und Jugendzeit verlebt hatte. Hier wuchsen die Battenberg-Kinder auf. Tochter Marie entwickelte sich zu einem hübschen jungen Mädchen, das 1871 mit 19 Jahren in Darmstadt den Grafen Gustav-Ernst zu Erbach-Schönberg heiratete und mit ihm drei Kinder bekam. Später machte sie sich einen Namen als Übersetzerin und Verfasserin autobiografischer Werke.

Die Battenbergs pflegten eine enge Beziehung zu dem jungen Erbgroßherzog und seiner Frau Alice. Alice mochte ganz besonders den ältesten Battenberg-Sohn Ludwig, einen ausgesprochen pfiffigen und intelligenten Knaben, dem das Lernen keine Probleme bereitete. Seine Schwester Marie, die ihn in ihren Lebenserinnerungen als »sonniges Wesen« beschrieb, schildert seine vielfachen Begabungen: »Er lernte leicht und spielend. Alle Talente fielen ihm gewissermaßen in den Schoß. Mit vier Jahren fing er schon an zu zeichnen, perspektivische Schwierigkeiten gab es für ihn nicht … Kalligraphie kompliziertester Art lernte er mit derselben Leichtigkeit wie Arithmetik, Mathematik und Geometrie. Auffallend früh entwickelten sich in ihm die Eigenschaften, die ihn später in hervorragender

Weise für die Marine befähigten ... Ebenso hervorragend war seine Begabung für Sprachen. Er hat öfters bei offiziellen Empfängen, die während der Seereisen vorkamen, dem mangelhaften Französisch und Italienisch seiner Vorgesetzten nachhelfen müssen. Groß war auch sein Talent für Musik und seine Freude an Beethovens Werken ... Es war, wie wenn die Natur diesen ihren Liebling überschüttet hätte mit verschwenderischen Gaben, auch äußerer Schönheit. Er sah aus wie Velasques, als er älter wurde, und wie ein Raffael, als er noch ein Knabe war.«

Kein Wunder, dass Alice von Hessen-Darmstadt einen Narren an ihrem begabten Großneffen gefressen hatte. Dass er eines Tages ihr Schwiegersohn werden würde, hat sie leider nicht mehr erlebt. Alice war es auch, von der der Vorschlag kam, Ludwig solle in England ausgebildet werden, dort die Kadettenschule besuchen und anschließend Karriere bei der Marine machen, wie es einer alten Tradition des englischen Königshauses entsprach. Auch Alices Bruder Alfred (1844–1900) hatte bei der Royal Navy gedient, bevor er 1893 regierender Herzog von Sachsen-Coburg und Gotha wurde, dem Heimatland seines 1861 verstorbenen Vaters.

Vermutlich fiel es Alexander und Julie nicht ganz leicht, den erst 14-jährigen Ludwig ziehen zu lassen, wohl wissend, dass sie ihn künftig nur noch unregelmäßig zu Gesicht bekommen würden, denn die Ausbildung bei der englischen Marine erforderte den vollen Einsatz. Aber was wäre die Alternative gewesen? Der Dienst in der preußischen oder kaiserlichen K.-u.-k.-Armee? Vor allem aber ist anzunehmen, dass es Ludwig selbst in die »große, weite Welt« zog, wo er sich den Wind um die Nase wehen lassen und wohl auch das ein oder andere Abenteuer erleben wollte. Marie beschrieb es folgendermaßen: »In seinem Wesen war er vielleicht der deutscheste von uns allen und hing unsagbar an seiner Heimat. Wie rang er schon mit zwölf Jahren, als die uns anderen unbegreifliche Marinepassion in ihm erwachte ... Denn eine deutsche Seeflotte gab es damals noch nicht, und in die englische Marine musste man schon mit vierzehn Jahren eintreten. Das gab schwere Kämpfe, aber die unüberwindliche Passion für die See, die er fast nie gesehen, genährt durch Bücher, die ihm tiefen Eindruck gemacht, und auch bestärkt durch den Einfluss der englischen Prinzessin und ihres Bruders Alfred siegte zuletzt doch.«

1868 verließ Ludwig Schloss Heiligenberg im beschaulichen Jugenheim und begann seine Ausbildung als Marinekadett auf der *HMS Victory*, die bereits 1805 unter Lord Nelson in der Seeschlacht von Trafalgar erfolgreich im Einsatz gewesen war. Zuvor jedoch musste er die britische Staatsangehörigkeit annehmen und nannte sich künftig nicht mehr Ludwig, sondern Louis von Battenberg. Seine Ausbildung führte den Heranwachsenden in den kommenden fünf Jahren rund um den Erdball und legte den Grundstock zu einer fulminanten Marinekarriere. Zufrieden verfolgte Alice von Darmstadt aus den Werdegang des jungen Mannes und schrieb am 11. April 1874 an die Queen: »Louis Battenberg hat eine erstklassige Prüfung abgelegt. Seine Eltern sind so glücklich und sein vorbildliches Verhalten bleibt nicht ohne Einfluss auf seine jüngeren Brüder, die gerne seinem Beispiel folgen möchten und ihre Eltern um Erlaubnis bitten.« Doch Louis sollte der einzige Battenberg-Sohn bleiben, der in die Royal Navy eintrat. Mit der Zeit wurde er ein »richtiger Engländer«, der nur noch selten nach Deutschland kam.

1882 verbrachte Louis einen langen Heimaturlaub in Darmstadt und Umgebung. Hier traf er häufiger mit Viktoria zusammen, der ältesten Tochter des Großherzogs Ludwig IV. und seiner inzwischen verstorbenen Gemahlin Alice. Die beiden kannten sich bereits vom englischen Königshof, wo Viktoria häufig zu Gast war. Mit der Zeit verwandelten sich die zunächst freundschaftlichen Gefühle in Liebe. Mit 19 Jahren hatte Viktoria inzwischen das heiratsfähige Alter erreicht und war glücklich, als Louis von Battenberg sie bat, seine Frau zu werden. Auch Ludwig IV. war von der Wahl seiner Tochter äußerst angetan und freute sich, dass der Großneffe nun sein Schwiegersohn sein würde. Am 30. April 1884 wurde in Darmstadt Hochzeit gefeiert, und alles, was Rang und Namen hatte, nahm daran teil, darunter fast die vollständige englische Königsfamilie, die deutsche Kronprinzessin Vicky mit ihrem Gemahl Fritz und natürlich sämtliche Battenbergs und Mitglieder des Hauses Hessen-Darmstadt.

Kurz darauf beschrieb Louis seine frischgebackene Ehefrau in einem Brief an einen Freund: »Sie ist mehr Engländerin als Deutsche und wir sprechen eigentlich nur englisch miteinander, was zunächst vielleicht eigenartig wirkt. Sie ist eine richtige Seemannsfrau und zeigt das lebhafteste Interesse an allen Marinedingen … Mir liegt mehr denn je daran, weiter zu dienen, und sie ist bereit, mir überall hin zu folgen. Wir sind zwar nicht mit irdischen Gütern gesegnet und müssen einfach leben, aber das macht uns, glaube ich, nur noch glücklicher.«

Dieses Glück wurde bereits am 25. Februar 1885 durch die Geburt des ersten Kindes gekrönt, Alice von Battenberg. Es folgten noch drei weitere Kinder: Louise (1889–1965), Georg (1892–1938) und schließlich Louis (1900–1979), der später in die Fußstapfen seines Vaters treten und Karriere bei der Marine machen würde.

Battenberger Blütenträume

Wenig später gab es am englischen Königshof eine weitere Battenberg-Hochzeit. Louis' Bruder Heinrich heiratete am 23. Juli 1885 die englische Prinzessin Beatrice (1857–1944), das jüngste Kind von Queen Victoria. Die beiden hatten sich im Jahr zuvor auf der Hochzeit von Louis und Viktoria kennengelernt und gleich ineinander verliebt. Doch dass sie auch vor den Traualtar treten würden, war eigentlich nicht zu erwarten gewesen – aller Sympathie für die Battenbergs zum Trotz. Die Heiratspläne stießen bei der Queen anfangs auf heftigen Widerstand, denn in den letzten Jahren war Beatrice ihr eine große Stütze gewesen und hatte ihr rund um die Uhr als Sekretärin und Gesellschafterin gedient. Darauf wollte Englands Königin keinesfalls verzichten. Aber die inzwischen 28-jährige Beatrice, die bislang eine brave und folgsame Tochter gewesen war, begehrte zum ersten Mal in ihrem Leben auf. Und es gelang ihr tatsächlich, sich gegen die übermächtige Mutter durchzusetzen – allerdings unter einer Bedingung: Solange die Queen lebte, sollte das Paar bei ihr wohnen. Zwangsläufig erklärten sich die beiden einverstanden, zumal Heinrich als nur halb standesgemäßer Prinz ohnehin nichts zu sagen hatte. Auch seine militärische Laufbahn bei einem preußischen Regiment hatte aus diesem Grund in einer Sackgasse geendet.

Der Form halber ernannte die Queen ihren Schwiegersohn zum Gouverneur und Kapitän der Isle of Wight, eine eher symbolische und wenig erfüllende Aufgabe. Er hatte also genügend Zeit, sich der Erziehung seiner vier Kinder zu widmen: Alexander (1886–1960), Victoria Eugénie »Ena« (1887–1969), später an der Seite Alfons' XIII. Königin von Spanien, Leopold (1889–1922) und Maurice (1891–1914).

Doch Heinrich sehnte sich nach einer »richtigen« Aufgabe, auf die er allerdings zehn Jahre warten musste. 1895 wurde bekannt, dass im Gebiet der Aschanti im heutigen Ghana – damals eine Kolonie Großbritanniens – Einheimische als Sklaven verkauft wurden. Nachdem es London nicht gelungen war, beim Stammeshäuptling ein Verbot durchzusetzen, entschied man sich, eine Expedition nach Aschanti zu schicken. Hier witterte Heinrich die große Chance, den als klaustrophobisch empfundenen englischen Königshof endlich einmal verlassen zu können. Er bat die Queen inständig, an der Expedition teilnehmen zu dürfen, was diese zunächst ablehnte, dann jedoch genehmigte – nicht ahnend, dass sie ihren Schwiegersohn damit in den sicheren Tod schickte.

Kaum angekommen, erkrankte Anfang Januar 1896 ein Teil der Truppe an Malaria, und auch Heinrich blieb von der Tropenkrankheit nicht verschont. Sicherheitshalber sollte er deshalb zurück nach England gebracht werden. Doch er überlebte die Fahrt nicht. Auf der Höhe von Sierra Leone starb er am 20. Januar 1896 im Alter von nur 37 Jahren und fand auf der Isle of Wight seine letzte Ruhestätte.

Beatrice, die trauernde Witwe, brauchte eine ganze Zeit, um den Verlust ihres geliebten Mannes zu verarbeiten. Schließlich machte sie weiter mit dem, was sie schon immer getan hatte, und widmete sich bis zu deren Tod 1901 hingebungsvoll ihrer königlichen Mutter.

Während Louis von Battenberg seine Karriere bei der Marine vorantrieb, konnten seine jüngeren Brüder nirgendwo Fuß fassen. Dabei schien zumindest Alexander eine glänzende Zukunft vor sich zu haben, als Fürst von Bulgarien. Nachdem das Land fast 500 Jahre unter osmanischer Herrschaft gestanden hatte, erkämpfte es sich im 19. Jahrhundert die Selbstständigkeit zurück. 1878 schuf der Berliner Kongress das neue Fürstentum Bulgarien, auf das jedoch Russland seinen Einfluss geltend machte. So fiel 1879 in der Nationalversammlung die Entscheidung, mit Alexander von Battenberg einen Neffen Alexanders II. (bzw. seiner Frau Marie von Hessen-Darmstadt) zum Regenten zu machen. Als der jedoch versuchte, Reformen durchzusetzen und sich aus der russischen Umklammerung zu befreien, wurde er 1886 durch einen Offiziersputsch gestürzt. Damit war seine politische Karriere beendet. Der 29-Jährige ging nach Graz, trat in die K.-u.-k.-Armee ein, nannte sich fortan Graf Hartenau und heiratete 1889 die österreichische Opernsängerin Johanna Loisinger (1865–1951), mit der er zwei Kinder bekam, die den Titel Graf bzw. Gräfin von Hartenau trugen, also keine Battenbergs waren. Doch das Familienglück währte nicht lange, denn bereits 1893 starb Alexander völlig unerwartet im Alter von nur 36 Jahren an den Folgen einer Bauchfellentzündung.

Vom jüngsten der Battenberg-Söhne, dem 1861 geborenen Franz Joseph, gibt es kaum etwas zu berichten. Vorübergehend war er als Nachfolger seines Bruders Alexander im Gespräch gewesen, doch nach dem Putsch in Bulgarien waren diese Pläne nur noch Makulatur. 1897 heiratete er Prinzessin Anna von Montenegro (1874–1971), mit der er zunächst in Darmstadt, später in der Schweiz lebte, wo er 1924 auch starb. Trotz finanzieller Probleme – das Paar war auf die Unterstützung der Verwandtschaft angewiesen – sollen Franz Joseph und Anna eine glückliche Ehe geführt haben, aus der jedoch keine Kinder hervorgingen. Mit Annas Tod im Jahr 1971 starb der deutsche Name Battenberg aus.

Kapitel 2
»Eines der hübschesten Mädchen in ganz Europa« – Alices Jugendjahre

Das kleine Sorgenkind

Zur großen Freude der Queen blieb ihre Enkelin Viktoria nach der Geburt der kleinen Alice noch eine Weile in England, bevor Mutter und Kind Ende März 1885 gemeinsam nach Deutschland reisten. Ihr Ziel war der hessische Familiensitz Schloss Wolfsgarten, etwa 15 Kilometer südlich von Frankfurt am Main, ein altes Jagdschloss, das Ludwig III. vollständig hatte renovieren lassen. Doch ein dauerhaftes Zuhause wurde es für Alice nicht. Wegen der Karriere ihres Vaters Louis von Battenberg bei der Royal Navy – 1892 wurde er stellvertretender Leiter der Marineabteilung und Marineberater im Kriegsministerium – pendelte Viktoria mit Alice zwischen mehreren Wohnsitzen in Deutschland und England hin und her. Meist verbrachte man die Sommermonate bei der hessischen Verwandtschaft, in Darmstadt, Wolfsgarten und Heiligenberg, oder hielt sich in den Sommerresidenzen der Queen auf, Osborne, Windsor Castle, Balmoral. Derweil war Vater Louis auf den Weltmeeren unterwegs. Ab dem Jahr 1894 lebten die Battenbergs längere Zeit in La Valletta in der britischen Kronkolonie Malta, einem der Hauptstützpunkte der Royal Navy, wo die Mittelmeerflotte stationiert war.

Zur Taufe der kleinen Alice am 25. April 1885 traf sich die Verwandtschaft. Eine ihrer Patinnen war Elisabeth, genannt

»Ella«, Viktorias jüngere Schwester. Sie hatte im Vorjahr den russischen Großfürsten Sergej geheiratet, den fünften Sohn Alexanders II., und wohnte seitdem in St. Petersburg. Dass die im fernen Russland lebende Ella in Alices späterem Leben noch eine maßgebliche Rolle spielen würde, konnte damals wohl niemand ahnen.

Mutter Viktoria war stolz auf ihre Tochter, die sich zunächst auch völlig altersgerecht zu entwickeln schien. Erst als Alice knapp zwei Jahre alt war, fiel auf, dass das muntere kleine Mädchen nur wenig sprach. Diese Beobachtung teilte Viktoria im Januar 1887 auch der Queen mit. Noch war man in der Familie zuversichtlich, dass es sich nur um eine ganz normale Verzögerung handelte und Alice schon bald alles nachholen würde. Doch diese Hoffnung erfüllte sich nicht. Das Mädchen hatte bereits seinen vierten Geburtstag gefeiert, als Viktoria sorgenvoll nach England schrieb: »Das Kind ist seit dem letzten Mal, als Du es gesehen hast, sehr gewachsen, sehr lebhaft, sehr geschickt, aber beim Sprechen ist sie immer noch zurück. Sie benutzt alle möglichen selbsterfundenen Wörter und betont manches sehr ungewöhnlich, sodass Fremde sie kaum verstehen können.«

Auf die Idee, einen Arzt zu konsultieren, kamen die Eltern offenbar nicht. Vielleicht wollten sie aber auch nicht wahrhaben, dass mit dem kleinen Mädchen etwas nicht in Ordnung war. Gerade in adligen Kreisen sollten die Kinder möglichst perfekt sein, jedwede Einschränkung wurde als »Makel« betrachtet, den es nach Möglichkeit zu vertuschen galt. Entsprechend schmerzliche Erfahrungen hatte bekanntlich auch der spätere deutsche Kaiser Wilhelm II. machen müssen, dessen Arm von Geburt an verkürzt war.

Zum Glück ergriff Alices patente Großmutter Julie von Battenberg die Initiative und stellte ihre Enkelin einem Ohrenarzt vor. Der diagnostizierte nach gründlicher Untersuchung eine angeborene Hörschwäche, bedingt durch eine Verengung der

Eustachischen Röhre, die die Paukenhöhle mit dem Nasen-Rachen-Raum verbindet. Die Familie reagierte zunächst schockiert, hoffte jedoch, dass man mit einer Operation Abhilfe schaffen könnte. Doch der Arzt stellte unmissverständlich klar, dass diese Möglichkeit nicht bestand. Alice würde wohl oder übel mit der Behinderung leben müssen. Sie war zwar nicht völlig taub, doch ihr Gehör funktionierte nur sehr eingeschränkt.

Erfreulicherweise blieb sie kein »Sorgenkind«, im Gegenteil. Alice lernte rasch, Worte von den Lippen abzulesen, zunächst in Deutsch und Englisch, später auch in Griechisch, sodass sie jeder Unterhaltung problemlos folgen konnte, vorausgesetzt, die Gesprächspartner befanden sich nicht allzu weit von ihr entfernt. (Die heute übliche Gebärdensprache war auf dem Mailänder Kongress 1880 verworfen worden, wurde damals an vielen Schulen verboten und sogar als »Affensprache« diffamiert.)

Nach dem Willen der Mutter sollte Alice von der Familie »wie ein ganz normales Kind« behandelt werden, auf das es keine Rücksicht zu nehmen galt. Entweder sie verstand, was gesagt wurde, oder sie verstand es nicht. Viktoria verlangte von ihrer Tochter, dass sie sich anstrengte, wohl auch um die Behinderung so weit wie möglich zu kaschieren. Vermutlich hatte diese Methode tatsächlich Erfolg. Im Mai 1889 sprach Alice jedenfalls schon »recht hübsch« und schien auch besser zu hören. Erneut flammte Hoffnung auf. Doch auch die weitere Untersuchung durch einen Londoner Spezialisten ergab, dass sich das Problem definitiv nicht beheben ließ. Eine Operation war aussichtslos. Trotzdem gab es immer wieder Phasen, in denen Alice besser hörte, vor allem ganz bestimmte Frequenzen. So berichtete sie 1922, sie habe zum ersten Mal in ihrem Leben den Ruf eines Kuckucks vernommen. Gleichzeitig perfektionierte sie das Lippenlesen derart, dass sich Leute, die in Sichtweite standen, bisweilen die Hand vor den Mund hielten, damit Alice nicht mitbekam, wie sie über andere lästerten. Später amüsierte sich Alice bei ihren Kinobesuchen, wenn sie merkte, dass die Lippenbewegungen der Stummfilmschauspieler in keiner Weise mit den jeweiligen Untertiteln übereinstimmten.

Und dennoch: Auch wenn es den Anschein hatte, als habe ihr die Hörschwäche keine größeren Probleme bereitet, bleibt fraglich, ob sich die Einschränkung auf Alices Leben tatsächlich so wenig auswirkte. War sie vielleicht stärker von ihrer Umgebung isoliert, als es die Familie wahrhaben wollte? Aber selbst wenn das so war, musste sie nach dem Willen der Mutter damit wohl ganz allein zurechtkommen.

Die Darmstädter Verwandtschaft

An ihren Großvater Alexander von Hessen-Darmstadt dürfte Alice nur schwache Erinnerungen gehabt haben, denn sie war erst dreieinhalb Jahre alt, als er 1888 im Alter von 65 Jahren starb. Nach seinem Tod erbte ihr Vater Schloss Heiligenberg, sodass die Familie nun doch eine Art Zuhause besaß, zumal jetzt auch Alices fürsorgliche Großmutter Julie von Battenberg bei ihnen wohnte. Deren Tochter Marie zu Erbach-Schönberg hat später in ihren Erinnerungen Folgendes über ihre Mutter geschrieben: »Mama war nicht groß, und ihre Gestalt war ziemlich gedrungen. Wunderbar schön aber waren ihre großen sanften braunen Augen, der kleine liebliche Mund und ihre Hände … Von großem Reiz waren auch die Stimme und ihr perlendes entzückendes Lachen, bei dem ihre selten schönen Zähne sichtbar wurden … Mama sprach ein reines und fließendes Deutsch, natürlich mit einem Anflug von russischem Akzent, und nur selten kam einmal ein Fehler vor. Sie las viel Deutsch, alle Klassiker mit Vorliebe. Ebenso gut und fließend las sie den Dante auf Italienisch, den Shakespeare in Englisch; dazu Russisch, Polnisch und Französisch als Muttersprachen.«

Wann immer Viktoria und Louis gesellschaftliche oder sonstige Verpflichtungen hatten, für längere Zeit nach Malta reisten oder anderweitig unterwegs waren – Julie blieb stets zu Hause, immer gerne bereit, die Enkelkinder zu betreuen. Am 13. Juli 1889 war nämlich auf Schloss Heiligenberg das zweite Kind zur Welt gekommen: Tochter Louise, die spätere Königin von Schweden. Die einstmals »arme polnische Waise« war eine patente und lebenskluge ältere Dame, die ganz besonders die kleine Alice fest in ihr Herz geschlossen hatte. Ihre Tochter Marie erinnerte sich: »Als ich im Juli 1895 von einem längeren Besuch … zurückkehrte, fand ich sie besonders munter und ganz aufgehend in dem Zusammenleben auf dem Heiligenberg, mit der ihrem Herzen besonders nahestehenden Enkelin Alice. Es war etwas Ideales, ist man versucht zu sagen, um das Verhältnis der alten Frau zu dem jungen Kinde. Eine Liebe, die noch gestärkt wurde durch den Schmerz, dass die Kleine sehr schwerhörig war.« Bis zu ihrem Tod 1895 kümmerte sich Julie liebevoll um die Enkelkinder, zu denen sich am 6. November 1892 auch noch Brüderchen Georg gesellte.

Auch wenn Queen Victoria die Urenkel gern häufiger bei sich in England gesehen hätte, Alice und ihre Geschwister verbrachten vermutlich ihre glücklichsten Kindertage im stillen und beschaulichen Jugenheim. Schon ihre Tante Marie hatte an das Leben dort die wärmsten Erinnerungen: »So gerne wir Kinder auch in Darmstadt waren, so bedeutete doch der Umzug nach dem Heiligenberg bei Jugenheim im Mai oder Ende April stets ein berauschendes und beglückendes Ereignis … Das war ein idealer Aufenthalt da oben auf dem geliebten Berge und in den einfachen, freundlichen Landhäusern, die im Viereck einen Hof umgeben, in dessen Mitte unter einigen Platanen ein Brunnen steht. Auf diesem gemütlichen Hofe spielte sich ein großer Teil des Familienlebens ab. Alle Türen und Fenster mündeten auf ihn, und bei jeder noch so geringen Veranlassung konnte man uns dort zusammenkommen sehen …

Die Glückseligkeit eines Maimorgens auf dem Heiligenberg lässt sich nicht schildern! Die muss man erlebt haben. Diese in Sonne gebadete Herrlichkeit, die ideale, schöne Gegend, das Duften des Gartens vor dem Hause, der in Terrassen angelegt ist, mit einem Springbrunnen in der Mitte und den alten Birnbäumen unter dem Balkon, die wie zwei treue alte Wächter heute noch dastehen und alle lieben Bewohner überlebten! Überall Blumen, Vogelgesang, Lebensfreude und strahlende Gesichter, in allen das intensive Heimatgefühl, die Dankbarkeit über den Besitz all dieser Schönheit!«

Gleichwohl ruhten auf der kleinen Prinzessin große Erwartungen. Sieht man von ihrer angeborenen Schwerhörigkeit ab, so machte Alice in ihrer Entwicklung große Fortschritte. Mit fünf Jahren konnte sie bereits deutsche Texte lesen und übte sich nun auch im Englischen. Selbst ihre Aussprache hatte sich deutlich verbessert. Hinter alldem stand natürlich die überaus ehrgeizige Mutter, die bestrebt war, aus all ihren Kindern »das Beste« herauszuholen. Dass Alice jeden Tag unter Viktorias Aufsicht mindestens eine Stunde am Schreibtisch verbringen musste, scheint sie klaglos hingenommen zu haben. Später beendete sie ihre Ausbildung an einem Darmstädter Mädchenpensionat.

Die Eltern waren stolz auf ihre vielversprechende Tochter, die obendrein auch noch ein sehr hübsches kleines Mädchen war. Ihre Großtante, die deutsche Kaiserin-Witwe Vicky, sah Alice 1891 bei einem Besuch auf Schloss Homburg und schrieb anschließend ganz begeistert an ihre Tochter Sophie, die als Ehefrau des griechischen Thronfolgers Konstantin in Athen lebte: »Was für ein zauberhaftes Kind! Sie hat ein nahezu perfektes kleines Gesicht und diese wunderbaren braunen Augen und dunklen Augenbrauen ... Wenn das so bleibt, wird sie eines Tages eines der hübschesten Mädchen in ganz Europa sein.« Als Sophie im fernen Athen diese Zeilen las, wird sie wohl nicht im Traum daran gedacht haben, dass dieses

»zauberhafte Kind« in zwölf Jahren ihre Schwägerin werden würde.

Als Alice sieben Jahre alt war, starb am 13. März 1892 ihr Großvater Ludwig IV. von Hessen-Darmstadt mit nur 54 Jahren an den Folgen eines Schlaganfalls. Er wurde im Neuen Mausoleum im Park Rosenhöhe neben seiner bereits 1878 verstorbenen Ehefrau Alice beigesetzt.

Neuer Großherzog wurde sein erst 23-jähriger Sohn Ernst Ludwig, bislang noch Junggeselle. Deshalb machte sich nun Queen Victoria, die sich quasi als inoffizielles Familienoberhaupt der hessischen Verwandtschaft verstand, unverzüglich auf die Suche nach einer passenden Ehefrau für ihren Enkel. »Passend« bedeutete natürlich, dass die künftige Partnerin vor allem ihr selbst zusagen musste. Und so fiel die Wahl auf eine ihrer Enkelinnen, Victoria Melita (1876–1936), Tochter ihres zweiten Sohnes Alfred und seiner Gemahlin Maria Alexandrowna, einer Tochter des Zaren Alexander II. und seiner hessischen Ehefrau Marie.

Alfred, der zunächst Karriere bei der Royal Navy gemacht hatte, war seit 1893 regierender Herzog von Sachsen-Coburg und Gotha. Eigentlich stand er nach seinem Bruder Eduard nur an zweiter Stelle der Coburger Thronfolge, aber dieser verzichtete nach dem Tod seines Onkels Ernst II. auf die Nachfolge und überließ den Thron seinem jüngeren Bruder.

Weder Ernst Ludwig von Hessen-Darmstadt noch Victoria Melita waren von der Verbindung begeistert, wagten jedoch nicht, sich dem Wunsch der scheinbar übermächtigen Großmutter zu widersetzen. Am 19. April 1894 wurde in Coburg die Hochzeit gefeiert, und erneut gab sich fast der gesamte Hochadel ein Stelldichein, darunter der deutsche Kaiser Wilhelm II.

Wie vorauszusehen, war die Ehe ausgesprochen unglücklich. Daran konnte auch die Geburt von Tochter Elisabeth 1895 nichts ändern. Nachdem 1900 ein zweites Kind allerdings tot zur Welt gekommen war, beschloss das großherzogliche Paar, künftig getrennte Wege zu gehen. Ein Jahr später – nach dem Tod von Queen Victoria – folgte die offizielle Scheidung. Die kleine Elisabeth blieb beim Vater in Darmstadt.

Ernst Ludwig oder »Ernie«, wie er im Familienkreis genannt wurde, war der letzte Großherzog von Hessen-Darmstadt. Nach dem Ende des Ersten Weltkriegs musste er wie alle deutschen Fürsten abdanken. Doch seinen früheren Untertanen blieb er in guter Erinnerung, wie der im hessischen Nackenheim geborene Schriftsteller Carl Zuckmayer (1896–1977) in seinen Memoiren bestätigte: »Unser Großherzog konnte der Sympathie seiner Landsleute, bis in die Kreise der radikalen Intellektuellen und der revolutionären Arbeiterschaft sicher sein. Er war ein urbaner, gebildeter Herr, der sich in der Kriegszeit niemals zu militanten oder hurra-patriotischen Kundgebungen missbrauchen ließ.« Ernst Ludwig erwies sich nicht nur als moderner Regent mit unverkrampften Kontakten zu allen politischen Gruppierungen. Darüber hinaus war der aufgeschlossene Großherzog ein eifriger Anhänger und Förderer der damals modernsten Kunstrichtung in Deutschland, des Jugendstils. Mit der Gründung einer Künstlerkolonie auf der Darmstädter Mathildenhöhe und dem Aufbau von Manufakturen für angewandte Kunst verschaffte er der neuen Kunstauffassung Raum und Entfaltungsmöglichkeiten. Namhafte Jugendstilkünstler ließen sich damals in Darmstadt nieder.

Ein Höhepunkt seines Engagements war 1901 die Ausstellung *Ein Dokument deutscher Kunst* auf der Mathildenhöhe, die der Großherzog weitgehend selbst konzipiert und verantwortet hatte. Das Hauptanliegen des Jugendstils, die Verknüpfung von Kunst und Handwerk zu einem neuen Wohn- und Lebensgefühl, das die fünfmonatige Ausstellung bestimmte, stieß auf große, auch internationale Resonanz. Es ist anzunehmen, dass sich die junge Alice ebenfalls unter den vielen Besuchern befand, die damals auf die Mathildenhöhe pilgerten. Bis zum Ausbruch des Ersten Weltkriegs blieb Darmstadt das wichtigste Zentrum der architektonischen und kunstgewerblichen Avantgarde Deutschlands.

Der Tod der geliebten Großmutter Julie

Das erste wirklich schlimme Erlebnis im Leben der kleinen Alice war der Tod ihrer geliebten Großmutter Julie am 19. September 1895. Die 69-Jährige hatte sich schon seit geraumer Zeit nicht mehr ganz wohlgefühlt, hatte über Müdigkeit und Appetitlosigkeit geklagt. Doch niemand in der Familie hatte wohl ernsthaft befürchtet, dass Julie ihren 70. Geburtstag im November des Jahres nicht mehr erleben würde.

Noch den ganzen Vormittag des 18. September war Alice bei ihr gewesen und hatte der Großmutter Gesellschaft geleistet. Dann war Julie gegen zwölf Uhr noch ein wenig in den Garten gegangen und wurde zunächst von niemandem vermisst: »Als gegen ein Uhr ein Hausmädchen in ihr Ankleidezimmer eintrat«, erinnerte sich ihre Tochter Marie, »lag meine geliebte Mutter, in Hut und Mantille lang ausgestreckt, vor dem großen Spiegel. Wie lange sie da gelegen, wie viel sie noch von dem Schlaganfall gefühlt hatte, niemand vermochte es zu sagen, denn niemand hatte sie aus dem Garten zurückkommen sehen. Ella hörte das Mädchen rufen und half ihr, die Sterbende auf das Bett zu legen. Viktoria kam auch dazu und bald auch alle Frauen des Hauses. Sie lebte noch 24 Stunden. Gott ließ sie so sterben, wie sie es sich immer gewünscht hatte, ohne viel ärztliche Hilfe und Versuche, das fliehende Leben zurückzuhalten ... Im Terrassensaal wurde die liebe Leiche aufgebahrt und der kleine dreijährige Georg legte Großmama einen schönen Apfel in den Sarg.«

Viktoria stand nun vor der schweren Aufgabe, der bislang noch völlig ahnungslosen Alice die Todesnachricht möglichst schonend zu überbringen. Marie schrieb in ihren Erinnerungen: »Sie schloss sich mit ihr ein, und es soll eine tief erschütternde Szene gewesen sein. Alice hat von da an ganz unter dem Einfluss der lieben Toten gestanden und wurde, wie sie mir am ersten Jahrestag ihres Sterbens sagte, ein anderer Mensch um ihretwillen.«

Was immer das im Einzelnen bedeuten mochte – der Tod der mit ihr so eng verbundenen, liebe- und verständnisvollen Julie hatte offenbar eine Lücke in Alices Leben hinterlassen, die nicht mehr geschlossen werden konnte. Das Mädchen wollte die geliebte Großmutter einfach nicht »loslassen«, ihren Tod nicht akzeptieren. Julie sollte gleichsam in ihr weiterleben.

Das ist auch insofern bemerkenswert, als sich ein solcher Wunsch später wiederholte, als Alice schon längst erwachsen war. Es war nicht nur die enge Bindung, die sie auch weiterhin zu der Verstorbenen fühlte, der Tod der Großmutter löste offenbar spirituelle Neigungen in ihr aus, die in späteren Jahren ganz deutlich zum Vorschein kamen. Ihre Tante Marie erinnerte sich noch gut an eine Aussage von Alice: »Erst viele Jahre später, als sie schon große Kinder hatte, erzählte sie mir, in der Nacht nach ihrem Tode sei Großmutter an ihr Bett gekommen. In Tränen aufgelöst habe sie die Arme nach ihr ausgestreckt und gesagt: ›Mein Kind, mein Kind, ich muss fort von dir, aber ich werde immer um dich sein, dir helfen und für dich beten.‹«

Ein folgenschwerer Besuch in St. Petersburg

Inzwischen war die Battenberg-Familie komplett. Nach der Geburt von Georg 1892 kam am 25. Juni 1900 der zweite Sohn zur Welt, der auf den Namen Louis getauft, in der Familie aber stets »Dickie« genannt wurde. Nur wenige Monate später endete mit dem Tod von Queen Victoria am 22. Januar 1901 nicht nur das »viktorianische Zeitalter«, auch die Battenbergs konnten sich endlich vom »inoffiziellen Familienoberhaupt« emanzipieren, das das Leben der Kinder, Enkel und Urenkel so stark bestimmt hatte. War Alice bislang regelmäßig bei der Urgroßmutter am englischen Königshof zu Gast gewesen, so wurden solche Besuche nun wesentlich seltener, und allem Anschein nach begann sich das junge Mädchen mehr »hessisch« als »englisch« zu fühlen.

Allmählich wurde Alice erwachsen. Wie ihre Großtante Vicky zehn Jahre zuvor prophezeit hatte, war sie inzwischen vermutlich tatsächlich eine der hübschesten Prinzessinnen Europas. Zeitgenössische Fotoaufnahmen legen das zumindest nahe. Am 9. April 1901 wurde Alice in der kleinen evangelischen Bergkirche Jugenheim in der Nähe von Schloss Heiligenberg konfirmiert. Anschließend durfte sie an der Seite ihrer Mutter ihre erste große Reise antreten, ins ferne Russland. Hier stand ein Besuch bei ihren Tanten Ella und Alix auf dem Programm.

Die 1864 geborene Ella war, ähnlich wie Alice, nicht nur ein bildhübsches junges Mädchen gewesen, sie hatte es auch verstanden, ihren Willen durchzusetzen. Das hatte ihre Mutter ja bereits im Dezember 1867 festgestellt, als sie Ella als »keineswegs leicht im Umgang« beschrieben hatte. Wäre es nach ihrer Großmutter, der Queen, gegangen, dann wäre Ella statt in St. Petersburg wohl an einem anderen Königshof gelandet. Gegen das reaktionäre Russland hatte Englands Königin jedenfalls starke Vorbehalte. Doch Ella setzte ihren Kopf durch und heiratete 1884 den Großfürsten Sergej, den sie auf einer Familienfeier kennengelernt hatte. Diese Hochzeit wies eine Besonderheit auf: Nach der orthodoxen Trauung gab es noch eine evangelisch-lutherische Einsegnung, denn im Gegensatz zu anderen ausländischen Prinzessinnen, die an den Zarenhof geheiratet hatten, behielt Ella ihren protestantischen Glauben vorerst bei. Auf dem Hochzeitsfest lernte ihre jüngere Schwester Alix den Thronfolger und späteren Zaren Nikolaus II. kennen, mit dem sie 1894 vor den Traualtar trat und für den sie den russisch-orthodoxen Glauben sowie den Namen Alexandra annahm.

Über beiden Ehen schwebte ein dunkler Schatten. Die große Leidenschaft, die Ella und Sergej anfangs füreinander empfunden hatten, war bald verflogen, und die Verbindung blieb kinderlos. Was aber noch viel schlimmer war: Sowohl für Ella als auch für Alix endete die russische Heirat in einer entsetzlichen Katastrophe, ein Umstand, der auch Alices späteres Leben beeinflussen sollte.

Doch der Russlandbesuch im Jahr 1901 verlief noch ungetrübt. Das Familientreffen fand auf dem Landsitz Ilinskoe bei Moskau statt, wo man sich bei herrlichem Wetter die Zeit mit sommerlichen Vergnügungen vertrieb, im nahen See schwimmen ging, Bootstouren unternahm oder Picknicks veranstaltete. Von den Spannungen zwischen Ella und Sergej scheint Alice nichts mitbekommen zu haben. Sie freute sich, ihre Patentante endlich richtig kennenzulernen, und konnte mit ihr im wahrsten Sinne des Wortes über Gott und die Welt reden. In Ellas Gegenwart fühlte sich Alice ausgesprochen wohl, und sie muss wohl eine Art von Seelenverwandtschaft gespürt haben, selbst wenn sie die vermutlich noch gar nicht genauer benennen konnte. Ein Gesprächsthema dürften religiöse Dinge gewesen sein. Alice hatte sich in der Vorbereitungszeit zu ihrer Konfirmation intensiv mit Glaubensfragen auseinandersetzen müssen, doch in ihrem alltäglichen Leben spielte Religion wohl keine maßgebliche Rolle. Ganz anders bei Ella, die von einer tiefen Spiritualität durchdrungen war. Nach ihrer Hochzeit mit Sergej war sie noch eine Weile Protestantin geblieben und hatte auch evangelische Gottesdienste besucht. Gleichzeitig aber begann sie, sich intensiv mit dem orthodoxen Glauben und der besonderen Spiritualität Russlands zu beschäftigen. Gerade dadurch hat sie offenbar gespürt, wie sachlich-nüchtern der protestantische Glaube im Gegensatz zur Orthodoxie doch war, wie wenig spirituelle Anregungen er ihr zu bieten hatte. Und so reifte Ellas Entschluss, zum russisch-orthodoxen Glauben zu konvertieren.

Vermutlich wird Ella ihrem Patenkind auch erläutert haben, was sie am orthodoxen Glauben so überzeugend fand. Mit dem Schisma 1054 war es nach dogmatischen Differenzen zur endgültigen Trennung von Ost- und Westkirche gekommen. Dabei sieht sich die orthodoxe Kirche als direkte Nachfolgerin der Jerusalemer Urgemeinde und verwendet das Glaubensbekenntnis von Konstantinopel aus dem Jahr 381. Vor allem aber grenzt sie sich von der römisch-katholischen Kirche ab, indem sie besonders das Primat des Papstes ablehnt, ebenso das Dogma der unbefleckten Empfängnis Marias und das Fegefeuer. Typisch für die orthodoxe Frömmigkeit ist zudem eine sehr enge Bindung an die Tradition, neben der Bibel spielen die Texte der Kirchenväter eine wichtige Rolle, zudem ist es üblich, im Frömmigkeitsleben stärkere Gefühle zu zeigen und sich mystischen Gebets- und Meditationsformen zuzuwenden.

Ganz so fremd war Alice die Thematik allerdings nicht. Schließlich kannte sie bereits die russisch-orthodoxe Kapelle auf der Darmstädter Mathildenhöhe, die der heiligen Maria Magdalena geweiht war. Sie war nach Alix' Hochzeit zwischen 1897 und 1899 für das russische Zarenpaar errichtet worden, damit Alexandra und Nikolaus während ihrer Besuche bei der hessischen Verwandtschaft nicht auf ein eigenes Gotteshaus verzichten mussten.

Den entscheidenden Anstoß zu Ellas Konversion gab eine Pilgerreise ins Heilige Land im Jahr 1888, die sie gemeinsam mit Sergej unternommen hatte. Anlass war die Einweihung der russischen Kirche der heiligen Maria Magdalena auf dem Jerusalemer Ölberg, die Zar Alexander III. im traditionell russischen Stil hatte erbauen lassen. Wie stark sie der Aufenthalt in Jerusalem mit seiner ganz besonderen Atmosphäre beeindruckte, schrieb Ella damals ihrem Bruder Ernst Ludwig: »Du kannst Dir nicht vorstellen, welch tiefen Eindruck es macht, wenn man in das Heilige Grab eintritt, und wie erfreulich es ist, all diese Orte sehen zu können, wo unser Herr wandelte und lebte.«

Von nun an nahm sie immer häufiger an orthodoxen Gottesdiensten teil und setzte sich verstärkt mit ihrem eigenen Glaubensverständnis auseinander. Doch vor einem Konfessionswechsel scheute sie anfangs noch zurück, zu groß war die Sorge, damit ihre hessische Familie zu kränken. In religiösen Fragen zeigte man sich wenig tolerant. So hatte ihr Cousin Wilhelm II. den Kontakt zu seiner Schwester Sophie abgebrochen, weil sie nach ihrer Hochzeit mit dem griechischen Thronfolger Konstantin 1889 zum griechisch-orthodoxen Glauben übergetreten war. Einen solchen Eklat in ihrer eigenen Familie wollte Ella unbedingt vermeiden. Deshalb versuchte sie in zahlreichen Briefen an ihren Vater, Großherzog Ludwig IV., ihre sich abzeichnende Entscheidung zu erklären: »Liebster Papa«, schrieb sie im Frühjahr 1891, »es gibt etwas, das ich Dir erzählen und für das ich Deinen Segen erbitten möchte. Du wirst bemerkt haben, als Du zuletzt hier warst, welch tiefe Verehrung ich für die Religion hier habe. Seit mehr als anderthalb Jahren denke ich nun nach, lese und bete zu Gott, dass er mir den rechten Pfad weise, und jetzt bin ich zu dem Schluss gekommen, dass ich nur in dieser Religion den ganzen wahren und starken Glauben finden kann, den man an Gott haben muss, um ein guter Christ zu sein. Wie einfach wäre es, alles so zu belassen wie jetzt, aber wie heuchlerisch, wie falsch – ich würde ja alle belügen, wenn ich vorgäbe, nach außen hin in allem ein Protestant zu sein, während meine Seele doch wirklich zu der hiesigen Religion gehört. Ich habe immer wieder so tief über all das nachgedacht, da ich jetzt schon über sechs Jahre in diesem Land bin und weiß, dass ich die Religion gefunden habe. Ich weiß, es wird viele leidvolle Momente geben, da nicht alle diesen Schritt verstehen werden.«

Auch Ludwig IV. war bestürzt über die Pläne seiner Tochter

und erklärte, er sehe keine Notwendigkeit zu ihrer Konversion. Die Geschwister zeigten ebenfalls keinerlei Verständnis. Ernst Ludwig warf Ella vor, sie habe sich vom Prunk der orthodoxen Kirche anziehen lassen. Dem trat sie entschieden entgegen: »Du nennst mich oberflächlich und sagst mir, der äußere Glanz der Kirche habe mich verzaubert. Darin hast Du Unrecht. Nicht eines der äußeren Zeichen hat mich angezogen, nicht der Gottesdienst – sondern die Grundlagen des Glaubens. Die äußeren Zeichen sind ja nur da, um uns an die inneren Dinge zu erinnern.« An Ellas Entschluss war nicht mehr zu rütteln. Während man sich in Darmstadt nach wie vor gegen die Konversion stäubte, zeigte sich die englische Verwandtschaft wesentlich toleranter. So schrieb die Queen ihrer Enkelin: »Hauptsache, Du fühlst Dich besser dabei.«

Mochte der Vater auch grollen – im April 1891 trat Ella in aller Stille zum russisch-orthodoxen Glauben über und empfing die Myronsalbung. Myron ist ein geweihtes und wohlriechendes Öl, durch das der Gesalbte des Heiligen Geistes teilhaftig werden und das ihm helfen soll, im Glauben zu wachsen und stark zu werden.

Die junge Alice wird ihrer Patentante fasziniert zugehört haben, wenn sie ihr von ihren Erlebnissen und Erfahrungen erzählte, tief beeindruckt von Ellas ernsthafter und ehrlicher Religiosität. Doch die wirkliche Dimension dieser Frömmigkeit konnte die 16-Jährige wohl nicht nachvollziehen, dazu war sie noch viel zu sehr dem Diesseits zugewandt. Wie jedes andere junge Mädchen auch wollte sie ihr Leben erst einmal genießen, zumal sie mit ihrer Konfirmation gleichsam ins »heiratsfähige Alter« gekommen war. Der künftige Bräutigam durfte sich jedoch weder von ihrer wenig standesgemäßen Abstammung abschrecken lassen noch vom eher schmalen Geldbeutel der Battenbergs. Trotzdem würde die Begegnung mit ihrem »Märchenprinzen« nicht mehr lange auf sich warten lassen.

»Er sah aus wie ein griechischer Gott« – Prinz Andreas von Griechenland

Nach dem Tod von Queen Victoria im Januar 1901 hatte ihr ältester Sohn als Eduard VII. den englischen Thron bestiegen. Im Juni 1902 sollte nun die feierliche Krönung in Westminster Abbey stattfinden, an der auch Alice und ihre Mutter teilnehmen würden. Als Großnichte Eduards VII. kam Alice bei den Feierlichkeiten die Rolle einer Ehrendame zu.

Voller Vorfreude reisten Mutter und Tochter nach London und bezogen die für sie im Buckingham-Palast bereitgestellten Räume. Alle Vorbereitungen waren bereits getroffen, als der lange geplante Termin plötzlich abgesagt wurde: Der 61-jährige König war an einer lebensbedrohlichen Bauchfellentzündung erkrankt und musste sich einer längeren Behandlung unterziehen.

Den Gästen, die aus allen Himmelsrichtungen angereist waren, blieb also nichts anderes übrig, als sich in Geduld zu üben. Unter ihnen befand sich auch ein gut aussehender junger Mann, groß und schlank, der unter anderem dadurch auffiel, dass er ein Monokel trug, das damals in höheren Kreisen durchaus noch als Statussymbol galt. Die 17-jährige Alice war von dem Unbekannten völlig fasziniert und konnte den Blick gar nicht von ihm wenden. Jahre später gestand sie ihrem englischen Enkel Charles, dem Prinzen von Wales: »Er sah aus wie ein griechischer Gott.«

In Wirklichkeit war der smarte Monokelträger, drei Jahre älter als Alice, ein griechischer Prinz: Andreas (griechischer Taufname: Andrea) von Griechenland, der vierte Sohn von König Georg I. (1845–1913). Tatsächlich aber hatte der Grieche deutsch-dänische Wurzeln. Sein Großvater väterlicherseits war der dänische König Christian IX. (1818–1906) aus dem Hause Schleswig-Holstein-Sonderburg-Glücksburg, dessen Tochter Alexandra den jetzigen englischen König Eduard VII. geheiratet hatte. Es war also naheliegend, dass auch die »Griechen« an den Krönungsfeierlichkeiten teilnahmen. Der »griechische Gott« war gemeinsam mit seinen Brüdern Konstantin (1868–1923) und Georg (1869–1957) nach London gereist.

Anscheinend hatte auch Andreas gleich ein Auge auf die bildhübsche Alice geworfen, die mit ihren regelmäßigen Gesichtszügen, den dunklen Augen und blonden Haaren gewiss aus dem Kreis der vielen anderen Prinzessinnen hervorstach. Bedingt durch die Verschiebung der Krönungsfeierlichkeiten hatten die jungen Leute genügend Zeit, sich näher kennenzulernen. Inwieweit dabei Alices Hörbehinderung zur Sprache kam, ist nicht bekannt. Aber inzwischen hatte sie das Lippenlesen und auch ihre Aussprache so weit perfektioniert, dass sie sich problemlos auf Deutsch, Englisch und Französisch unterhalten konnte. Alice erfuhr, dass Andreas am 2. Februar 1882 in Athen als Sohn Georgs I. von Griechenland und seiner russischstämmigen Frau Olga Romanowa das Licht der Welt erblickt hatte. Die griechische Landessprache beherrschte er nahezu perfekt, identifizierte sich ganz und gar mit seinem Geburtsland und fühlte sich als Grieche – ungeachtet seiner deutsch-dänischen Wurzeln. Was seinen Vater, der schließlich als dänischer Prinz in Kopenhagen geboren worden war, ausgerechnet nach Griechenland verschlagen hatte, auch das wird er der aufmerksam lauschenden Alice sicherlich erzählt haben. Dazu musste er tief in die Geschichte zurückgehen.

Der griechische Freiheitskampf

Die glorreichen Zeiten Griechenlands als »Wiege der Demokratie« waren längst vorbei, als Konstantinopel, die Hauptstadt des Byzantinischen Reiches, 1453 von den Osmanen erobert wurde. Damit geriet Griechenland für Jahrhunderte unter türkische Herrschaft. Athens stolzes Wahrzeichen, die Akropolis, war zwar schon seit Längerem als Festung zweckentfremdet worden, doch die neuen Herrscher drückten dem Burgberg einen ganz eigenen Stempel auf: Das Erechtheion wurde vorübergehend zum Harem, der Parthenon zur Moschee mit angebautem Minarett umfunktioniert, bevor er durch die Explosion eines türkischen Pulvermagazins schwere Schäden davontrug. Die Erinnerung an das antike Griechenland war längst verblasst.

Erst zu Beginn des 19. Jahrhunderts begannen die Griechen, ihre Freiheit und nationale Selbstständigkeit zurückzuerobern. Das hatte auch etwas mit dem deutschen Archäologen Johann Joachim Winckelmann (1717–1768) zu tun, der durch seine intensive Beschäftigung mit der griechischen Kunst die Hellenen gleichsam wiederentdeckt hatte. Er vertrat die These, Schönheit und Vollkommenheit der griechischen Kunst kämen aus dem Charakter und Lebensstil der Menschen, der sich bei ihnen in höchster Vollkommenheit zeigte. Hellas und die Hellenen wurden damit zum Idealtyp einer vorbildlichen und beispielhaften griechischen Humanität. Winckelmanns Thesen stießen auf ein großes Echo und führten schließlich zur Entstehung des Phänomens der »Philhellenen«. Zu diesen schwärmerischen Griechenland-Freunden gehörten zahlreiche Prominente, zum Beispiel der englische Dichter Lord Byron (1788–1824) oder Bayernkönig Ludwig I. (1786–1868), was sich zum Teil noch heute an der architektonischen Gestaltung Münchens erkennen lässt.

Im März 1821 begann auf der griechischen Halbinsel Peloponnes (die seit dem Mittelalter den Namen »Morea« trug) der Aufstand gegen die türkischen Fremdherrscher. Freiheitliche Kräfte in ganz Europa verfolgten den Unabhängigkeitskampf mit großer Sympathie und wachsender Erregung: Philhellenen-Vereine schossen wie Pilze aus dem Boden, zahllose Freiwillige, unter ihnen Lord Byron, zogen nach Griechenland, um die »tapferen Hellenen« unter Einsatz ihres Lebens zu unterstützen. Auch König Ludwig I. stellte sich auf die Seite der Rebellen, erließ 1825 einen Spendenaufruf zur Unterstützung des Freiheitskampfs und stellte selbst 20000 Gulden zur Verfügung.

Aus eigener Kraft schafften es die Griechen jedoch nicht, das türkische Joch abzuschütteln. Es waren aber gewiss keine ganz uneigennützigen Motive, die nun die europäischen Mächte veranlassten, militärisch in den Konflikt einzugreifen. 1827 konnte eine britisch-russisch-französische Flotte in der Seeschlacht von Navarino den Osmanen eine entscheidende Niederlage beibringen. Damit war der Weg zur Unabhängigkeit Griechenlands geebnet; 1830 wurde der moderne griechische Staat gegründet, dessen Gebiet jedoch nur ein Drittel des heutigen Griechenlands umfasste (Südgriechenland sowie einige Inseln der Ägäis). Die Bevölkerungszahl betrug nur fast eine Million. Weite Teile des Landes, darunter die Insel Kreta, standen nach wie vor unter osmanischer Herrschaft.

Ein Bayer auf dem griechischen Thron

So froh die Griechen auch sein mochten, von der türkischen Herrschaft befreit zu sein, ihr Land befand sich nach dem Krieg in einem katastrophalen Zustand. Die Infrastruktur war weitgehend zerstört, Großgrundbesitzer hatten den größten Teil der vormals osmanischen Ländereien an sich genommen, und die kleinen Bauern lebten in großer Armut. Überdies konnte von einer wirklichen Unabhängigkeit keine Rede sein, denn das Land war auf ausländische Finanzspritzen angewiesen. Großbritannien, Russland und Frankreich etablierten sich als »Schutzmächte« und zwangen dem Land auch das monarchische System auf, um über den künftigen König ihren Einfluss geltend machen zu können.

Damit zahlte sich zunächst einmal das Engagement des glühenden Philhellenen Ludwig I. von Bayern aus. Die Schutzmächte erkoren seinen erst 16-jährigen zweitgeborenen Sohn Otto 1832 zum König von Griechenland. Doch dessen Bilanz fiel wenig zufriedenstellend aus, denn bei allem guten Willen beging er einige schwere Fehler: Zum einen konvertierte Otto nicht zum griechisch-orthodoxen Glauben, was ihm seine frommen und traditionsbewussten Untertanen zutiefst verübelten. Zum anderen regierte er das Land im Sinne des Absolutismus, was die liberal gesinnten Kräfte gegen ihn aufbrachte und nach zehn Jahren zu einer ersten Revolte führte. Doch nicht alles war schlecht. Aus seiner bayerischen Heimat hatte Otto eine Truppe einigermaßen kompetenter Beamter mitgebracht, die für den Aufbau einer funktionierenden Zivilverwaltung sorgen sollten. Dass die Griechen diesen »Import« als Bevormundung ansehen mussten und sich an die osmanische Fremdherrschaft erinnert fühlten, steht außer Frage. Nichts einzuwenden hatten sie gegen andere Maßnahmen, die ihr neuer König durchführen ließ, wie die Gründung der Athener Universität 1837, den Bau des Stadtschlosses, in dem heute das Parlament residiert, oder die Anlage des Stadtparks, nach wie vor eine der wenigen Grünflächen der griechischen Hauptstadt. Und bis heute wird das griechische Bier nach deutschem Reinheitsgebot gebraut.

Letztlich aber fiel Otto bei den Briten in Ungnade, als er – in der Hoffnung auf weitere territoriale Gewinne – im Krimkrieg 1854–1856 die falsche, nämlich die russische Seite unterstützte. 1862 wurde er zur Abdankung gezwungen und musste nach Bayern zurückkehren.

Georg I., ein Garant britischer Interessen

Mit dem 17-jährigen Dänen, der 1863 als Georg I. den griechischen Thron bestieg, hatte Großbritannien seinen Wunschkandidaten gefunden. Die verwandtschaftlichen Beziehungen – Georg war der Bruder der ein Jahr älteren Alexandra, der frischgebackenen Ehefrau des Thronerben und späteren Königs Eduard VII. – sollten ein harmonisches Miteinander und die Durchsetzung britischer Interessen in Griechenland garantieren. Um die Griechen für sich zu gewinnen, »schenkte« Großbritannien dem Land die Ionischen Inseln (Korfu sowie die Inseln südlich davon), die seit 1815 unter britischem Protektorat gestanden hatten. London sorgte auch dafür, dass Griechenland 1875 zur konstitutionellen Monarchie wurde und der König die Verfassung respektieren musste. Aus den vielen kleinen politischen Gruppierungen bildeten sich nun zwei große Parteien, die eine vertrat das feudal-konservative, die andere das bürgerlich-liberale Lager.

Mit der Weltmacht Großbritannien im Rücken begannen die Griechen, von einer glänzenden nationalen Zukunft zu träumen. Ende des 19. Jahrhunderts nahm das Schlagwort *Megali Idea* (große Idee) Gestalt an, der Traum von der Wiederherstellung eines hellenischen Imperiums, gleichsam die Wiedererrichtung des Byzantinischen Reiches. Aus eigener Kraft war das natürlich nicht zu schaffen, aber mit der Konvention von Konstantinopel 1881, die zwischen Griechenland und dem Osmanischen Reich abgeschlossen wurde, war zumindest ein erster Schritt getan: Thessalien sowie Teile des südlichen Epirus fielen an Griechenland zurück.

Allmählich ging es auch im Inneren aufwärts. Unter dem liberalen Ministerpräsidenten Charilaos Trikoupis (reg. 1875–1895) unternahm man erste Versuche, eine bescheidene Industrie zu etablieren. Mit dem Bau des Kanals von Korinth verkürzte sich der Seeweg nach Italien ganz erheblich. Vor allem aber bemühte sich der Ministerpräsident, die Verwaltung zu reformieren und den Ausbau der Infrastruktur voranzutreiben. Doch um die notwendigen Reformen durchzuführen, musste er immer wieder Kredite aufnehmen, was 1893 schließlich zum Staatsbankrott und letztlich auch zum Machtwechsel führte.

Doch das zarte Pflänzchen des wirtschaftlichen Aufschwungs wurde unter der neuen Regierung der Konservativen völlig zunichtegemacht. Ganz im Sinne der Megali Idea brachen die Griechen 1897 einen Krieg gegen das Osmanische Reich vom Zaun, um die Insel Kreta zurückzuerobern – und erlitten eine verheerende Niederlage. Die Folgen für Griechenland waren katastrophal: Zu den bereits vorhandenen Staatsschulden kamen jetzt noch gewaltige Reparationszahlungen. Griechenland war bankrott. Das wirtschaftliche Elend löste eine gewaltige Auswanderungswelle aus. Rund 200 000 Griechen (von insgesamt 2,5 Millionen) emigrierten vornehmlich in die Vereinigten Staaten.

Die Situation des Landes, das Prinz Andreas von Griechenland gleichwohl liebte und uneingeschränkt als seine Heimat betrachtete, gestaltete sich somit schwierig. Würde sich auch Alice entschließen können, einmal auf diesem »Pulverfass« zu leben?

Endloses Warten

Alice und Andreas hatten die Zeit bis zu den verschobenen Krönungsfeierlichkeiten hinreichend genutzt, um sich näher kennenzulernen, obwohl die Battenbergs Anfang Juli 1902 vorübergehend nach Darmstadt zurückkehrten. Erst zur Krönung, die nun auf den 9. August terminiert war, sahen sich die jungen Leute wieder und fühlten sich mehr denn je zueinander hingezogen. Einer gemeinsamen Zukunft stand nichts mehr im Weg – außer einer schier endlos scheinenden Wartezeit. Mitte des Monats mussten Alice und Andreas einander Lebewohl sagen. Alice reiste mit ihren Eltern zurück nach Schloss Heiligenberg, während Andreas in Griechenland einen zehnmonatigen Militärdienst absolvieren musste: »Er nahm seine Pflichten sehr ernst und liebte seinen Beruf«, schrieb Alice später, »und wollte wie jeder andere als Offizier Karriere machen.«

Die Trennung von ihrem »griechischen Gott« fiel Alice unglaublich schwer. Tag für Tag wartete sie auf Post aus Griechenland und war überglücklich, wenn wieder ein langer Brief von Andreas eintraf. Für ein wenig Ablenkung sorgte ein erneuter Umzug der Battenbergs, diesmal nach London. Louis von Battenberg hatte eine weitere Stufe auf der Karriereleiter erklommen. 1902 war er zum Chef der Marine-Aufklärungsabteilung ernannt worden, um die britische Flotte auf eine moderne Kriegsführung vorzubereiten. Deshalb nahm die Familie im Januar 1903 ihren Wohnsitz vorübergehend in London. Am 10. März waren die Battenbergs zu einem Familiendiner in den Buckingham-Palast eingeladen, wo Eduard VII. und seine Frau Alexandra ihren 40. Hochzeitstag feierten. Während Alexandra hochzufrieden gewesen sein dürfte, dass Alice ihren Neffen heiraten wollte, hatte Eduard auf eine etwas glanzvollere Partie gehofft. Seiner Meinung nach war für die hübsche Alice kein Thron zu gut. Aber die verliebte junge Prinzessin ließ sich nicht beirren und lernte bereits eifrig Griechisch.

Deshalb war sie auch der Verzweiflung nahe, als sie einmal mehrere Tage lang vergeblich auf Post wartete und schon fürchtete, Andreas habe sich anders entschieden. Umso mehr strahlte sie, als dann gleich ein ganzer Stapel Briefe auf einmal eintraf. Andreas hatte regelmäßig geschrieben, nur die griechische Post war etwas langsam gewesen. Alice musste sich hinsichtlich ihrer Zukunft also keine Sorgen machen, zumal die Eltern bereits alle notwendigen Schritte in die Wege geleitet hatten. Zurück in Darmstadt, bereitete man sich auf die Ankunft von Prinz Andreas vor, der inzwischen seinen Militärdienst beendet und sich auf den Weg nach Deutschland gemacht hatte. Am 10. Mai 1903 wurde die offizielle Verlobung bekannt gegeben.

Damit sich das junge Paar bis zur Hochzeit nicht noch einmal für längere Zeit trennen musste und sich noch besser kennenlernen konnte, hatte man ein beiderseitiges Arrangement getroffen. Andreas kehrte nach der Verlobung nicht nach Griechenland zurück, sondern setzte seine militärische Ausbildung in Darmstadt beim hessischen Dragoner-Regiment fort, während Alice ganz in der Nähe auf dem geliebten Schloss Heiligenberg lebte. An eine Freundin, die sie vermutlich aus dem Darmstädter Mädchenpensionat kannte, schrieb sie: »Wir sind so glücklich, dass wir wieder zurück sind. Es ist hier so schön und in England hatte ich die ganze Zeit Heimweh, obwohl ich auch dort nette Freundinnen habe. Doch am glücklichsten bin ich in Hessen. Mein Bräutigam ist in Darmstadt und wie Du weißt sehr beschäftigt. Er hat ein paar Tage Urlaub genommen, sodass wir uns sehen können.« Unterdessen waren die Hochzeitsvorbereitungen bereits in vollem Gange.

Hochzeit in Darmstadt

Am 7. Oktober 1903 läuteten in Darmstadt die Hochzeitglocken. Zahlreiche Gäste waren zu diesem besonderen Ereignis erschienen, darunter natürlich die ganze Familie Battenberg, einschließlich des erst dreijährigen Louis, das griechische Königspaar samt Kindern und Schwiegerkindern, Königin Alexandra, die Tante des Bräutigams, die Familie des Großherzogs von Hessen-Darmstadt, Prinz Heinrich von Preußen und seine hessische Frau Irene, auch Alices Tante, die verwitwete

Battenberg-Prinzessin Beatrice sowie Zar Nikolaus II. mit seiner Frau Alix und den vier Töchtern. Marie zu Erbach-Schönberg schrieb in ihren Erinnerungen: »Es war das letzte Mal, dass alle Familienangehörigen beisammen waren, auch das Kaiserpaar von Russland, das Großfürstenpaar Serge und Ella, Heinrich und Irene von Preußen, Königin Alexandra von England, Beatrice und Ena sowie Prinz und Prinzessin Friedrich Karl von Hessen. Das Königspaar von Griechenland war mit all seinen Kindern und Schwiegerkindern gekommen ... Heiß und sonnig brach der Hochzeitstag an.«

Für die Presse war die Darmstädter Hochzeit natürlich ein »gefundenes Fressen«, und man bemühte sich eifrig, die Leser mit allen Details dieses denkwürdigen Ereignisses zu versorgen, angefangen von der Gästeliste über verschiedene Theater- und Opernaufführungen bis zum Hochzeitsmenü an der großherzoglichen Tafel. Die *Neuen Hessischen Volksblätter* berichteten am 6. Oktober 1903 zunächst ausführlich vom Empfang des griechischen Königspaars: »Es war ein interessantes Bild höfischen Prunkes und militärischen Glanzes, das sich gestern Nachmittag den Augen all derer bot, denen es vergönnt war, dem festlichen Empfange, der dem griechischen Königspaar bereitet worden war, beizuwohnen ... Pünktlich um 5.23 Uhr fuhr der Zug von Frankfurt kommend in die Halle ein, begrüßt von den Klängen des Präsentiermarschs seitens der Musik des Leibgarde-Regiments. Dem Zuge entstiegen der König und die Königin Georg von Griechenland, Großfürst Georg von Russland und Gemahlin, Prinz Christoph von Griechenland, seine Königliche Hoheit Friedrich Karl von Hessen und Gemahlin Margarete (die Schwester des Kaisers) ... Nach der gegenseitigen Begrüßung, die einen herzlichen Charakter trug, und der Vorstellung des Gefolges schritt der König unter feierlich brausenden Klängen der griechischen Nationalhymne die Ehrenkompanie ab ... Die Fürstlichkeiten begaben sich alsdann in das Fürstenzimmer und nach dem Bahnhofsplatz.

Unter lebhaften Hochrufen der zahlreichen Menschenmenge setzte sich der Wagen in Bewegung.«

Am 9. Oktober 1903, zwei Tage nach der Hochzeit, folgt eine Schilderung der eigentlichen Hauptpersonen, des jungen Brautpaars: »Jungfräuliche Anmut und Holdigkeit strahlte aus von der rührend lieblichen Gestalt der Prinzessin-Braut, die in ihrem weißen Ehrenkleide unter der Myrtenkrone mit dem schimmernden Diadem und dem kostbaren Spitzenschleier so demütig stolz neben dem Erwählten stand. Der prinzliche Bräutigam aber sah ganz stattlich aus in seiner reichen griechischen Husarenuniform mit dem Bande des Erlöserordens darüber. Der Vater der Braut, Prinz Ludwig von Battenberg, erschien in englischer Admiralsuniform und seine holde Gemahlin, die Brautmutter, trug eine prächtige weiße Atlastoilette und herrlichen Brillantschmuck.«

In ihrem Spitzenkleid und dem passenden Schleier mit Myrten und Orangenblüten sah die junge Alice tatsächlich ganz bezaubernd aus. Auf dem Kopf trug sie eine Sternen-Tiara, umgeben von kleinen Blumen, eine Leihgabe des englischen Königshauses.

Die Hochzeitszeremonie war etwas aufwendiger als üblich, was an den unterschiedlichen Konfessionen des künftigen Ehepaars lag. Nach der standesamtlichen Trauung im Alten Palais am Nachmittag begab sich die Hochzeitsgesellschaft zunächst in die Hofkirche des Darmstädter Residenzschlosses, wo Superintendent Waldemar Petersen das Paar nach protestantischem Ritus traute. Anschließend zog man weiter zur Maria-Magdalena-Kapelle auf der Mathildenhöhe, »ein Stück Hellas im Norden«, wie es Marie zu Erbach-Schönberg empfand, »tiefblauer Himmel, strahlende Sonne, leuchtende goldene Kuppeln«. Dann beschrieb sie die eigentliche Zeremonie: »Das Brautpaar, das natürlich zuletzt kam, stand auf einem rosaseidenen Teppich: Symbol des Lebensweges. Die vier Kronenträger, die Prinzen Georg und Christoph von Griechenland, Prinz Albert von Holstein und Victor (von Erbach-Schönberg, Maries Sohn) standen hinter ihnen. Sie wechselten sich mit dem Halten der Kronen ab, die sehr kostbar und sehr schwer waren. Es waren die aus Petersburg mitgebrachten, von Katharina II. gestifteten Hochzeitskronen. Die Zeremonie dauerte eine Stunde und wir mussten alle stehen … Das junge Paar hatte Kerzen in den Händen. Der dreimalige Rundgang um den Altar, bei dem die Kronen über ihren Köpfen getragen werden mussten, war etwas schwierig. Nach dem Schlusstedeum führte Andreas seine Frau zu den beiderseitigen Elternpaaren.«

Bei dieser Zeremonie, die durch einen orthodoxen Priester erfolgte, scheint ein kleines Malheur passiert zu sein. Alice soll die Fragen des Priesters falsch verstanden haben, vielleicht weil er undeutlich sprach und sein wallender Bart das Lippenlesen erschwerte. Auf die Frage, ob sie Andreas zum Mann nehmen wolle, antwortete Alice daher zunächst mit »Nein«, während sie die zweite Frage, ob es vielleicht irgendein Ehehindernis gäbe, ausdrücklich bejahte. Die Hochzeitsgesellschaft nahm den kleinen Fauxpas mit Humor, zumal Alice ihren Irrtum unverzüglich korrigierte, nachdem ihr junger Schwager Christo, Andreas' 15-jähriger Bruder, ihr mit den richtigen Gesten auf die Sprünge geholfen hatte. Die Ehe war damit ordnungsgemäß geschlossen, Alice von Battenberg war nun eine Prinzessin von Griechenland.

Am Abend wurde ein opulentes Hochzeitsmahl im Alten Palais serviert, ein Acht-Gänge-Menü, das, wie man den *Neuen Hessischen Volksblättern* vom 7. Oktober 1903 entnehmen kann, keine Wünsche offenließ:

Potage à l'Orientale
(Suppe nach Art des Orients)

~

Croustades à la Duchesse
(Pastetenkrüstchen nach Art der Herzogin)

~

Truites saumonnées à la russe
(Lachsforellen nach russischer Art)

~

Cimier de Daim à la Cumberland
(Lendenstück vom Damwild nach Cumberland-Art)

~

Suprêmes de Volaille à la Toulouse
(Geflügelbrust nach Toulouser Art)

~

Dindonneaux truffés, salade
(getrüffelte Babypute, Salat)

~

Fond d'artichauts à la crème
(Artischockenböden mit Rahmfüllung)

~

Poires à la Richelieu
(Richelieu-Birnen)

Der englischen Zeitung *The Daily Graph* vom 8. Oktober verdanken wir zudem die detaillierte Schilderung der Hochzeitstorte, eines wahren Kunstwerks aus drei Etagen, geschmückt mit Efeublättern aus Puderzucker, Kränzen aus Jasmin und Rosenknospen.

So konnte sich die ganze Hochzeitsgesellschaft ordentlich satt essen, bevor Alice und Andreas in ihrem neuen Automobil, einem Geschenk von Zar Nikolaus II., in die Flitterwochen auf Schloss Heiligenberg aufbrachen: »Die ganze Verwandtschaft bewarf sie mit Reis und Pantoffeln«, berichtet Marie zu Erbach-Schönberg. »Heinrich von Preußen brachte in der Torhalle ein Hoch aus, in das alle Fürstlichkeiten einstimmten, und die Stimmung war so freudig und lustig, dass verschiedene Majestäten und Königliche Hoheiten in der Dunkelheit dem Wagen auf dem Luisenplatz nachliefen, um ihn an der Ecke der Wilhelminenstraße nochmals zu begrüßen.«

Nach den Flitterwochen wurde auch das junge Paar vom Alltag eingeholt. Weil Andreas seinen Dienst beim Dragoner-Regiment noch nicht beendet hatte, bezog man vorübergehend ein Appartement im Alten Palais, das später im Zweiten Weltkrieg den Bomben zum Opfer fallen würde. Hier verlebten Alice und Andreas glückliche Wochen als Frischvermählte.

Mitten hinein in diese schöne Zeit brach eine schockierende Nachricht. Die 1895 geborene Elisabeth, das einzige Kind von Alices Onkel »Ernie«, war tot! Sie hatte ihren Vater zu einem Jagdausflug ins heutige Polen begleitet, an dem auch das Zarenpaar teilnahm, Alix und Nikolaus II. Dort starb sie am 16. November 1903 aus bis heute nicht geklärter Ursache. Offiziell war von einer Typhusinfektion die Rede, doch es gab auch Gerüchte, sie sei versehentlich einem Giftanschlag zum Opfer gefallen, der eigentlich dem Zaren gegolten habe. Großherzog Ernst Ludwig war untröstlich, und auch Alice trauerte mit ihrem Onkel, der seinen »Sonnenschein« so zärtlich geliebt hatte.

Am 19. November wurde Elisabeth im Familienkreis auf der Rosenhöhe beigesetzt.

Zum Glück blieb »Ernie« nicht lange allein. Nachdem seine erste Ehe gescheitert war, lernte er schon bald eine Frau kennen, mit der er sich nicht nur bestens verstand, sie teilte auch seine künstlerischen Interessen. 1905 heiratete er Eleonore von Solms-Hohensolms-Lich (1871–1937), von der Familie »Onor« genannt. Anlässlich der Vermählung ihres Großherzogs schenkten die Darmstädter Bürger dem Paar den Hochzeitsturm auf der Mathildenhöhe, heute das Wahrzeichen der Stadt.

Es wurde eine glückliche Verbindung, aus der zwei Kinder hervorgingen, die Söhne Donatus (1906–1937) und Ludwig (1908–1968). Doch als die beiden geboren wurden, lebten Alice und Andreas schon längst in Athen.

Kapitel 3
Unruhige Zeiten – Leben auf dem griechischen »Pulverfass«

Ankunft in Athen

Anfang 1904 räumten Alice und Andreas ihre Wohnung im Darmstädter Alten Palais und machten sich auf den Weg nach Griechenland, wo die Königsfamilie bereits auf die Ankunft des jungen Paars wartete. Alice war bislang noch nie dort gewesen, hatte jedoch von ihrem Mann erfahren, dass die politische Situation im Land nach wie vor ziemlich angespannt war. Doch als sie und Andreas am 6. Januar 1904 mit dem Schiff im Hafen von Piräus eintrafen, bereitete ihnen die Bevölkerung einen überaus freundlichen Empfang.

Eine Wohnung für den Prinzen und die Prinzessin von Griechenland stand im Athener Stadtschloss zur Verfügung, das 1836 unter der Herrschaft König Ottos erbaut worden war. Inzwischen hatte man die Räumlichkeiten aber kaum verändert, sodass es hinsichtlich Komfort und Bequemlichkeit einige Defizite gab, vor allem was die Sanitäranlagen betraf. Diesbezüglich war Alice von ihrer hessischen Heimat natürlich verwöhnt, Badezimmer mit Wanne und WC waren dort eine Selbstverständlichkeit gewesen, und England hatte in puncto Hygiene ohnehin Vorbildfunktion gehabt.

Doch im ganzen Athener Schloss gab es nur ein einziges Badezimmer, das offenbar seit Menschengedenken nicht mehr benutzt worden war. Drehte man die Wasserhähne auf, floss daraus nur ein spärliches Rinnsal. Zudem war es jetzt im Winter unangenehm kalt. Die wenigen Kachelöfen konnten die großen und hohen Räume nur unzureichend heizen, die Fenster waren undicht, und es zog an allen Ecken und Enden. Trotzdem hat es nicht den Anschein, als habe sich Alice an der eher dürftigen Ausstattung gestört. Es war eben eine andere Welt, in der die griechische Königsfamilie lebte, zu der sie jetzt schließlich auch gehörte.

König Georg und seine Frau Olga begrüßten ihre neue Schwiegertochter herzlich und waren bemüht, ihr das Einleben in dem fremden Land so weit wie möglich zu erleichtern. Der König nahm sich viel Zeit, Alice mit Land und Leuten, aber auch mit den Problemen vertraut zu machen, die vielleicht auf sie zukommen würden. Eigentlich war der Monarch bei seinen Untertanen recht beliebt, aber bei den wankelmütigen Griechen konnte man sich nie ganz sicher sein. Doch dass er – anders als sein Vorgänger Otto – die griechische Sprache gelernt hatte und zumindest seine Kinder griechisch-orthodox getauft waren, brachte ihm Sympathiepunkte ein. Zudem war Georg I. ein ausgesprochen volksnaher Monarch, der keine Berührungsängste gegenüber dem »einfachen Volk« kannte. Trotzdem war er 1898 nur knapp einem Attentat entgangen. Auch Königin Olga war bei den Griechen recht populär, nicht nur wegen ihres orthodoxen Glaubens, auch wegen ihres karitativen Engagements, zu dem die Stiftung mehrerer Krankenhäuser zählte. Vermutlich würde man einen ähnlichen Einsatz von Alice erwarten.

Auch Thronfolger Konstantin und seine Frau Sophie, die im Athener Kronprinzenpalais lebten, nahmen Alice herzlich auf. Ob sich Sophie wohl noch an jenen Brief erinnerte, in dem ihr ihre inzwischen verstorbene Mutter Vicky zwölf Jahre zuvor von der Begegnung mit dem »zauberhaften Kind« berichtet hatte, das jetzt ihre Schwägerin war?

Der zweitälteste Sohn des Königspaars war Georg, der in der Familie »Big George« genannt wurde, um ihn vom gleichnamigen Vater zu unterscheiden. Er hatte in Dänemark eine Ausbildung zum Marineoffizier absolviert und seit 1898 das Amt des Hochkommissars des Kretischen Staates inne. Zwar hatte Griechenland im Krieg um Kreta im Februar 1897 eine Niederlage erlitten, doch auf Druck der europäischen Großmächte erhielt die Insel dennoch weitgehende Autonomie und wurde zu einem internationalen Protektorat erklärt. Als Alice nach Athen kam, war Georg noch ledig, 1907 heiratete er Marie Bonaparte, eine Urenkelin von Lucien, dem Bruder Napoleons I.

Prinz Nikolaus (1872–1938), der dritte Sohn, war seit 1802 mit der kapriziösen russischen Großfürstin Helena (1892–1957), genannt »Ellen«, verheiratet. Zu dieser Schwägerin gestaltete sich Alices Beziehung von Anfang an etwas angespannt, doch deren schwieriger Charakter, eine Mischung aus Überheblichkeit, Eitelkeit und Egozentrik, machte der ganzen Königsfamilie zu schaffen. Auf Alice blickte die standesbewusste Ellen ganz besonders herab, weil sie in zweiter Generation aus einer morganatischen Verbindung stammte. Doch das nahm die gebürtige Battenbergerin als Urenkelin von Queen Victoria mit großer Gelassenheit zur Kenntnis.

Unbeschwert hingegen war das Verhältnis zu ihrem jüngsten Schwager, dem 1888 geborenen Christoph, der Alice schon während der Hochzeitszeremonie so charmant zur Seite gesprungen war. Außerdem gehörte noch die in Russland verheiratete Marie (1876–1940) zur griechischen Königsfamilie, die mit ihren beiden Töchtern häufig in Athen zu Besuch war.

Die »Familienbande« waren also recht eng. Jeden Sonntag traf man sich zum gemeinsamen Diner und tauschte Neuigkeiten aus. Wenn man Christophs Erinnerungen Glauben schenken kann, dann herrschte am Athener Hof ein babylonisches Sprachgewirr: »Meine Eltern sprachen untereinander Deutsch und mit uns Kindern Englisch, ausgenommen mein Bruder Andreas, der sich schlicht weigerte, etwas anderes als Griechisch zu sprechen. Im Kinder- und Lernzimmer sprachen wir Griechisch; meine Schwägerin Marie Bonaparte sprach mit jedermann Französisch, die Frau meines Bruders Nikolaus, Großfürstin Helena, sprach Russisch.«

Weil Alice den bereits in Deutschland begonnenen Griechischunterricht auch in Athen fortsetzte, dauerte es nicht lange, bis sie die Landessprache nicht nur fließend beherrschte, sondern das Gesagte auch von den Lippen ablesen konnte.

Neben dem eher ungemütlichen und unkomfortablen Athener Stadtschloss besaß die Königsfamilie noch einen Sommersitz in Tatoi, etwa 20 Kilometer nördlich der Hauptstadt. In der ländlichen Idylle am Südosthang des Parnitha-Gebirges, umgeben von Pinienwäldern, fühlten sich alle ganz besonders wohl. Hier befand sich auch die Grablege der griechischen Königsfamilie. Doch der Alltag spielte sich überwiegend in Athen ab.

Nach einigen Monaten, als sich Alice schon ein wenig eingelebt hatte, beschloss sie, dem Beispiel ihrer königlichen Schwiegermutter zu folgen und sich ebenfalls karitativ zu betätigen. Auf diese Weise würde auch sie Kontakt zum »einfachen« Volk bekommen, das sie bei ihrer Ankunft so freundlich begrüßt hatte. Eine solche Möglichkeit bot die »Schule für griechische Stickarbeit«, die eine alte Tradition aufgriff, denn schon in der Antike hatten die Griechinnen ihre Leinengewänder kunstvoll bestickt. Ausschlaggebend war allerdings weniger die künstlerische als die soziale Ausrichtung der Schule, die von Lady Egerton, deren Mann von 1903–1916 britischer Botschafter in Athen gewesen war, gegründet worden war. Die Mädchen, die diese Einrichtung besuchten, kamen meist aus einfachen Verhältnissen. Daher sollten sie durch die Stickerei in die Lage versetzt werden, später zum Lebensunterhalt ihrer Familien beizutragen. Tatsächlich erfreute sich die Schule viele Jahre lang großer Beliebtheit. Zunächst musste Alice allerdings selbst das Sticken lernen, das einen der wichtigsten Zweige der griechischen Volkskunst darstellte, der sowohl von östlichen als auch von westlichen Einflüssen geprägt war. Bestickt wurden natürlich die Trachten, aber auch die Ausstattung der Wohnung wie Decken oder Vorhänge. Jetzt hatte sich Alice mit den zahlreichen komplizierten Mustern vertraut zu machen und musste lernen, das Garn mit Pflanzenfarben einzufärben, wie es der Tradition entsprach. Erst nachdem sie sich gründlich eingearbeitet hatte, konnte sie Lady Egerton beim Unterricht der Mädchen unterstützen. Alice war mit großer Freude bei der Sache, eifrig bestrebt, möglichst viele Facetten der griechischen Kultur kennenzulernen. Doch im Traum hätte sie nicht daran gedacht, dass sie eines noch fernen Tages selbst mit dem Verkauf von Stickarbeiten zum Lebensunterhalt ihrer eigenen Familie beitragen würde.

Vorerst aber genoss sie ihr sorgenfreies Leben in Griechenland, das immer wieder von längeren Auslandsreisen unterbrochen wurde. Im Sommer 1904 besuchten Alice und Andreas die Battenbergs in England und begleiteten sie anschließend nach Wolfsgarten, wo die ganze Familie eine ruhige und entspannte Zeit verbrachte. Alice freute sich auch, ihre Geschwister wiederzusehen. Louise war inzwischen fünfzehn, Georg zwölf Jahre alt, und »Dickie«, das Nesthäkchen, hatte soeben seinen vierten Geburtstag gefeiert.

Alice und Andreas waren aber nicht die einzigen Mitglieder der griechischen Königsfamilie, die längere Reisen unternahmen. Auch die anderen hielten sich im Sommer meist monatelang im Ausland auf, nicht zuletzt, um die weit verstreute Verwandtschaft zu besuchen. Von den Griechen freilich wurde die lange Abwesenheit ihres Königs eher missmutig aufgenommen und als eine Art Vernachlässigung seiner Pflichten angesehen. Doch auf die Reisepläne der Familie hatte das keinen Einfluss. Alice und Andreas kehrten jedenfalls erst im Oktober 1904 zurück nach Griechenland – mit einer überaus freudigen Nachricht: Die Prinzessin war schwanger, das erste Kind des

Paars sollte im April 1905 auf die Welt kommen. Eigentlich Grund genug, voller Optimismus und Vorfreude in die Zukunft zu blicken.

Ellas neues Leben

Zurück in Athen, nahm Alice ihre Tätigkeit an der Stickschule wieder auf und traf alle nötigen Vorbereitungen für die Geburt ihres Kindes. Doch diese friedliche Phase wurde durch eine aufwühlende Nachricht aus Russland zunichtegemacht: Am 17. Februar 1905 war Sergej, Ellas Ehemann, in Moskau einem Attentat zum Opfer gefallen. Im Nachhinein muss Alice dieser Mord wie ein erstes Fanal einer ganzen Reihe von Schicksalsschlägen erschienen sein, wobei sich die Sorgen zunächst allein auf Russland fokussierten. Nur wenige Wochen zuvor, am 22. Januar 1905, war es in St. Petersburg zu einem fürchterlichen Blutbad gekommen, sodass dieser Tag als »Blutsonntag« in die Geschichte einging. Zehntausende von Menschen hatten sich vor dem Zarenpalast versammelt, um Nikolaus II. eine Reihe politischer und sozialer Forderungen vorzutragen, neben einer Volksvertretung auch Auswege aus der zum Teil bitteren Armut, in der weite Teile der Bevölkerung lebten. Doch man suchte unbedingt nach einem friedlichen Ausweg, wollte keine Konfrontation. So war die Atmosphäre zunächst auch keineswegs angespannt – bis plötzlich irgendwo ein Schuss fiel, das bereitstehende Militär nervös wurde und, ohne zu zögern, das Feuer eröffnete. Etwa tausend unschuldige Menschen, darunter viele Frauen und Kinder, verloren an diesem Tag ihr Leben.

Fortan kam das Land nicht mehr zur Ruhe. Auch wenn die Regierung einige Zugeständnisse machte, das Volk ließ sich nicht mehr beschwichtigen. Die Stimmung war aufgeheizt. Weitere Kundgebungen und Proteststreiks nahmen ein blutiges Ende, Attentate wurden zum probaten Mittel im Kampf gegen die despotische Zarenherrschaft.

Großfürstin Ella nahm die Ermordung ihres Mannes zum Anlass, sich völlig neu zu orientieren und ihr Leben fortan den Ärmsten der Armen zu widmen, den Bedürftigen, Kranken und Sterbenden. Unklar sind ihre Beweggründe. Schämte sie sich ihrer privilegierten aristokratischen Herkunft? War es eine Art Rebellion gegen das autokratische Regime Russlands? Wollte sie »Buße tun«? Oder handelte sie schlicht und einfach aus christlicher Nächstenliebe? Wollte sie ein friedliches Zeichen setzen in der politischen Umbruchphase ihrer Zeit? War es eine Antwort auf die revolutionäre Bewegung, für die Gewalt ein durchaus probates Mittel war? Wollte sie Hass und Fanatismus mit christlicher Nächstenliebe beantworten? Vielleicht war es eine Mischung aus allem.

Fest steht, dass sich Ella, eine der reichsten Frauen Russlands, von ihrem gesamten weltlichen Besitz trennte. Den größten Teil, darunter auch wertvollen Schmuck, verkaufte sie, um genügend finanzielle Mittel für ihr soziales Projekt zu haben, alles andere verschenkte sie innerhalb der Verwandtschaft. Für sich persönlich behielt sie nichts. Ellas Plan war es, eine Art Orden zu gründen, um ihre karitative Arbeit mit dem Klosterleben zu verbinden. Ihr Bruder, Großherzog Ernst Ludwig, fand später folgende Erklärung: »Sie hatte mit den Jahren beobachtet, dass es außer Nonnen, die beinahe zu nichts nütze waren als zum Sticken, noch freie Schwestern in den Kliniken gab, die aber so freidenkend waren, dass sie den gewöhnlichen Russen abstießen. Nun wollte sie ein Mittelding zwischen Kloster und Schwesternschaft gründen. Sie musste etwas, was dem russischen religiösen Geist genehm war, schaffen. So gründete sie das Kloster oder Stift der Martha-Marien-Schwestern.«

Die Vorbereitungen für diese Schwesternschaft betrieb Ella mit großer Sorgfalt und Zielstrebigkeit. Sie besuchte zunächst verschiedene Sozialeinrichtungen in Moskau, beschäftigte sich aber auch intensiv mit der christlichen Sozialarbeit, basierend auf der katholischen Soziallehre. In Deutschland war es zum Beispiel Adolph Kolping (1813–1865) gewesen, dessen Fürsorge den Handwerksgesellen gegolten hatte. Sie brauchten damals dringend Hilfe, denn die meisten verdienten so wenig, dass sie sich noch nicht einmal ein eigenes Zimmer leisten konnten. Dahinter steckte aber auch das Motiv, Handwerker und Arbeiter nicht an den Kommunismus zu verlieren. Dem wird auch Ella gefolgt sein. Darüber hinaus studierte sie das Regelwerk evangelischer Diakonissenanstalten sowie anderer Schwesternschaften. Im Fokus stand dabei das Leben der Kaiserswerther Diakonissen, die sich nicht nur um Alte und Kranke kümmerten, sondern auch die Erziehung und Bildung bedürftiger Kinder im Auge hatten.

Nach intensiver Einarbeitung gründete Ella die Martha-Marien-Schwesternschaft, die Sozialarbeit mit geistlichem Beistand verbinden sollte. Als Patroninnen hatte sie die Schwestern des biblischen Lazarus gewählt. Anders als russisch-orthodoxe Nonnen im schwarzen Habit trugen die Martha-Marien-Schwestern eine graue Tracht mit weißem Schleier. Ein Vorbild waren die mittelalterlichen Beginen, fromme Frauen, die meist für begrenzte Zeit ein gottgefälliges Leben in Armut und Keuschheit geführt hatten. Doch sie waren frei gewesen und hatten jederzeit die Möglichkeit gehabt, die Gemeinschaft zu verlassen, zum Beispiel um zu heiraten.

Als Niederlassung hatte Ella im Zentrum von Moskau vier Häuser erworben, die von einem großen Garten umgeben waren. Neben dem Wohnbereich der Schwestern gab es ein kleines Krankenhaus, ein Altersheim, ein Waisen- und Gästehaus. Die Ärzte, die ihre meist mittellosen Patienten im Krankenhaus versorgten, verlangten kein Honorar, denn sie erhielten ihren Lohn aus Ellas Privatschatulle. Auch die hauseigene Apotheke gab Medikamente kostenlos ab. Als Alice ihre Tante 1910 in Moskau besuchte und deren humanitäres Werk ausführlich kennenlernte, war sie zutiefst beeindruckt. Ob sie sich damals jedoch schon vorstellen konnte, später einmal selbst ein ähnliches Projekt ins Leben zu rufen? Sehr wahrscheinlich ist das nicht.

Gleichwohl stieß Ellas Projekt anfangs nicht nur auf Zustimmung. Dass die Einrichtung von einer Schwester der in Russland verhassten Zarin gegründet worden war, erwies sich als schwere Hypothek. Auch dass Ella Ausländerin war, stieß auf Befremden. Gleichzeitig gab es Vorwürfe, die als Protestantin geborene Großfürstin nehme es mit dem orthodoxen Glauben nicht wirklich ernst. Doch schließlich fand die Schwesternschaft die Billigung der Heiligen Synode (ständiges Gremium an der Spitze der orthodoxen Kirche), die der Martha-Marien-Gemeinschaft bestätigte, dass sie »das Ziel habe, durch die Arbeit der Schwestern und anderer möglicher Mittel im Geiste des reinen Christentums den Armen und Kranken zu helfen und Hilfe und Trost den Leidenden und denen in Kummer und Leid zu spenden«.

Bis zur Oktoberrevolution hatte sich Ellas Schwesternschaft zur Erfolgsgeschichte entwickelt. Waren es 1909 noch 30 Schwestern, die in der Gemeinschaft lebten, so stieg ihre Zahl bis 1918 auf 105. Eine Küche versorgte die hungrige Bevölkerung mit einer warmen Mahlzeit, doch neben dem leiblichen Wohlergehen ihrer Mitmenschen legte Ella auch großen Wert auf die Ausbildung junger Leute. Eine umfangreiche Bibliothek war allen zugänglich, für den religiösen Hintergrund gab es eine Sonntagsschule.

Die Schwestern arbeiteten aber nicht nur in der Einrichtung, sondern gingen auch dorthin, wo die Not am größten war. Selbst Ella scheute keineswegs den Gang in jene Gebiete Moskaus, die eine besonders hohe Kriminalitätsrate aufwiesen und die wir heute als »No-go-Areas« bezeichnen würden. Obwohl die Polizei eindringlich warnte, niemand könne für ihre Sicherheit garantieren, ließ sich Ella nicht davon abhalten, die

Ärmsten der Armen, vor allem aber vernachlässigte Kinder aufzusuchen. Ihr Leben, gab sie zur Antwort, läge allein in Gottes Hand.

Zuwachs in der Königsfamilie

Während Ella in Moskau damit beschäftigt war, ihre Schwesternschaft aufzubauen, brachte die 20-jährige Alice am 18. April 1905 in Athen ihr erstes Kind zur Welt, Tochter Margarita, die später in das Haus Hohenlohe-Langenburg einheiraten würde. Die jungen Eltern waren überglücklich, auch wenn es »nur« ein Mädchen war. Doch weil Andreas in der Thronfolge lediglich eine marginale Rolle spielte, war ein männlicher Erbe auch nicht zwingend erforderlich.

Im August des Jahres reisten die jungen Eltern nach Deutschland, um der hessischen Familie auf Schloss Heiligenberg den Nachwuchs zu präsentieren. Während sich Viktoria und Louis von Battenberg über ihr erstes Enkelkind freuten, konnte der erst fünfjährige »Onkel Dickie« mit der kleinen Nichte nur wenig anfangen. Überliefert ist seine Klage: »In diesem Haus war es viel gemütlicher, bevor dieses schreiende Baby kam.« Doch Margarita blieb nicht das einzige »schreiende Baby«. Schon bald nach ihrer Rückkehr nach Athen war Alice erneut schwanger und schenkte am 30. Mai 1906 ihrer zweiten Tochter das Leben: Theodora, der späteren Markgräfin von Baden. Die Familie nannte sie »Dolla«. Am 30. Juli schrieb Alice aus Tatoi an ihre Tante Onor nach Darmstadt: »Die Kleine ist so groß und dick und auch sehr lustig und weint fast nie. Margarita hat heute ihren Namenstag und ist sehr glücklich über die Geschenke. Sie läuft den ganzen Tag herum und fängt an, ein bisschen zu sprechen.«

Als Mutter von zwei kleinen Mädchen war Alice ziemlich ausgelastet, auch wenn sie natürlich von einem Kindermädchen und weiterem Dienstpersonal unterstützt wurde. Wann immer es ging, verlegte die Familie ihren Wohnsitz nach Tatoi, um die Freiheiten der ländlichen Idylle zu genießen. Dank des Automobils, das ihnen Nikolaus II. zur Hochzeit geschenkt hatte, war die Entfernung von 20 Kilometern in kurzer Zeit zu bewältigen. Hinzu kamen auch weiterhin ausgedehnte Auslandsreisen, um die Verwandtschaft in England und Deutschland zu besuchen.

Im Spätherbst 1907 feierte die griechische Königsfamilie die Hochzeit von »Big George«, der sein Amt als Hochkommissar des Kretischen Staates im Vorjahr niedergelegt hatte. Georg, inzwischen 38 Jahre alt, heiratete am 21. November 1907 die 1882 geborene Marie Bonaparte, eine Urgroßnichte Napoleons, die ein wenig frischen Wind ins Athener Stadtschloss brachte.

Mit Marie wurde die griechische Königsfamilie um ein exzentrisches neues Mitglied erweitert, das hier ein wenig ausführlicher vorgestellt werden soll. Marie war das einzige Kind des Naturforschers Roland Bonaparte und seiner Frau Marie-Félix, die als Erbin der Casinobesitzer von Monte Carlo ein ansehnliches Vermögen in die Ehe mitbrachte. Doch Marie hat ihre Mutter nie richtig kennengelernt, denn sie starb nur wenige Wochen nach der Geburt der Tochter an Tuberkulose. Der frühe Tod der Mutter belastete die Kindheit des Mädchens umso mehr, als der Vater nur wenig mit Marie anfangen konnte. In Saint-Cloud bei Paris wuchs sie unter der Obhut wechselnder Kindermädchen auf, ohne die Nestwärme und Geborgenheit einer Familie. Weitgehend auf sich allein gestellt, entwickelte sich die kleine Marie zu einer wissbegierigen Leseratte und beherrschte schon als Siebenjährige drei Sprachen, die sie vermutlich von ihren ausländischen Nannys gelernt hatte.

Als Marie älter wurde, hatte sie ernsthaft vor, Medizin zu studieren, doch ihr Vater hielt das für ausgemachten Blödsinn. Als »höhere Tochter« sollte sie keinen Beruf ausüben, sondern eine »gute Partie« heiraten und auf gesellschaftlichem Parkett glänzen. Dass Marie nicht selbst über ihr Leben bestimmen durfte, machte ihr zeitlebens schwer zu schaffen. Aber sie beklagte nicht nur die Zwänge ihrer gesellschaftlichen Position. Noch kurz vor ihrem Tod 1962 meinte sie: »In einer Zivilisation, die von Männern geschaffen worden ist, haben Frauen nicht den Platz, die Freiheit und das Glück, das ihnen zusteht; ich fühle mich unterdrückt.« Trotzdem hat sie es geschafft, eigene Wege zu gehen. Doch dazu später mehr.

Zunächst einmal sah sich Vater Bonaparte nach einem passenden Ehemann um, der natürlich einen adligen Hintergrund haben sollte. Unter den Kandidaten, die er ins Auge gefasst hatte, befand sich auch Prinz Georg von Griechenland. Obwohl der in der Thronfolge nicht an erster Stelle stand, würde er doch einen passablen Ehemann für Marie abgeben. Und die hatte sich zu fügen.

Georg war charmant, sah zweifelsohne gut aus, und dass hinter vorgehaltener Hand getuschelt wurde, der Prinz würde Männer bevorzugen, durfte kein ernsthafter Hinderungsgrund sein. Resigniert stimmten beide der Hochzeit zu, wobei zumindest Georg den Vorteil hatte, eine reiche Erbin zu heiraten. Zwei Kinder gingen aus dieser Ehe hervor, am 3. Dezember 1908 wurde Petros geboren, am 10. Februar 1910 folgte Eugénie, die bereits in Paris zur Welt kam, wo die Familie ab 1909 vorwiegend lebte. In Griechenland nämlich begann damals für die Königsfamilie eine unbequeme Zeit.

Unruhen in Griechenland

Die vielen Auslandsreisen, die alle Mitglieder ihrer Königsfamilie regelmäßig unternahmen, stießen bei den Griechen wie beschrieben nicht gerade auf Begeisterung. So kam es, dass ihre Popularität zunehmend schwand, auch wenn Georg I. sein Land trotz aller politischen Erschütterungen lange in Frieden regiert hatte. Nur einen Krieg musste er verantworten, doch der hatte bittere Konsequenzen nach sich gezogen: 1896 hatte sich der König, aufgestachelt von nationalistischen Politikern, auf eine waghalsige kriegerische Auseinandersetzung mit der Türkei eingelassen, um den Anschluss von Kreta und Thessalien zu erreichen, Gebiete, die sich noch immer im Besitz des Osmanischen Reiches befanden. Vermutlich hatte er auf britische Unterstützung gehofft, die dann aber ausblieb, weil sich London aus geostrategischen Gründen nicht mit dem Osmanischen Reich anlegen wollte. Bekanntlich endete das Unternehmen für Griechenland mit einer militärischen Niederlage, die eine innenpolitische und wirtschaftliche Katastrophe zur Folge hatte. Kreta allerdings war zur autonomen Provinz geworden, die Prinz Georg als Hochkommissar der Großmächte verwaltete.

Doch Georg hatte einen mächtigen Gegenspieler: den auf Kreta geborenen Eleftherios Venizelos (1864–1936), Anführer der kretischen Freiheitsbewegung. [Der im Juli 2019 gewählte griechische Ministerpräsident Kyriakos Mitsotakis (*1968) ist übrigens ein Großneffe von Venizelos.] Während Georg wie auch sein königlicher Vater und die griechische Regierung mit dem Status quo der Insel eigentlich ganz zufrieden waren, wollte Venizelos Kreta unbedingt vollständig mit dem griechischen Staat vereinigen. Die unterschiedlichen Ansichten führten zum Streit und 1906 schließlich zu Georgs Rücktritt. Zwei Jahre später proklamierte Venizelos den Anschluss Kretas an Griechenland und rief damit in Athen eine schwere Staatskrise hervor. Die Erinnerung an das Debakel von 1896 ließ nämlich sowohl Regierung als auch König mit der offiziellen Anerkennung der »Enosis« (dt. Vereinigung) allzu lange zögern. Zahlreiche Griechen, die nach wie vor unter der miserablen sozialen und wirtschaftlichen Lage litten, riefen nun nach dem Militär als Retter. »Ich fühle mich wie auf einem Pulverfass«, stöhnte Georg I. Schließlich übernahm 1909 ein reformorientierter

»Militärischer Bund« die Macht, der von jungen Offizieren angeführt wurde. Nach dem Ausgangsort des Staatsstreichs, der Kaserne Goudi bei Athen, nannte man den Militärputsch »Revolution von Goudi«.

Die Königsfamilie war von der Revolution gleich mehrfach betroffen. Zum einen wurde Georg I. in seinen Kompetenzen eingeschränkt, zum anderen mussten sämtliche Prinzen, die in der griechischen Armee dienten, auf ihre militärischen Ränge verzichten. Georg, »Big George«, beschloss daraufhin, das Land zu verlassen und mit seiner kleinen Familie künftig in Paris zu leben. Alice und Andreas zogen sich derweil nach Tatoi zurück, wo am 22. Juni 1909 ihre Tochter Cécile zur Welt kam, die später ihren Cousin Donatus von Hessen-Darmstadt heiraten würde, den Sohn von Onkel »Ernie« und seiner zweiten Frau Onor. Mit Onor stand Alice in regelmäßiger Korrespondenz und schilderte ihr meist den Alltag in Griechenland. Am 12. Oktober 1910 schwärmte sie vom idyllischen Tatoi und deutete die politischen Schwierigkeiten nur ganz diskret an: »Wir haben plötzlich sehr heißes Wetter und alles ist entsetzlich trocken, da es seit fünf Monaten nicht geregnet hat. Nur hier in Tatoi ist es immer grün und schön. Ich habe selten einen schöneren Ort gesehen, wo die Aussichten, die Beleuchtung und die wundervollen Wälder herrlicher sind. Und deshalb entschädigt die großartige Natur für vieles, das nicht angenehm ist im Leben, und beruhigt einem das Gemüt sehr.«

Unterdessen kletterte Eleftherios Venizelos die Karriereleiter weiter nach oben. Nachdem die alten Parteien einen Scherbenhaufen hinterlassen hatten, berief der Militärische Bund 1910 Venizelos zum neuen Regierungschef. Damit betrat eine profilierte Persönlichkeit die politische Bühne, die bis 1935 – wenn auch mit Unterbrechungen – eine maßgebliche Rolle spielen würde. Auch wenn das Königshaus den kretischen Emporkömmling mit Misstrauen beäugte, so hatte er doch Rückhalt in weiten Teilen der griechischen Bevölkerung. Die Parlamentswahlen von 1910 und 1912 brachten seiner Liberalen Partei überzeugende Siege.

Der neue Ministerpräsident machte sich voller Elan daran, sein Reformprogramm auf allen Ebenen zu verwirklichen. Er veranlasste eine Justiz- und Steuerreform, erreichte zum ersten Mal in der neugriechischen Geschichte einen einigermaßen ausgeglichenen Haushalt und nahm die längst überfällige Landreform in Angriff. Mit Ministerpräsident Venizelos kam Griechenland innenpolitisch ganz ohne Zweifel einen großen Schritt voran.

Alice im Krieg

Außenpolitisch beabsichtigte Venizelos, alle ehemals griechischen Gebiete, die noch unter osmanischer Herrschaft standen, zu befreien und Griechenland anzuschließen. Im Klartext bedeutete das wieder einmal Krieg im Sinne der Megali Idea. So schlossen sich unter seiner Führung im Mai 1912 Serbien, Montenegro, Bulgarien und Griechenland zur Balkanliga gegen das Osmanische Reich zusammen. Anders als 1896 konnte man in diesem Ersten Balkankrieg durchaus mit britischer Unterstützung rechnen, zumal das griechische Heer erst unlängst mithilfe britischer und französischer Berater reorganisiert worden war. Großbritannien hatte die strategischen Interessen am Osmanischen Reich inzwischen verloren, nachdem Deutschland unter Wilhelm II. seine Beziehungen zu den Türken intensiviert hatte.

Der Erste Balkankrieg, der am 8. Oktober 1912 begann, veränderte das Leben der Königsfamilie auf dramatische Weise. Während die Prinzen beim Militär dienten, mussten die Königin und die Prinzessinnen ihren Dienst »an der Heimatfront« verrichten. Hatte sich Alices soziales Engagement bislang auf die Tätigkeit in der Athener Stickereischule beschränkt, so war sie jetzt, wie ihre Schwägerinnen Marie und Ellen, plötzlich als Krankenschwester gefordert, eine Aufgabe, die ihr bis dahin völlig fremd gewesen war. Plötzlich musste sie im Lazarett arbeiten.

Zwar konnte sich die griechische Armee gegenüber den schwachen osmanischen Truppen behaupten, gleichwohl forderte auch dieser Krieg zahlreiche Opfer, Tote und Verwundete. Alice begleitete Andreas und seine Brüder zum Kriegsschauplatz nach Thessalien. Von Larissa aus schilderte sie am 26. Oktober 1912 ihrer Mutter in einem Brief das, was sie in den letzten drei Tagen durchgemacht hatte: »Ich kam im Militärkrankenhaus an und sah die Ankunft von 15 bis 20 verwundeten Soldaten von einem Gefecht bei Elassona (nördlich von Larissa), die vierzehn Stunden bis hierhin gebraucht hatten, über holprige Straßen und einen fürchterlichen Pass an der Grenze ... Ich entschloss mich daher, in das Lazarett von Elassona zu gehen.« Alice organisierte ein Auto und fuhr die knapp 40 Kilometer lange unwegsame Strecke in das kleine Städtchen, das die griechischen Truppen bereits zwei Tage nach Kriegsbeginn erobert hatten. Alice gab sich als gute Patriotin: »Als ich in Elassona ankam und die griechische Flagge sah, die über meinem Haus wehte, war das der eindrucksvollste Moment meines Lebens«, berichtete sie ihrer Mutter.

Doch dann begann die eigentliche Arbeit, denn die Kämpfe in der Umgebung gingen weiter. Zunächst musste Alice Matratzen, Kissen und Decken für etwa 120 zu erwartende Verwundete herbeischaffen. In der Ferne hörte man bereits den bedrohlichen Gefechtslärm von der Front. Bald wurden die ersten Verwundeten gebracht, die versorgt werden mussten. Weil es im Lazarett kaum Krankenschwestern und Sanitäter gab, war Alice gezwungen mithelfen, was sie auch ganz selbstverständlich tat: Die verwundeten Soldaten mussten zunächst vorsichtig auf die Matratzen gebettet und von einem Arzt auf die Art ihrer Verletzungen untersucht werden. Zum ersten Mal in ihrem Leben wurde Alice mit schrecklichen Wunden konfrontiert, die meist von Granatsplittern verursacht worden waren. Doch es blieb ihr nichts anderes übrig, als allen Ekel zu überwinden und das zu tun, was getan werden musste, denn es galt, die Wunden zu säubern und Verbände anzulegen. Vielleicht dachte sie damals auch an Ella in Moskau, die mit ihrem sozialen Engagement für die Ärmsten der Armen zum großen Vorbild geworden war. Nun hatte Alice die Möglichkeit, es ihr gleichzutun, und tatsächlich wuchs sie in diesen schweren Wochen im Lazarett über sich selbst hinaus: »Wir halfen den Ärzten bei der Operation und kümmerten uns um die Sterbenden«, schilderte Alice die Arbeit, die ihr abverlangt wurde, im Brief an ihre Mutter. »Wir hatten kein vernünftiges Licht, nur zwei miserable Lampen, alle brauchten etwas zu trinken und durch den Dauerregen waren sie völlig durchnässt.« Weiter berichtete sie, dass sie bisweilen gar nicht wusste, wo ihr der Kopf stand, die Arbeit duldete keinen Aufschub. Während sie einmal neben einem Sterbenden kniete, der sie bat, seine Hand zu halten, tropfte ihr vom OP-Tisch Blut ins Haar. Doch Alice hielt durch: »So ging es drei Tage und drei Nächte und es bleiben mir nur ein paar Stunden Schlaf.« Der Strom der Verwundeten riss nicht ab, und erschwert wurde die Situation durch den mangelnden Nachschub an Medikamenten: »Wir gaben allen in den Lazaretten ein Glas Brandy gegen die Schmerzen beim Verbandswechsel und dann ein Glas heißer Milch, damit sie besser schlafen konnten. Aber mein Gott – was haben wir gesehen! Zerschmetterte Arme, Beine und Schädel – solch ein fürchterlicher Anblick, und dann muss man diese schrecklichen Verletzungen drei Tage und drei Nächte lang neu verbinden. Der Flur ist voller Blut, das Verbandsmaterial liegt kniehoch.« Um wach zu bleiben, trank Alice hin und wieder eine Tasse starken türkischen Kaffee, gegessen hat sie in dieser Zeit kaum etwas.

Endlich, nach drei Tagen, kamen zwei ausgebildete Rotkreuzschwestern, die ihr Tante Onor vom Alice-Hospital in Darmstadt geschickt hatte, als Verstärkung ins Lazarett von Elassona. Jetzt konnte die völlig erschöpfte Alice ein wenig ausruhen und zu Kräften kommen. Nicht ohne Stolz schrieb sie ihrer Mutter, die 800 Verwundeten und Sterbenden, die in diesem Zeitraum versorgt werden mussten, hätten ihr genug Erfahrung verschafft, um aus ihr eine erstklassige Krankenschwester zu machen. Doch wie sie das geschafft hatte, war ihr selbst ein Rätsel: »Ich, die ich nie zuvor einen Fuß in ein Krankenhaus gesetzt habe, weil ich den Anblick von Wunden und Schmerzen nicht ertragen konnte.«

Aber es war noch nicht überstanden. Nachdem griechische Streitkräfte am 24. Oktober 1912 in die westmazedonische Stadt Kozani einmarschiert waren, ging das Blutvergießen und damit Alices ebenso kräftezehrende wie anspruchsvolle Arbeit im dortigen Lazarett weiter: »An unserem letzten Nachmittag in Kozani musste ich bei einer Beinamputation assistieren. Ich musste dem Patienten Chloroform verabreichen, Verbandsmaterial bereithalten und verhindern, dass er sich die Zunge durchbiss. Mein Ekelgefühl musste ich überwinden.« Bis spät in die Nacht mussten weitere Verwundete versorgt werden, bevor sich Alice endlich ein paar Stunden Schlaf gönnen konnte.

Doch all das Leid und Elend zu sehen zehrte an Alices Kräften, auch wenn sie sich tapfer hielt: »Ich habe Kopfschmerzen, aber mit Aspirin habe ich die in einer halben Stunde im Griff«, beruhigte sie ihre Mutter. Seit 1899 wurde dieses heute wohlbekannte Medikament als Pulver im Glasfläschchen angeboten. »Auf der anderen Seite fühle ich mich wohl, aber ich bin jetzt dünner als Louise und flach wie ein Brett. Ich glaube, Du würdest mich gar nicht wiedererkennen.«

Beim Lesen dieser Zeilen an Viktoria von Battenberg fragt man sich unwillkürlich: Hat Alice ihr körperliches und seelisches Befinden tatsächlich wahrheitsgemäß wiedergegeben?

Oder schrieb sie nicht vielleicht doch eher das, was ihre Mutter gerne hören wollte? Bekanntlich verlangte Viktoria von ihren Kindern Disziplin und Selbstbeherrschung, von Jammern und Klagen wollte sie nichts wissen. Kaum anzunehmen, dass Alice diese schrecklichen Erlebnisse so einfach wegsteckte. Noch im hohen Alter quälten sie nächtliche Albträume, die vielleicht auch mit ihren Kriegserfahrungen zu tun hatten.

Griechenland aber triumphierte. Der Krieg verlief siegreich, am 8. November 1912 übergab der türkische Kommandant die Stadt Saloniki an Kronprinz Konstantin. (Von nun an setzte sich wieder der alte Name Thessaloniki durch.) Die beiden Darmstädter Krankenschwestern bereiteten sich derweil auf die Rückkehr in ihre Heimat vor: »Die Schwestern sind bei mir, um adieu zu sagen – Gott sei Dank, dass sie beide wohl sind«, schrieb Alice an Tante Onor. »Nochmals muss ich von Herzen danken, dass Du sie mir geschickt hast. Sie waren ein großer Segen und haben Wunderbares geleistet.«

Damit war Alices aufopferungsvolle Arbeit beendet, auch wenn der Krieg noch mehrere Monate weiterging. Zwei Wochen später kehrte sie jedenfalls nach Athen zurück und konnte ihre drei kleinen Töchter endlich wieder in die Arme schließen. Alices selbstloser Einsatz im Ersten Balkankrieg sicherte ihr Lob und Bewunderung der griechischen Bevölkerung. Sogar Ministerpräsident Venizelos sprach ihr persönlich seinen Dank aus.

Attentat auf den König

Es schien zunächst, als habe der Balkankrieg den Griechen zu neuer Einigkeit verholfen, als das Land von einem Attentat erschüttert wurde: Am 18. März 1913 wurde König Georg I. in Thessaloniki von einem mazedonischen Griechen erschossen. Die Hintergründe sind bis heute ungeklärt, der Mörder, der sich nach der Gerichtsverhandlung das Leben nahm, sei angeblich ein Psychopath gewesen.

Die Königsfamilie stand unter Schock. Georg I., der fast ein halbes Jahrhundert lang auf dem griechischen Thron gesessen hatte, wurde auf dem königlichen Friedhof im Schlosspark von Tatoi beigesetzt. Nachfolger war sein ältester Sohn als Konstantin I., der durch seine Siege im Balkankrieg hohes Ansehen beim Volk genoss. Zum Vorteil gereichte ihm auch, dass er in Griechenland geboren und im orthodoxen Glauben getauft worden war. Dass er Sophie von Preußen, eine Schwester des deutschen Kaisers Wilhelm II., geheiratet hatte, sollte ihn allerdings schon bald in Schwierigkeiten bringen.

Das Attentat auf Georg I. hatte wieder einmal gezeigt, wie schwankend der griechische Thron sein konnte. Nicht umsonst hatte der König einmal gesagt, er fühle sich wie auf einem Pulverfass. Trotzdem konnten Alice und Andreas damals noch nicht ahnen, welche Turbulenzen in den nächsten Jahren auf sie zukommen würden. Ihre Ehe war nach einem Jahrzehnt immer noch glücklich, und das Leben ging seinen gewohnten Gang. Vom verstorbenen König hatten Alice und Andreas Schloss Mon Repos auf Korfu geerbt, ein Anwesen mit großer Parkanlage und altem Baumbestand. Jetzt besaßen sie endlich ein Zuhause, das nur ihnen gehörte. Zwischen 1828 und 1831 hatte Mon Repos dem damaligen englischen Gouverneur als Sommersitz gedient. Als die Ionischen Inseln dann 1864 zu Griechenland kamen, wurde das Schloss der Königsfamilie zur Nutzung überlassen. Hier konnte man auch auf den Spuren des alten Hellas wandeln, denn auf dem Anwesen befanden sich die archäologischen Ausgrabungen eines antiken Tempels der Hera und des kleinen dorischen Kardaki-Tempels. An diesem geschichtsträchtigen Ort brachte Alice am 26. Juni 1914 ihre vierte Tochter zur Welt, Sophia oder Sophie, die später Christoph von Hessen-Kassel heiratete, einen Neffen Wilhelms II. Die stolze Mutter schrieb wenig später an Tante Onor:

»Die Kleine heißt Sophia und gedeiht prachtvoll, Gott sei Dank. Gott gebe, dass der Krieg bald vorbei sein wird.« Von den älteren Schwestern wurde die Jüngste allerdings »Tiny« (die Winzige) genannt, ein Kosename, den auch die ganze Familie übernahm.

In ihren Erinnerungen schrieb Sophie, Tiny, später über ihren Geburtsort: »Mon Repos war ein Paradies für uns Kinder und blieb bis 1967 ein Paradies auch für die späteren Mitglieder der griechischen Königsfamilie. Noch heute kann ich den würzigen Duft der Zypressen riechen, die das Anwesen umgaben. Etwas entfernt standen Olivenbäume und wilde Alpenveilchen, die im Herbst einen tiefrosafarbenen Teppich unter den Olivenbäumen bildeten.«

Inzwischen war der Erste Balkankrieg beendet. Auf der Friedenskonferenz von London am 30. Mai 1913 konnte sich Griechenland über territorialen Zuwachs freuen, Nordwestgriechenland und mehrere Inseln in der Ägäis. Nur wenig später aber zerbrach die Allianz, weil die Zugehörigkeit Thessalonikis noch ungeklärt war und Bulgarien jetzt territoriale Ansprüche in Mazedonien erhob. Unmittelbar auf den Ersten Balkankrieg folgte daher ein zweiter, der für Bulgarien mit einer Niederlage endete. Im Frieden von Bukarest am 10. August 1913 gewann Griechenland das gesamte südliche Makedonien mit der Großstadt Thessaloniki und den verhältnismäßig gut entwickelten Wirtschaftszentren Kastoria, Edessa und Kavala hinzu. Damit hatte sich die Fläche Griechenlands verdoppelt, die Bevölkerungszahl stieg von 2,8 auf fünf Millionen.

Aus Battenberg wird Mountbatten

Doch schon bald verdunkelte sich der Himmel über ganz Europa. Am 28. Juli 1914 brach mit der Kriegserklärung Österreich-Ungarns an Serbien der Erste Weltkrieg aus, an dem Griechenland allerdings erst ab dem Jahr 1917 direkt beteiligt war. Für Alice konnte das Leben somit zunächst wie gewohnt weitergehen, auch wenn sie sich große Sorgen um ihre Familie machte. Am 5. Oktober 1914 schrieb sie von Schloss Mon Repos an Onor: »Ich habe endlich seit Ausbruch dieses unseligen Krieges Briefe von Mama und Louise bekommen, die klagen, dass sie gar nichts wissen von Deutschland und wie es Dir, Tante Irene, Onkel Ernie etc. geht … Hier in Korfu, wo wir ein so ideales und ruhiges Leben führen, sind meine Gedanken doch immer bei allen Verwandten. Nächste Woche reisen wir nach Athen zurück, weil Andreas seinen Dienst wieder antreten muss. Die Kinder sind alle wohl und haben vier Monate lang Seebäder genossen, sind schwarz wie die Neger und schwimmen wie die Fische, so flink und schnell.«

Nach der Sommerpause nahm Alice im November 1914 ihre Arbeit in der Athener Stickereischule wieder auf. Als Prinzessin mit deutschen und englischen Wurzeln hatte sie jedoch allen Grund, sich Sorgen um ihre Familie zu machen, die durch den Krieg gewissermaßen in Freund und Feind aufgespalten war. Die französisch-britische Entente, verbündet mit Russland (ab 1915 auch mit Italien und ab 1917 mit den USA), stand den Mittelmächten Deutschland und Österreich-Ungarn gegenüber, denen sich noch 1914 das Türkische Reich und 1915 Bulgarien anschlossen. Und so hatte der Krieg auch für Alices deutsch-englische Familie weitreichende Folgen.

Ihr Vater, Louis von Battenberg, stand seit 1868 in englischen Diensten, er hatte die Staatsangehörigkeit angenommen und bei der Royal Navy eine beachtliche Karriere gemacht. Erst 1912 war er zum Ersten Seelord befördert worden, die ranghöchste Position überhaupt innerhalb der Navy. Nun hatte es schon immer Menschen gegeben, die Louis' unaufhaltsamen Aufstieg mit Neid und Missgunst beobachtet hatten, zumal er ein gebürtiger Deutscher war. Doch aufgrund seiner absoluten Loyalität und großen Kompetenz war bislang jede Kritik an ihm abgeprallt. Für den kommenden Krieg war die Royal Navy zudem bestens gerüstet.

Trotzdem wandte sich gleich zu Beginn des Ersten Weltkriegs die Stimmung der englischen Bevölkerung gegen den »Deutschen«, dem man aufgrund seiner Herkunft einfach nicht mehr traute. Vergessen war sein jahrzehntelanger Einsatz, jetzt mehrten sich die Gerüchte, Louis von Battenberg sei in Wirklichkeit ein deutscher Spion. Wie sollte er diesen Verdacht widerlegen? So blieb ihm keine andere Wahl, als im Oktober 1914 seinen Posten bei der Admiralität zu räumen und das Amt des Ersten Seelords niederzulegen. Für Battenberg war das ein schwerer Schlag, der auch sein weiteres Leben belastete. Der inzwischen 60-Jährige zog sich zusammen mit Viktoria in ein Herrenhaus auf der Isle of Wight zurück, wo er bis zu seinem Tod 1921 lebte. Künftig widmete er sich ausschließlich privaten Interessen, die mit seiner beruflichen Karriere jedoch in engem Zusammenhang standen, denn er verfasste mehrere Bücher über die Flottengeschichte. Dass er 1918 auch formell aus der Royal Navy entlassen wurde, verletzte ihn nicht nur tief, sondern brachte ihn auch in finanzielle Bedrängnis, sodass er schließlich gezwungen war, den geliebten Familiensitz Schloss Heiligenberg an zwei Investoren zu verkaufen. (Nach wechselndem Schicksal, in dessen Verlauf das Schloss unter anderem ein Lazarett, Schulen und verschiedene Institutionen beherbergte, hat sich die 2007 gegründete »Stiftung Heiligenberg Jugenheim« zum Ziel gesetzt, Gebäude und Landschaftspark denkmalgerecht zu restaurieren und der Öffentlichkeit zugänglich zu machen. Regelmäßig werden hier kulturelle Veranstaltungen abgehalten, darunter im Oktober 2018 das Kolloquium »Die Battenbergs – Eine europäische Familie«.)

Louis' jüngster gleichnamiger Sohn schrieb später über die erzwungene Demission seines Vaters: »Es war alles so dumm. Mein Vater hatte 46 Jahre in der Royal Navy gedient. Er hatte sich vollkommen mit England identifiziert und wir empfanden uns stets als englische Familie. Natürlich war unsere Verbindung zu Deutschland bekannt – wie sollte es anders sein? Keinem von uns kam je in den Sinn, uns dessen zu schämen – eher im Gegenteil. Wir sind eine sehr alte Familie und wir sind stolz darauf … Mein Vater hatte sich einzig durch Können und Fleiß bis an die Spitze der Royal Navy hochgearbeitet. Nun hatte seine Laufbahn ein Ende – und das alles nur wegen des lächerlichen Verdachts, insgeheim könne er ausgerechnet mit dem Volk sympathisieren, dem zu entfliehen er nach England gekommen war.«

Doch zu den Verlusten von Stellung und Schloss Heiligenberg kam noch eine weitere Demütigung. Als deutsche U-Boote im Februar 1917 begannen, englische Schiffe zu versenken, sprachen die Leitartikler vom »Vormarsch der Hunnen«. Die grauenvollen Nachrichten von den Schlachtfeldern in Frankreich, auf denen auch zahlreiche Engländer ihr Leben verloren, verstärkten den Hass auf die Deutschen umso mehr. Selbst König Georg V., der seit dem Tod seines Vaters Eduard VII. 1910 auf dem Thron saß, hatte Angst um Leib und Leben. Schließlich trugen seit 1714 deutschstämmige Könige die englische Krone, zunächst aus dem Hause Hannover, seit der Hochzeit Queen Victorias mit Albert 1840 nannte sich das Herrscherhaus nach dem Prinzgemahl Sachsen-Coburg und Gotha.

Doch jetzt, da sich die Stimmung gegen die Deutschen und alles Deutsche immer weiter auflud, sah sich Georg V. gezwungen, sich vom deutschen Namen der Dynastie zu verabschieden. Seine Höflinge suchten daraufhin wochenlang nach einer englischen Alternative. Schließlich war es Lord Stanfordham, der den Namen »Windsor« vorschlug. Er schien all das zu verkörpern, was Georg V. gesucht hatte: ein glorreiches geschichtsträchtiges Bild Englands, das bis zu Wilhelm dem Eroberer zurückreichte (der zwar nicht von den Hunnen, dafür aber von den Normannen abstammte). Am 17. Juli 1917 wurde der neue Name Windsor feierlich proklamiert.

Unter diesen Umständen war auch ein »Battenberg« auf der Insel nicht länger tragbar, wie Louis am 12. Juli 1917 seinem Bruder Franz Joseph schrieb: »Gleichzeitig wünscht der König, dass wir unseren Namen anglisieren sollen. Ich habe mich deshalb entschlossen, für mich und meinen Bruder Liko (Heinrich) den Familiennamen in Mountbatten umzuschreiben.« Nachdem ihn der König eindringlich zu der Namensänderung aufgefordert, Louis aber den Vorschlag »Battenhill« abgelehnt hatte, änderte er pflichtschuldig den Namen in »Mountbatten«, heute ein Bestandteil des persönlichen Nachnamens der Nachkommen Elizabeths II.

Es war wohl nur ein schwacher Trost, dass Georg V. Louis gleichzeitig einen britischen Adelstitel verlieh: Marquess of Milford Haven, ein alter königlicher Titel aus dem Jahr 1706, der sich auf eine Stadt in Wales bezieht. Trotz der tiefen Kränkung, die Louis empfunden haben muss, nahm er die Anglisierung seines Namens mit Galgenhumor. Ins Gästebuch eines Verwandten schrieb er jedenfalls: »Am 9. Juli kam Fürst Hyde an, am 19. Juli reiste Lord Jekyll ab.«

Doch das kriegsbedingte Feind-Freund-Denken beherrschte nicht nur Großbritannien. Auch in Hessen war jetzt die Anwesenheit Franz Joseph von Battenbergs nicht mehr erwünscht, denn seine Frau Anna von Montenegro hatte enge verwandtschaftliche Beziehungen zu Russland. Heimatlos geworden, bat Franz Joseph Großherzog Ernst Ludwig am 6. August 1914 inständig um die Erlaubnis zur Rückkehr nach Darmstadt, wo das Paar früher längere Zeit gelebt hatte: »Es besteht nunmehr für meine Frau keine Aussicht mehr, nach Hause zu reisen, indem keine Schiffe mehr gehen und an der montenegrinischen und albanischen Küste Minen gelegt sind. Unter diesen Umständen wollen wir nach Darmstadt zurück. Hier stoße ich auf große Schwierigkeiten, welche vielleicht durch Vermittlung Ihrer Königlichen Hoheit behoben würden.« Doch Ernst Ludwig lehnte ab und ließ Franz Joseph am 14. August 1914 durch den Hofbeamten Ewald mitteilen: »Amtliche Schritte zur Ermöglichung Eurer Durchlaucht und der Prinzessin Reise nach Darmstadt sind im gegenwärtigen Augenblick nicht tunlich. Ich möchte auch dringend von der Rückkehr hierher zurzeit abraten. Die allgemeine Erbitterung über den von Russland gegen Deutschland angezettelten Krieg hat sehr energischen Ausdruck gegen die hier lebenden Russen gefunden. Ein großer Teil derselben befindet sich in Sicherheitshaft, um sie vor Exzessen zu schützen. Ihre Königliche Hoheit die Prinzessin würde als montenegrinische Königstochter hier im Augenblick eine sehr schwierige Stellung haben, wenn man an Schlimmeres nicht denken will. Ich möchte deshalb Eurer Durchlaucht raten, die Reise hierher in die neutrale Schweiz zu verschieben bis mehr Ruhe in die Bevölkerung zurückgekehrt ist und die politische Lage keinen Anlass mehr bietet, den Angehörigen der feindlichen Nationen in Deutschland zu misstrauen.« Völlig mittellos und ohne familiäre Unterstützung ließen sich Franz Joseph und Anna daraufhin im schweizerischen Schaffhausen nieder, wo Battenberg 1924 auch gestorben ist. Es dauerte nicht mehr lange, bis Alice und ihre Familie ebenfalls in die Schweiz flüchteten.

Exil in der Schweiz

Zu Beginn des Ersten Weltkriegs war noch unklar gewesen, ob sich Griechenland auf die Seite Deutschlands oder der Entente-Mächte, allen voran Englands, stellen würde. In dieser Frage bestand eine tiefe Kluft zwischen dem Königshaus und der Regierung Venizelos, die einen Kriegseintritt aufseiten der Entente propagierte, um auf diese Weise weitere territoriale Gewinne für Griechenland zu erzielen. Der König hingegen pochte auf Neutralität, machte aber keinen Hehl aus seinen Sympathien für Deutschland. Eigentlich hatte Griechenland nach den Balkankriegen kaum noch Reserven für einen weiteren Militäreinsatz, doch in der öffentlichen Meinung setzte sich Venizelos' Kriegspolitik dennoch durch. Entsetzt schrieb Alice an Onor von der bevorstehenden Mobilmachung: »Morgen früh fahre ich mit Andreas nach Saloniki, wo er Regimentskommandant ist … Ich bin so verzweifelt an den Gedanken eines neuen Krieges, dass ich krampfhaft hoffe, die Bulgaren werden vernünftig sein und es gibt nichts.« Doch Griechenland kam nicht zur Ruhe.

Als sich Konstantin den Plänen der Regierung widersetzte, trat Venizelos von seinem Amt zurück und rief im Oktober 1916 eine provisorische Nebenregierung aus, die das Land in zwei verfeindete Lager spaltete, Monarchisten und Republikaner. Unter diesen Umständen konnte sich der mit einer Kaiserschwester verheiratete Konstantin nicht mehr lange auf dem Thron halten, denn auch in Griechenland wurde das Klima zunehmend deutschfeindlich. Die Abneigung des Volkes traf auch Andreas, selbst wenn der keine Sympathien für Deutschland hegte, ebenso Alice, deren Vater bekanntlich als vermeintlicher deutscher Spion aus der Royal Navy entlassen worden war. Gerüchte machten die Runde, Andreas sei in ein Komplott verwickelt, das in Griechenland zu Unruhen gegen die Alliierten anstiften würde. Die Wahrheit schien niemanden zu interessieren.

Am 12. Juni 1917 erzwangen die Alliierten die Abdankung des Königs, und am 29. Juni 1917 trat Griechenland aufseiten der Entente in den Krieg ein. Konstantin beschloss unter diesen Umständen, mit der ganzen Familie – außer Sohn Alexander, der nun seine Nachfolge antrat – ins Exil in die Schweiz zu gehen. Um die nötigen finanziellen Mittel für das Leben im Ausland zu haben, verkaufte Andreas seine inzwischen stattliche Automobilsammlung, bevor auch er mit Frau und Kindern Athen verließ. Alice nutzte die Gelegenheit, um ihre Eltern, die sie seit Kriegsbeginn nicht mehr gesehen hatte, auf der Isle of

Wight zu besuchen, auf der auch ihre nach wie vor unverheiratete Schwester Louise lebte, inzwischen 28 Jahre alt. Dann folgte sie ihrem Mann ins schweizerische Exil. Ihr Schwager Christoph schrieb später über diese Zeit: »Wir lebten die folgenden drei Jahre in der Schweiz, den Sommer über in Zürich und Luzern, im Winter in St. Moritz. Es war … eine Existenz von der Hand in den Mund, mit täglichen Geldsorgen. Unsere privaten Einkünfte waren versiegt, und wir sahen uns auf geliehenes Geld angewiesen … Aber jedes Mal, wenn wir nicht mehr wussten, wovon die nächste Vierteljahresmiete bezahlt werden sollte, sprang plötzlich irgendjemand ein … Als politische Emigranten galten wir als gefährliche und verdächtige Individuen, waren rigoroser Überwachung unterworfen und sämtliche Briefe wurden zensiert.« Am Hungertuch musste die Königsfamilie jedoch nicht nagen. Von wem die dringend benötigten Finanzspritzen kamen, kann nur vermutet werden. Allem Anschein nach war es Marie Bonaparte, die mit Prinz Georg in Frankreich lebte. Sie erwies sich auch in den kommenden Jahren als überaus großzügig, denn Alice und Andreas würden in Zukunft dringend auf finanzielle Unterstützung angewiesen sein.

Leider gibt es von Alice selbst keine schriftlichen Zeugnisse, aus denen man erfahren könnte, wie sie die Zeit im schweizerischen Exil erlebt hat. Wie sah ihr Alltag aus? Als Mutter von vier Töchtern wird sie vermutlich keine Langeweile gekannt haben, denn auch wenn die Zukunft völlig im Ungewissen lag, musste das Leben bewältigt werden.

In Luzern kam es im Sommer 1919 zu einem Wiedersehen mit Alices Tante, Marie zu Erbach-Schönberg, die von ihrer Nichte hellauf begeistert war, wie sie wenig später in ihren Erinnerungen schrieb: »Aus der kleinen Alice, Großmutters Sorgenkind, wurde eine wundervolle Frau und Mutter, eine Zierde ihrer griechischen Heimat, ein Mensch der Pflicht und der Selbstverleugnung, furchtlos und unerschrocken im Krieg, tätig und treu im Frieden. Welche Freude hätte unsere heimgegangene Mutter gehabt, wenn sie ihre Enkelin an der Spitze ihrer Kinderschar gesehen hätte … Sie sind nun wieder in Griechenland, nach den Jahren des Exils in der Schweiz. Ich sah sie alle dort in Luzern, wo ich im Sommer mit ihrem Großvater, meinem Bruder Ludwig und der griechischen Familie zusammentraf. Wie reizende Tanagra-Figuren sahen die Mädchen aus [griechische Frauenfiguren aus Terrakotta], Margarita, Theodora, Kikilia [Cécile] und Sophia, die damals erst Fünfjährige. In dem Hotel National am See lebte die ganze griechische Kolonie. In ihrem Mittelpunkt König Konstantin und Königin Sophie … Viel Heimweh konnte man ihnen allen dort anmerken. Auch den Kindern, die manchmal ihre rührenden griechischen Heimatlieder sangen und immer wieder fragten: ›Wann dürfen wir nach Hause?‹«

Viel mehr aber litt wohl Andreas unter dem erzwungenen Nichtstun im Exil, zumal er tatenlos zusehen musste, wie Venizelos' gewagte Kriegspläne tatsächlich aufgingen und die griechische Armee, wenn auch unter alliiertem Kommando, schließlich zu den Siegern zählte. Das muss ihn tief verbittert haben. Ob die Ehe unter diesen Umständen noch wirklich glücklich war?

Auch eine andere große Sorge überschattete das Leben in der Schweiz. Das russische Zarenreich war dem Untergang geweiht, das weitere Schicksal von Alices Tanten Alix und Ella völlig ungewiss.

Blutiger Oktober

Auch wenn das private Leben der Zarenfamilie durchaus als glücklich bezeichnet werden konnte – sieht man von der Bluterkrankheit des 1904 geborenen Zarewitsch Alexej ab –, die politischen Verhältnisse in Russland entwickelten sich umso dramatischer. Die Niederlage im Krieg gegen Japan sowie der katastrophale Blutsonntag von St. Petersburg 1905 hatten zu einer schweren Krise geführt, die durch den Ausbruch des Ersten Weltkriegs nur vorübergehend in den Hintergrund gerückt war. Nikolaus II. besaß nicht die Kraft, längst überfällige Reformen in Angriff zu nehmen, um der in seinem Land immer größer werdenden Unzufriedenheit begegnen zu können. Der Zarenthron begann spürbar zu wackeln. Am 7. März 1917 brach die Revolution aus, nur wenige Tage später musste Nikolaus II. abdanken. Nach 300 Jahren ging die Herrschaft der Romanows unwiderruflich zu Ende. Zunächst stand die Familie in Zarskoje Selo unter komfortablem Hausarrest. Doch ihr weiteres Schicksal war völlig unklar. Große Hoffnungen setzten Alix und Nikolaus auf den englischen König Georg V., denn in Großbritannien wären sie in Sicherheit gewesen. Als Enkelin von Queen Victoria rechnete sich Alix durchaus gute Chancen aus. Auf der anderen Seite aber war sie eine gebürtige Deutsche, und genau das wurde nun ihr und ihrer Familie zum Verhängnis. Georg V. selbst hätte seinen Verwandten aus humanitären Gründen möglicherweise Asyl gewährt, doch die Stimmung im Land hatte sich inzwischen so gegen alles Deutsche gewandt, dass er ihnen aus purer Angst um seinen eigenen Thron das rettende Exil verwehrte. Stattdessen riet er der ehemaligen Zarenfamilie, lieber nach Spanien oder Südfrankreich zu gehen. Damit war ihr Schicksal besiegelt. Im Oktober 1917 wurden Nikolaus, Alix und die Kinder nach Jekaterinburg am Ural gebracht, wo sie die nächsten Monate in quälender Ungewissheit verbrachten. Als bekannt wurde, dass sich antibolschewistische »weiße Truppen« der Gegend näherten und sich anschickten, die Gefangenen zu befreien, kam das ihrem Todesurteil gleich. In der Nacht zum 17. Juli 1918 endete das Leben der gesamten Familie im Kugelhagel.

Auch Ellas Leben war nach der Oktoberrevolution in größter Gefahr. Die Schwesternschaft, die sie in den vergangenen

Jahren so erfolgreich aufgebaut hatte, wurde von den religionsfeindlichen Bolschewiken verboten. Anders als ihre Schwester Alix hätte Ella jedoch durchaus die Chance gehabt, ins lebensrettende Exil zu gehen. Doch alle Angebote ihrer deutschen Verwandtschaft, einschließlich desjenigen ihres Vetters Wilhelm II., lehnte sie strikt ab. Ihr Zuhause sei Russland, betonte sie immer wieder und war der festen Überzeugung: »Ich habe niemandem etwas Böses getan. Gottes Wille geschehe.« Stattdessen spielten sich die Bolschewiken zum Herrn über Leben und Tod auf. In der Osterwoche 1918 wurde Ella verhaftet und zusammen mit zwei Ordensschwestern und weiteren Verwandten des ehemaligen Zaren in ein kleines Uralstädtchen nahe Jekaterinburg gebracht. Hier fielen sie wenige Monate darauf, am 18. Juli, einem bestialischen Massaker zum Opfer: Man stieß sie in den Schacht einer alten Mine und bewarf die wehrlosen Menschen anschließend mit Handgranaten, sodass sie äußerst qualvoll zu Tode kamen. Als später Soldaten der »weißen Truppen« in die Gegend kamen, entdeckten sie das Massengrab, bargen die Ermordeten und brachten die Toten zunächst nach China, wo die Särge eine Zeit lang aufbewahrt wurden. Auf Viktorias Betreiben wurde Ellas Leichnam, so wie sie es gewünscht hatte, 1920/21 nach Palästina überführt, wo sie in der Kirche der heiligen Maria Magdalena auf dem Jerusalemer Ölberg ihre letzte Ruhestätte fand.

Offiziell gab es natürlich keine Nachricht von der Ermordung der Zarenfamilie, nur diffuse Gerüchte. Am 8. Dezember 1918 schrieb Alice an Onor, ihre Mutter sei »ganz gebrochen wegen ihrer Geschwister«. Erst nach und nach kam die ganze grausame Wahrheit ans Tageslicht. In einem Brief an Onor vom 1. Juli 1919 aus Luzern kündigte Alice an, dass Vater Louis und Schwester Louise sie demnächst in der Schweiz besuchen wollten, Viktoria sie aber nicht begleiten könne, weil der Tod ihrer Schwestern sie so mitgenommen habe, »dass die Nerven der Mama derart zerrüttet sind, dass, obwohl sie sonst körperlich gesund ist und guten Appetit hat und viele Stunden täglich im Garten arbeitet, sie sich nicht einmal entschließen konnte, zu uns nach Luzern zu kommen. Es tut ihr unendlich weh, die traurige russische Sache zu besprechen.«

Wie sehr die Nachricht vom gewaltsamen Tod ihrer beiden Tanten, vor allem ihres großen Vorbilds Ella, auch Alice selbst erschüttert und aufgewühlt hat, ist kaum zu ermessen. Damals muss etwas in ihr zerbrochen sein, das bis zu ihrem eigenen Lebensende nicht mehr heilen würde. Von nun an begann sie sich jedenfalls zu verändern, zunächst noch weitgehend unbemerkt von ihrer Umgebung, später aber auf höchst dramatische Weise. Es hat den Anschein, als sei ihr in gewisser Weise der Boden unter den Füßen weggezogen worden, auf dem sie bislang in heiterer Gelassenheit sicher gestanden und alle Schwierigkeiten gemeistert hatte.

Und die Sorgen hörten nicht auf. Nach dem Ende des Ersten Weltkriegs im November 1918 brach auch in Deutschland die Revolution aus, die zunächst Kaiser Wilhelm II., dann auch die anderen deutschen Fürsten vom Thron fegte. Erschrocken schrieb Marie zu Erbach-Schönberg am 6. Dezember 1918: »Oh, was wird auf uns zukommen, wohin wird unser armes Deutschland gehen nach diesen ganzen furchtbaren Ereignissen?« Großherzog Ernst Ludwig, der noch im März 1917 sein 25-jähriges Thronjubiläum gefeiert hatte, blickte nun in eine ungewisse Zukunft. Auch das beschauliche Hessen befand sich ganz im Zeichen der Revolution. Der »hessische Arbeiter-, Soldaten- und Bauernrat« hatte das Land zur »freien sozialistischen Republik« erklärt und den Großherzog abgesetzt. Jetzt lag Ernst Ludwigs Schicksal in der Hand der Revolutionäre. Doch zur Erleichterung der ganzen Familie war der Spuk bald vorbei. Das ehemalige Großherzogtum Hessen wurde zur parlamentarischen Demokratie, und Ernst Ludwig konnte sein Leben als Privatmann unbehelligt fortführen. Jetzt hatte er endlich wieder Zeit, sich seinen künstlerischen und intellektuellen Interessen zu widmen und sich als Mäzen für Wissenschaft, Kunst und Kultur einen Namen zu machen. Doch die Strahlkraft, die Darmstadt lange Zeit auf alle Kunstinteressierten ausgeübt hatte, begann rasch zu verblassen. Die wahren kulturellen Highlights Hessens ereigneten sich jetzt zunehmend in Frankfurt am Main.

In Darmstadt aber gründete der Philosoph Hermann Graf von Keyserling (1880–1946), ein Freund von Ernst Ludwig, 1920 die »Schule der Weisheit«, ein Forum für Diskussionen, die sich mit den brennenden Themen der Nachkriegszeit beschäftigten. Es dauerte nicht lange, bis auch Alice hier Antworten auf ihre Fragen suchen würde. Dass Menschen wie die Bolschewiken zu solch unglaublicher Brutalität und Grausamkeit fähig waren, bedrückte sie zutiefst. Was konnte man tun, um die Welt zu einem friedlichen Ort zu machen, wo Toleranz, Nächstenliebe und Hilfsbereitschaft herrschten?

Kapitel 4
Die bleierne Zeit – Exil in Frankreich

Kontaktaufnahme zum Jenseits

Mit ihrer Vision, die Welt zu einem besseren Ort zu machen, stand Alice keineswegs allein. Nach dem Grauen des Ersten Weltkriegs, dem sinnlosen Tod zahlloser junger Männer in den Schützengräben suchten viele Menschen nach neuen Wegen, auch und vor allem in Kunst und Literatur. Eine Antwort gab die Dada-Bewegung, die wohl radikalste künstlerische Ausdrucksform gegen den Krieg: »Als Resultat der Absurdität der großen Schweinerei dieses blödsinnigen Kriegs« müssten die gesellschaftlichen Grundlagen, die ihn erst ermöglicht hatten, bekämpft werden, forderte Max Ernst, Mitbegründer der Kölner Dada-Gruppe. Und der rumänische Dadaist Tristan Tzara stellte fest: »Der neue Künstler protestiert, er malt nichts mehr.« Zumindest was die Linksintellektuellen betraf, war der damalige Zeitgeist stark vom Pazifismus geprägt, vom Wunsch nach einem friedlichen Zusammenleben. Genannt seien nur die Dichter Erich Kästner und Kurt Tucholsky.

Während die einen nach neuen künstlerischen Ausdrucksformen suchten, die dazu beitragen konnten, eine friedliche Zukunft zu gestalten, wandten sich andere spirituellen und esoterischen Praktiken zu, die ihnen eine ganz neue Sicht auf das Universum vermitteln sollten. Zu ihnen gehörte auch Alice.

Um sich die Langeweile im schweizerischen Exil zu vertreiben, hatte Prinz Christoph begonnen, die müßigen Stunden mit einem neuen Hobby zu füllen, das zu Beginn des 20. Jahrhunderts groß in Mode gekommen war: Séancen, spiritistische Sitzungen, bei denen man – wenn auch nicht wirklich ernsthaft – Kontakt zu den Verstorbenen im Jenseits aufzunehmen versuchte. Eine Methode, die auch Christoph unter Anleitung einer amerikanischen Bekannten anwandte, war das sogenannte Gläserrücken, auch »Automatisches Schreiben« genannt. Die Teilnehmer bilden dabei einen Kreis um einen Tisch, in dessen Zentrum ein umgedrehtes Wasserglas inmitten eines Buchstabenkreises steht. Nachdem alle das Glas mit dem Finger berührt haben, werden Fragen an den jeweiligen Verstorbenen gestellt und die Antworten aus jenen Buchstaben zusammengesetzt, zu denen sich das Glas der Reihe nach hinbewegt. Das mag nach Hokuspokus klingen, doch Wissenschaftler können zumindest erklären, weshalb sich das Glas tatsächlich bewegt. Es handelt sich dabei um den sogenannten Carpenter-Effekt, ein Phänomen, das durch die mentale Anspannung der Teilnehmer ausgelöst wird. Es kommt auch beim Pendeln oder beim Einsatz von Wünschelruten zur Wirkung.

Damals waren zahlreiche Zeitgenossen für die Geheimnisse der okkulten Gedankenwelt empfänglich. Heute mögen wir über einen solchen Aberglauben lächeln, doch vor rund hundert Jahren waren viele Menschen davon überzeugt, dass es direkte Verbindungen zwischen dem Diesseits und dem Jenseits geben müsse. Hintergrund war unter anderem der rasante wissenschaftliche Wandel, beispielsweise die Entdeckung der Röntgenstrahlen oder Einsteins Veröffentlichung der Relativitätstheorie 1905, der Begriffe wie Raum und Zeit plötzlich in einem völlig neuen Licht erscheinen ließ. Was käme als Nächstes? Vielleicht stieß jemand auf die Weltformel, die das ganze Universum erklärte und in absehbarer Zeit beherrschbar machte? Die Wissenschafts- und Technikgläubigkeit der Menschen, gepaart mit einer gewissen Endzeitstimmung um die Jahrhundertwende, schuf eine Atmosphäre, in der Spiritismus und Esoterik einen regelrechten Boom erlebten. Auch Alices Tante Alix hatte an okkulte Mächte geglaubt und Geisterheiler zurate gezogen, was ihr mit der Gefolgschaft Rasputins schließlich zum Verhängnis geworden war. Denn es hatte sich der Eindruck verfestigt, die Zarin sei dem geheimnisvollen Mönch hörig und nicht der Zar, sondern Rasputin bestimme die politischen Entscheidungen. Das war einer der Faktoren, die die revolutionären Ereignisse beschleunigten, also zum Sturz und der Ermordung der Zarenfamilie führten.

Ob Alice nun tatsächlich glaubte, durch Gläserrücken mit den Verstorbenen in Kontakt treten zu können, ist ungewiss, eher wenig wahrscheinlich. Aber es verstärkte ihre ohnehin schon vorhandenen spirituellen Neigungen. Die Familientragödien der letzten Jahre hatten ganz offensichtlich dazu geführt, dass sie Zuflucht im Übersinnlichen suchte, vermutlich um das Geschehene besser verstehen und verarbeiten zu können. Dabei war sie auch auf das 1889 erschienene okkultistische Werk eines Franzosen gestoßen, das sie zutiefst faszinierte und in Zukunft nicht mehr loslassen sollte: *Die großen Eingeweihten* des Schriftstellers Edouard Schuré (1841–1929), in dem er die These vertrat, hinter den verschiedenen Religionen und Philosophien der Menschheitsgeschichte verberge sich eine fortlaufend weitergegebene Geheimlehre. Dabei griff er auf die alte esoterische Vorstellung von einer ursprünglichen Weisheit zurück, die angeblich durch »Eingeweihte« an einen würdigen Vertreter der nächsten Generation überliefert wird. Konkret behandelte Schuré in seinem Buch die Lehren von Rama, Krishna, Hermes, Moses, Orpheus, Pythagoras, Platon und Jesus, die er für die »großen Eingeweihten« hielt, weil sie der Kenntnis eines »großen Geistes« folgten und so das Schicksal der Menschheit lenkten. Sein Buch hatte maßgeblichen Einfluss auf die Esoterik des 20. Jahrhunderts. In Deutschland wurde Schuré vor allem durch seine Bekanntschaft mit dem

Anthroposophen Rudolf Steiner bekannt, den er vorübergehend sogar selbst für einen »Eingeweihten« hielt.

Dass Alice sich derart für Schurés Thesen begeistern konnte, gab in der Familie noch keinen Anlass zur Besorgnis, zumal sie ja schon von Kindheit an einen Hang zum Mystischen hatte. Irgendwie musste die Leere des Alltags schließlich gefüllt werden, warum also nicht mit Ausflügen ins Reich der Esoterik? Eine verständliche Weltflucht in einer Zeit, in der die Zukunft der griechischen Königsfamilie nach wie vor im Ungewissen lag.

Abwechslung bot zumindest die Hochzeit von Prinz Christoph, der am 1. Januar 1920 im schweizerischen Vevey die wohlhabende amerikanische Witwe Nancy Leeds (1878–1923) heiratete. (Die Ehe blieb kinderlos und endete nur drei Jahre später mit dem Tod von Nancy.)

Zurück in Griechenland

Mittlerweile schien eine Rückkehr der Königsfamilie nach Griechenland nicht mehr ganz ausgeschlossen, denn es hatte sich gezeigt, dass Ministerpräsident Venizelos bei seinem Versuch, die Megali Idea zu realisieren, zu weit gegangen war.

Ende des Ersten Weltkriegs hatte das Osmanische Reich kapituliert und war inzwischen endgültig untergegangen. 1923 wurde die Türkische Republik mit der neuen Hauptstadt Ankara proklamiert, die sich auf das Gebiet von Anatolien beschränkte und gesellschaftlich wie politisch nach Europa ausgerichtet war. Derweil bekam Griechenland mit dem Friedensvertrag von Sèvres im August 1920 weitere Gebiete in den nördlichen Regionen zugesprochen: Ostthrakien bis vor die Tore von Istanbul sowie die Inseln in der Ostägäis.

In dieser Situation voller Optimismus und nationaler Euphorie beschloss Venizelos hochmütig, die Expansion gemäß der Megali Idea fortzusetzen. Er begann einen Krieg, dessen Ziel die Eroberung der türkischen Westküste war. Dort, wo in der Antike griechische Städte wie Milet und Ephesus in voller Blüte gestanden hatten, lebten bis ins 20. Jahrhundert hinein noch immer Griechen. Doch der Traum zerplatzte, die Aggressoren wurden von den Türken geschlagen, und nicht nur das. Während des Feldzugs starb am 25. Oktober 1920 Griechenlands junger König Alexander, nach offiziellen Angaben an einer Blutvergiftung infolge eines Bisses seines Lieblingsaffen. In Tatoi fand er seine letzte Ruhestätte.

Hatte Venizelos die Mehrheit der Griechen bislang hinter sich gewusst, so kippte die Stimmung durch die Niederlage und den Tod des Königs nunmehr ins Gegenteil. Nachdem der Ministerpräsident Neuwahlen anberaumt hatte, die ihn in den Stand versetzen sollten, die Republik auszurufen, brachte eine Volksabstimmung das höchst überraschende Ergebnis: Die Griechen wollten fast einmütig ihren »richtigen« König, den im Exil lebenden Konstantin, zurückhaben! Venizelos hatte durch das verpatzte anatolische Abenteuer die Sympathien des Volkes verspielt und entschloss sich nun seinerseits, ins Exil zu gehen. Im November 1920 kehrten mit dem alten/neuen König auch Alice und ihre Familie nach Athen zurück und hofften auf einen erfolgreichen Neubeginn.

Zunächst sah es tatsächlich danach aus. Alice war umso glücklicher, als sie erneut schwanger war und ihr Kind nun nicht »in der Fremde« zur Welt bringen musste. Im Frühjahr zog sie sich nach Korfu zurück, wo am 10. Juni 1921 auf Schloss Mon Repos endlich der lang ersehnte Sohn geboren wurde: Prinz Philip, der spätere Gemahl Elizabeths II. Seine siebenjährige Schwester Tiny erinnerte sich genau: »Es herrschte große Freude und Begeisterung über die Geburt des ersten Jungen nach vier Mädchen.« Auch die Ankunft des fünften und letzten Kindes war ohne Komplikationen verlaufen, und Alice konnte ihre Mutter schon bald über den neuen Erdenbürger in Kenntnis setzen: »Gott sei Dank, ein wunderbares gesundes Kind. Und es geht mir sehr gut. Es war eine unkomplizierte Geburt und jetzt kann ich auf der Terrasse die frische Luft genießen.« Auch Tante Onor erfuhr in Alices Brief vom 3. Juli 1921, dass es ihrer Nichte offenbar blendend ging: »Ich gehe nur zum Mittagessen herunter mit den vier Mädchen, die anderen Mahlzeiten nehme ich oben alleine und die Kinder essen nur Brot. Da Andreas nicht hier ist, habe ich die Unmengen von Telegrammen zu beantworten gehabt – jeden Tag schon zum zweiten Tee diktierte ich eine Stunde lang Antworten an die beiden Großen.«

Das klang alles heiter und sorglos. Dabei machte sich Alice große Sorgen um Andreas, der bei der Geburt nicht hatte dabei sein können und seinen Sohn bislang noch gar nicht gesehen hatte. Statt sein Familienglück zu genießen, befand er sich noch immer im Krieg gegen die Türken, der durch Venizelos' Rücktritt nicht beendet worden war, die Militärs trieben das Kampfgeschehen weiter voran. An Onor schrieb Alice: »Heute beginnt die Attacke. Ich hoffe, in sechs Wochen ist es aus. Andreas' Division besteht nur aus Leuten der neuen Provinzen, Thrakien, Ost-Mazedonien, Kleinasien, die noch nie Soldaten gewesen und so eilig zusammengestellt sind, dass sie kaum schießen können. Andreas schreibt ein bisschen verzweifelt, aber er hofft, dass sich seine Leute doch noch gut schlagen werden. Aber für die eigentliche Armee ist es wichtiger, dass wir schließlich siegen werden.« Das anatolische Abenteuer ging also auch unter Konstantin I. weiter, mit fatalen Folgen. Es sollte die griechische Königsfamilie ein weiteres Mal in den Abgrund stürzen, denn jetzt ging die ehemalige Schutzmacht Großbritannien auf Abstand, und Griechenland geriet außenpolitisch in die Isolation.

Trauer um den Vater

Zunächst jedoch hatte Alice anderen Kummer. Im Spätsommer 1921 erreichte sie die traurige Nachricht, dass ihr Vater Louis Mountbatten am 11. September an den Folgen eines Herzinfarkts gestorben war. Er wurde 67 Jahre alt. Alice schaffte es nicht mehr, rechtzeitig zur Beisetzung auf die Isle of Wight zu kommen, wo der ehemalige Erste Seelord wie schon sein Bruder Heinrich zur letzten Ruhe gebettet wurde. Bei aller Trauer suchte sie Trost in der Vorstellung, dass ihm wohl Schlimmeres erspart geblieben war: »Die Welt ist so ein schlimmer Ort geworden«, schrieb sie an Tante Onor, »wir sind dankbar, dass der liebe Gott ihn jetzt zu sich genommen hat. Man weiß nicht, was noch alles auf uns zukommt. Auch Mama meint, es sei vielleicht der richtige Moment gewesen.« Dann fügte sie allerdings hinzu, »dass wir uns an ein künftiges Leben ohne ihn gewöhnen müssen. Der arme Dickie tut mir so schrecklich leid, da er so jung ist und solch eine reizende intime Freundschaft mit seinem Vater hatte. Stundenlang saß er zu seinen Füßen und fragte ihn über allerlei aus. Ein erster harter Schlag in einer so glücklichen Jugend.«

Nach dem Tod des Vaters erbte der älteste Sohn Georg dessen Adelstitel und wurde der 2. Marquess of Milford Haven. Georg – anglisiert George – war seit November 1916 mit der russischen Gräfin Nadia Romanowa de Torby (1896–1963) verheiratet und hatte mit ihr zwei Kinder, Tatjana Elisabeth (1917–1988) und David (1919–1970).

So schnell sie konnte, reiste Alice nun nach England, um ihrer verwitweten Mutter beizustehen und ihr den kleinen Philip vorzustellen, den Viktoria nun zum ersten Mal sah – noch vor seinem eigenen Vater.

Zum Glück hatten die finanziellen Sorgen, die die Mountbattens in den letzten Jahren belasteten, mit Louis' Tod ein Ende. König Georg V. stellte seiner Cousine ein Apartment im Londoner Kensington-Palast zur Verfügung, in das Viktoria mit ihrer noch immer ledigen Tochter Louise zog. Nachdem Louise inzwischen schon ihren 33. Geburtstag gefeiert und ein paar unglückliche Liebschaften hinter sich hatte, sah es nicht mehr so aus, als würde noch ein standesgemäßer Bräutigam um ihre Hand anhalten. Doch die Prinzessin sollte noch alle überraschen.

Die neue Schwägerin Edwina Ashley

Bei aller Trauer um den Vater kehrte Alice auch mit erfreulichen Nachrichten nach Griechenland zurück. Ihr jüngerer Bruder Louis, »Dickie«, hatte sich Ende 1921 verlobt. Seine Auserwählte hieß Edwina Ashley (1901–1960), auch sie war eine reiche Erbin mit deutsch-jüdischen Wurzeln und wurde für ihre künftige Familie schon bald zur großzügigen Wohltäterin.

Edwinas 1921 verstorbener Großvater Ernest Cassel, geboren 1852, stammte ursprünglich aus Köln und war der Sohn eines jüdischen Bankiers. Auch Ernest – damals noch Ernst – begann als 14-Jähriger eine Banklehre, in der er schon bald durch Intelligenz und eine rasche Auffassungsgabe auffiel. Deshalb folgte er der Empfehlung, seine Ausbildung in England fortzusetzen, wo lukrative Positionen winkten, die ihm als Juden auf dem Kontinent verwehrt waren. Mit 15 Jahren ging Ernst Cassel nach Liverpool und startete eine fulminante Bankkarriere. Zehn Jahre später hatte er es bereits zu solidem Wohlstand gebracht. (Seiner Heimatstadt Köln blieb Cassel weiterhin verbunden, was sich auch in großzügigen Spenden für Bedürftige ausdrückte. 1913 gehörte er zu den Gründern der gemeinnützigen Kölner Wohnungsbaugesellschaft GAG, die noch heute mit der Ernst-Cassel-Stiftung in Not geratene Mieter unterstützt.)

Im Privatleben war ihm jedoch kein dauerhaftes Glück vergönnt. 1877 heiratete er Annette Maxwell, eine junge Engländerin aus katholischem Elternhaus. Doch zu diesem Zeitpunkt litt die junge Frau bereits an Tuberkulose. Tochter Maud, die 1879 geboren wurde, wuchs als Halbwaise auf, denn ihre Mutter starb bereits ein Jahr später. Der junge Witwer war völlig verzweifelt. Er heiratete nie wieder und schenkte seine ganze Liebe der kleinen Maud.

Beruflich hingegen ging es weiter aufwärts, und schon bald genoss Ernest Cassel nicht nur großes Ansehen in der Finanzwelt, er verkehrte auch in den höchsten Gesellschaftskreisen und war eng mit König Eduard VII. befreundet. Seiner Tochter schienen alle Wege offenzustehen, doch dann wiederholte sich das Schicksal auf grausame Weise. Nachdem Maud 1901 mit Wilfried Ashley vor den Traualtar getreten war und somit in die englische Aristokratie eingeheiratet hatte, brachte sie noch im gleichen Jahr ihre einzige Tochter Edwina zur Welt. Das Mädchen war erst zehn Jahre alt, als die Mutter an Tuberkulose starb. Edwina erlebte eine unglückliche Kindheit, denn ihr Vater hatte an der Tochter nur wenig Interesse. Und die Stiefmutter, die schon bald ins Haus kam, konnte ebenfalls keine Bindung zu der Kleinen aufbauen. Es war ein Glück im Unglück, dass der einsame Großvater Ernest Cassel die 17-jährige Edwina als Haus- und Gesellschaftsdame zu sich holte. Inzwischen lebte er äußerst zurückgezogen, denn auch ihm waren seine deutschen Wurzeln im Ersten Weltkrieg zum Verhängnis geworden. Obwohl er sich fast ein Leben lang um die Verbesserung der deutsch-englischen Beziehungen bemüht hatte, war auch er zum »Hunnen« geworden, und frühere Freunde wandten sich von ihm ab. Da spielte es keine Rolle, dass Ernst Cassel enorme Summen für die Linderung der Kriegsnot gespendet und zahlreiche englische Wohlfahrtseinrichtungen unterstützt hatte. Er wurde weiter angefeindet. Als der Krieg zu Ende ging, war er ein gebrochener Mann, dessen einziges Glück seine Enkelin Edwina war.

1920 gab Ernest Cassel, mittlerweile wieder ein wenig »rehabilitiert«, ein großes Fest, bei dem Edwina in die Gesellschaft eingeführt wurde. Sie war eine begehrte Partie, die von zahllosen englischen Aristokraten umworben wurde. Doch dann verliebte sie sich ausgerechnet in einen Deutschen (wenn auch mit englischer Staatsbürgerschaft), den schlanken und hochgewachsenen Marineoffizier Louis Mountbatten. Louis erwies sich als anregender und intelligenter Gesprächspartner, was ihn von den oft etwas langweiligen englischen Aristokratensöhnen wohltuend unterschied. Schon bald wurden die beiden ein Paar.

Die Verlobung seiner Enkelin mit Louis Mountbatten hat Ernest Cassel nicht mehr erlebt. Er starb am 21. September 1921 im Alter von 69 Jahren und vererbte sein gesamtes Vermögen Edwina Ashley. Nach ihrer Hochzeit am 18. Juli 1922 verfügte sie über ein Jahreseinkommen von 60 000 Pfund, eine unglaubliche Summe, wenn man bedenkt, dass in den 20er-Jahren 100 britische Pfund einer heutigen Kaufkraft von etwa 10 000 Euro entsprachen.

Zur Hochzeit ihres Bruders war auch Alice mit ihren Kindern nach London gereist und freute sich, dass ihre vier Töchter zu Edwinas Brautjungfern zählten. Als sie wenig später nach Griechenland zurückkehrten, war die Ruhe, die dort herrschte, äußerst trügerisch.

Flucht aus Griechenland

Das anatolische Abenteuer war noch immer nicht beendet, auch wenn sich der Expansionskrieg längst als völlig aussichtslos herausgestellt hatte. Andreas befehligte damals ein Armeekorps in Anatolien. Doch ohne Unterstützung einer Großmacht, völlig auf sich allein gestellt, hatte Griechenland nicht die geringste Chance. Andreas hat das wohl weitblickend erkannt und hielt die Kleinasien-Kampagne für völlig unsinnig. Jede weitere Schlacht würde nur unnötiges Blutvergießen bedeuten. Als er am 10. September 1921 den Befehl zu einem weiteren Angriff erhielt, weigerte er sich strikt, seine Leute in einem völlig sinn- und aussichtslosen Gefecht zu opfern. Eine mutige Entscheidung, die jedoch noch Konsequenzen haben sollte. Vorerst ging der Krieg weiter, bis die Griechen im August 1922 eine vernichtende Niederlage einstecken mussten, und nicht nur das: Tausende ihrer Landsleute, die bis dahin friedlich und unbehelligt in Kleinasien gelebt hatten, fielen jetzt entsetzlichen Pogromen zum Opfer. Damit ging ihre 3000-jährige Geschichte unwiderruflich zu Ende. Die Megali Idea versank in einem Meer aus Blut und Tränen.

Das verheerende Fiasko verlangte nach Schuldigen. Alle, die dem König gestern noch zugejubelt hatten, wandten sich nun von ihm ab und erzwangen im September 1922 seine Abdankung. Konstantin I. ging ins Exil nach Florenz, wo er nur ein Jahr später starb. Nachfolger wurde sein Sohn als Georg II., der allerdings völlig ohne Macht blieb und im Dezember 1923 seinerseits abdankte, bevor im März 1924 die Griechische Republik ausgerufen wurde.

Doch ein einziger Sündenbock reichte nicht aus, es sollten weitere Köpfe rollen, darunter auch der von Prinz Andreas, der nach dem Ende des griechisch-türkischen Krieges im Oktober 1922 endlich wieder daheim bei seiner Familie auf Korfu war. Alice hatte nun allen Grund, um das Leben ihres Mannes zu bangen. Aufgrund der Befehlsverweigerung vom September 1921 hatte Andreas seinen Posten bei der Armee niederlegen müssen und hatte nun mit ernsthaften Konsequenzen zu rechnen. Die ließen nicht lange auf sich warten. Noch im Oktober wurde er von griechischen Offizieren auf Schloss Mon Repos festgenommen, nach Athen gebracht und dort ins Gefängnis gesperrt. Nach 16 Tagen kamen seine Ankläger zu dem Schluss, er und sechs andere »royalistische Verräter« – eher zufällig ins

Visier geratene Minister und Generäle – hätten sich des Hochverrats schuldig gemacht. Man warf ihnen vor, für den katastrophalen Ausgang des Krieges verantwortlich zu sein. Jetzt drohte ihnen die Todesstrafe.

Verzweifelt setzte Alice alle Hebel in Bewegung, um das Leben ihres Mannes zu retten, wandte sich hilferufend an ihre Brüder in London, den englischen König Georg V. und schließlich sogar an Papst Pius XI. Man durfte ihren Mann doch nicht hinrichten, nur weil er den Mut gehabt hatte, unnötiges Blutvergießen zu verhindern!

Dessen ungeachtet fand am 13. November 1922 die erste Verhandlung gegen die »monarchistischen Verräter« statt. Gegen sechs von sieben Angeklagten verhängte man das Todesurteil, bereits am nächsten Morgen wurden sie von einem Exekutionskommando erschossen. Doch Alices Appelle waren nicht ganz verhallt. Andreas kam als Einziger mit dem Leben davon, erhielt nur eine Gefängnisstrafe, und der Titel Prinz von Griechenland wurde ihm aberkannt. Was sich genau hinter den Kulissen abgespielt hat, lässt sich nicht mehr nachvollziehen. Fest steht, dass der britische Außenminister George Curzon einem Marineattaché den Auftrag erteilte, Andreas und seine Familie aus Griechenland herauszuholen. Der traf Ende November 1922 in Athen ein, wo er etwas mehr als sanften Druck auf den Vertreter der Anklage, Kriegsminister Theodoros Pangalos, ausgeübt haben dürfte. Nach dieser Unterredung wurde Andreas jedenfalls aus dem Gefängnis entlassen und nach Piräus gebracht, wo ein britisches Kriegsschiff vor Anker lag. Alice erwartete ihn bereits sehnlich an Bord. Nun begann eine hastige Flucht aus Griechenland.

Der Preis, den Andreas zu zahlen hatte, war die lebenslange Verbannung aus seinem Geburtsland, das er zusammen mit seiner Familie schleunigst verlassen musste. Das Schiff brachte ihn und Alice zunächst nach Korfu, wo die fünf Kinder schon ungeduldig auf ihre Eltern warteten. Töchterchen Sophie schrieb später in ihren Erinnerungen, Alice und Andreas hätten nicht die Erlaubnis gehabt, das Schiff zu verlassen und selbst nach Mon Repos zu kommen: »Deshalb mussten meine älteren Schwestern Margarita [17] und Dolla [Theodora, 16] das Nötigste einpacken und das Haus räumen. Ich war acht Jahre alt und erinnere mich noch gut daran, wie sie im Empfangsraum und der Bibliothek Feuer anzündeten, um alle Unterlagen und Briefe, die sie in den Schreibtischen meiner Eltern finden konnten, zu verbrennen. Unsere griechischen Dienstmädchen fingen an, hektisch zu packen, alle waren in Tränen aufgelöst, wir vor allem, weil wir unseren geliebten Hund ›Tubby‹ … zurücklassen mussten.« Alles ging ganz schnell. Den mittlerweile eineinhalbjährigen Philip, so heißt es, habe man kurzerhand in eine Orangenkiste gesetzt und aus Mon Repos fortgetragen. Dann legte das Kriegsschiff ab, zunächst mit Kurs auf Italien, letztlich aber in eine völlig unsichere Zukunft. Sophie erinnerte sich, dass ihre Eltern bedrückt und niedergeschlagen waren, während sie und ihre Geschwister die Fahrt auf dem Kriegsschiff eher als aufregendes Abenteuer empfanden.

Doch was war das Ziel? Welches Land würde die Flüchtlinge aufnehmen? Ein Zwischenstopp wurde in Rom eingelegt, wo Alice und Andreas anlässlich einer Papstaudienz die Gelegenheit nutzten, dem Heiligen Stuhl für die Vermittlung und Hilfe zu danken. Dann ging die Reise ins Ungewisse weiter, zunächst nach Paris, wo Christoph und seine Frau Nancy die königlichen Flüchtlinge bereits erwarteten.

Gestrandet an der Seine

Nun zahlte es sich aus, dass Andreas' Brüder keine Aristokratinnen geheiratet hatten, sondern wohlhabende bürgerliche Frauen, die die heimatlos gewordene Familie künftig großzügig unterstützen konnten. Denn Alice und Andreas selbst waren völlig mittellos.

Zunächst hofften sie noch, Georg V. würde ihnen in London Asyl gewähren. Doch die Stimmung auf der Insel war eher kritisch. Im Parlament hatte ein Abgeordneter der Labour Party die Frage gestellt, warum ausgerechnet ein britisches Kriegsschiff nach Athen geschickt worden war, um die Mitglieder der griechischen Königsfamilie aufzunehmen. Schließlich war doch ihr Oberhaupt, der abgedankte Konstantin I., für den ganzen Schlamassel verantwortlich. Unter diesen Umständen schien ein künftiges Leben in England undenkbar. Also entschied man sich für Frankreich, wo sich schon Andreas' Brüder Christoph, Nikolaus und Georg mit ihren Familien niedergelassen hatten.

Nach den Wirren des Ersten Weltkriegs begann sich die politische Situation in Frankreich allmählich zu entspannen, und die Hauptstadt Paris strahlte schon bald wieder in altem Glanz, gleichsam »ein Fest fürs Leben« – wie Ernest Hemingway seine Erinnerungen an die Pariser Zeit genannt hat. Ein »Fest« war das Leben in Paris für Alice und Andreas aber keineswegs. Sie mussten sich völlig neu orientieren und wohl oder übel damit abfinden, dass sie auf unabsehbare Zeit von der Unterstützung der Verwandtschaft leben mussten. Ein Teil des Geldes kam aus England, sowohl aus dem Königshaus als auch von Alices Schwägerin Edwina, die ihre Schatulle immer wieder freigebig öffnete. Darüber hinaus sorgten Christophs Frau Nancy und Marie Bonaparte dafür, dass es den »Griechen« an der Seine an nichts mangelte.

Marie war wegen ihres unkonventionellen Lebensstils in der Königsfamilie stets mit einer gewissen Skepsis betrachtet worden, was sie zu einer Art Enfant terrible gemacht hatte. Schon bald nach ihrer Hochzeit hatte sie dem vergleichsweise langweiligen Athen den Rücken gekehrt und war wieder in ihre Heimatstadt Paris gezogen. Hier gönnte sie sich zahlreiche außereheliche Affären, wobei der viermalige französische Ministerpräsident Aristide Briand (1862–1932), der 1916 ihr Liebhaber wurde, den prominentesten Part einnahm. Wenig passend für die Frau eines griechischen Prinzen, machte sich Marie auch Briands politische Ideen zu eigen und mutierte zur überzeugten Sozialistin. Ein Buch, das sie unmittelbar nach dem Ersten Weltkrieg veröffentlichte, *Guerres militaires et guerres sociales*, beweist, dass sie mit dem französischen Sozialismus ebenso vertraut war wie mit Lenin und Trotzki. Den Ruf des Enfant terrible der Königsfamilie hatte sie sich also keineswegs zu Unrecht erworben.

Jetzt aber nahm man ihre Hilfe gerne an. Marie stellte Alice und Andreas in ihrem Pariser Palais am Bois de Boulogne eine Wohnung zur Verfügung, sodass die Flüchtlinge zunächst einmal wenigstens ein Dach über dem Kopf hatten. Kurze Zeit später zog die Familie nach Saint-Cloud weiter, etwa zehn Kilometer von Paris entfernt, wo Marie einen kleinen Landsitz besaß. Für insgesamt sieben Personen war das Haus reichlich beengt, und vor allem Andreas scheint sich nicht besonders wohlgefühlt zu haben. Zur Untätigkeit verdammt, hoffte er nach wie vor auf eine Rückkehr nach Griechenland und einen Posten in der Armee. Für willkommene Abwechslung sorgte daher eine Einladung von Christoph und seiner Frau Nancy zu einer gemeinsamen USA-Reise. Hier sollte gerade Andreas die schrecklichen Erlebnisse der letzten Zeit ein wenig vergessen. Im Januar 1923 flogen Alice und Andreas über den Atlantik, um in den nächsten Wochen New York, Washington und Palm Beach kennenzulernen. Die Kinder wurden derweil von den ebenfalls in Saint-Cloud lebenden Verwandten betreut und fanden in ihren Cousins und Cousinen neue Spielgefährten. Der Luxusurlaub war Nancys letztes Geschenk, das sie Schwager und Schwägerin machen konnte. Sie litt zu dieser Zeit bereits an Krebs im fortgeschrittenen Stadium und starb am 29. August 1923 im Alter von 45 Jahren.

Zurück in Frankreich, ging das ereignisarme Alltagsleben seinen Gang. Die vier heranwachsenden Töchter brauchten dringend eine standesgemäße Ausbildung, doch Alice und Andreas waren nicht in der Lage, die Kosten dafür aufzubringen. Die Mädchen erhielten Hausunterricht, waren aber auch häufig bei der deutschen Verwandtschaft oder Großmutter Viktoria in London. Enkelin Sophie schrieb später in ihren Erinnerungen: »Großmama war eine bemerkenswerte Person mit zahlreichen Interessen. Sie war sehr belesen und hätte als junges Mädchen gerne eine Universität besucht, wenn das damals für Frauen möglich gewesen wäre. Sie hat uns ganz London gezeigt, was aufgrund ihrer profunden historischen Kenntnisse ungemein interessant war. Sie hatte einen ganz eigenen Umgang mit uns, fast so, als ob wir in ihrem Alter wären, und wir führten lange interessante Diskussionen. Sie hatte einen wunderbaren Charakter mit einem einzigartigen Sinn für Humor und sarkastischem Witz, dabei war sie völlig unsentimental … Sie hatte einen wundervollen Einfluss auf uns alle, auf unsere Erziehung und unsere Entwicklung. Weil sie sich für so viele Dinge interessierte und so viel darüber wusste, weil sie alles gelesen hatte, war sie für uns eine ebensolche Quelle an Informationen wie sie es für ihre eigenen Kinder gewesen war. Bis sie im Alter von 84 (!) Jahren starb, kam Onkel Dickie regelmäßig zu ihr in den Kensington-Palast und bat sie in wichtigen Angelegenheiten, die seine Arbeit betrafen, um Rat und er hat uns ganz stolz erzählt, dass er nie vergeblich gekommen war.«

In London hatten Alices ältere Töchter zumindest Zugang zu jenen aristokratischen Kreisen, in denen sie ihre späteren Ehemänner kennenlernen sollten. Hier schlossen sie Freundschaft mit Edwina Ashley, die ganz selbstverständlich dafür sorgte, dass es ihren Nichten an nichts fehlte. Nur der kleine Philip lebte noch ganz bei seinen Eltern und besuchte später einen Kindergarten, bevor er auf eine Pariser Grundschule wechselte.

Alle anfallenden Kosten wurden stillschweigend von Marie Bonaparte beglichen. Alice suchte daher nach einer Möglichkeit, selbst zum Lebensunterhalt der Familie etwas beizutragen. Das Paris der 20er-Jahre zog nicht nur Künstler und Schriftsteller magisch an, es war auch zum Sammelbecken zahlreicher, oftmals reicher Flüchtlinge geworden, die vor den politischen Umwälzungen in ihrer Heimat geflohen waren. So hatte die Modeschöpferin Coco Chanel inzwischen begonnen, russische Mode zu kreieren, um damit eine ganz neue Klientel anzulocken. Vielleicht kam jemand aus der Königsfamilie deshalb auf die Idee, Alice solle einen Laden für griechische Stick- und Spitzenarbeiten eröffnen, deren Herstellung sie seinerzeit in der Athener Stickschule kennengelernt hatte. Gesagt, getan. Bald fand sich ein passendes Ladenlokal in der Rue du Faubourg Saint-Honoré, schon damals eine der weltweit bedeutendsten Einkaufsstraßen für die betuchte Kundschaft. Ihr kleines Geschäft nannte Alice »Hellas«. Dass sie jedoch selbst mit Nadel und Faden hantierte, wie bisweilen kolportiert wird, entspricht nicht der Wahrheit. Doch die Stickarbeiten wurden unter ihrer Aufsicht von geschickten Textilarbeiterinnen hergestellt, was den Produkten eine besondere Authentizität verlieh. Als die Kasse allerdings nicht so klingelte, wie es sich Alice gewünscht und vorgestellt hatte, erweiterte sie ihr Sortiment um Antiquitäten für die wohlhabende Klientel. Doch Alice war keine Geschäftsfrau. Die Miete des Ladenlokals verschlang einen Großteil der Einnahmen, die Stickerinnen mussten bezahlt werden, und für sie selbst blieb kaum etwas übrig. Irgendwann lohnte es sich nicht mehr, und »Hellas« wurde still und leise wieder geschlossen.

Louises spätes Glück

Eine erfreuliche Nachricht kam im Juni 1923 aus London. Alices 34-jährige Schwester Louise, die noch immer mit ihrer Mutter im Kensington-Palast lebte, würde noch im selben Jahr heiraten! Damit hatte wohl kaum jemand gerechnet. Umso größer war die Überraschung, als Alice erfuhr, wer ihr neuer Schwager werden würde: kein Geringerer als Kronprinz Gustav von Schweden (1882–1973), der nachmalige König Gustav VI. Adolf (reg. 1950–1973), ein Witwer mit großer Familie. (Es handelt sich übrigens um den Großvater des aktuellen schwedischen Königs Carl XVI. Gustaf, *1946.)

Auch in diesem Fall gab es eine Verbindung zum englischen Königshaus: Gustav hatte 1905 die englische Prinzessin Margaret aus dem Hause Sachsen-Coburg geheiratet, die älteste Tochter von Arthur, einem Sohn von Queen Victoria. Damit war sie eine Cousine von Alices Mutter. Als Margaret 1920 an den Folgen einer Blutvergiftung starb, hinterließ sie neben dem trauernden Witwer eine Tochter und vier Söhne. (Der Älteste von ihnen, Vater von Carl XVI. Gustaf, kam 1947 bei einem Flugzeugabsturz ums Leben.)

Mit Gustav hatte Louise eine gute Wahl getroffen. Er war ein ausgesprochen kultivierter Mann, großer Kunstliebhaber und ausgewiesener China-Kenner, der selbst bei Experten in hohem Ansehen stand. Um einander in ungezwungener Atmosphäre kennenzulernen, wurde im Sommer 1923 ein Familientreffen im südfranzösischen Arcachon arrangiert, zu dem auch Alice und Andreas anreisten. Alice freute sich auf das Wiedersehen mit ihrer Mutter, den Geschwistern und natürlich auch auf die Bekanntschaft mit dem schwedischen Kronprinzen und dessen Kindern. Es waren harmonische, ungetrübte Tage, eine willkommene Abwechslung vom eher tristen Alltag in Saint-Cloud. Louises Hochzeit wurde am 3. November 1923 in London gefeiert, wobei Alices Töchter erneut die Rollen der Brautjungfern übernahmen. Dann trennten sich ihre Wege, Louise lebte künftig in Stockholm, wo sie mit Gustav eine glückliche Ehe führte, die nach der Totgeburt eines Mädchens 1925 jedoch kinderlos blieb.

Während Alice in Paris zumindest eine Zeit lang mit ihrem kleinen Laden beschäftigt war, fehlte Andreas eine wirkliche Aufgabe, was seine depressive Stimmung nicht gerade verbesserte. Mit gerade einmal 40 Jahren war er noch viel zu jung, um ein Leben als Müßiggänger zu fristen. So machte er hin und wieder einen Abstecher nach Paris, schlenderte mit Alice durch den Bois de Boulogne oder spielte Tennis mit seinem Bruder Georg, der ebenfalls unter dem erzwungenen Nichtstun litt.

Zum Glück stand die Familie eng zusammen. Jeden Sonntag traf man sich bei Georg und Marie zum Diner, an dem auch Nikolaus und Ellen mit ihren Töchtern teilnahmen, die ebenfalls in Saint-Cloud lebten. Vermutlich hat man am Mittagstisch häufiger über die Situation in Griechenland diskutiert und die Wankelmütigkeit seiner Bewohner beklagt. Während die griechische Königsfamilie für das »anatolische Abenteuer« einen hohen Preis zahlen musste, wurde Venizelos, der schließlich das ganze Fiasko zu verantworten hatte, 1923 erneut zum Ministerpräsidenten gewählt. Die Monarchisten gerieten nun völlig ins Hintertreffen, Georg II. ging ins Exil nach England, und im März 1924 wurde die Republik ausgerufen. Eine Rückkehr der griechischen Königsfamilie schien damit zunächst ausgeschlossen. Das Leben im französischen Exil würde also weitergehen.

Ein anderes Gesprächsthema dürfte die Psychoanalyse gewesen sein, mit der sich Marie Bonaparte intensiv auseinandersetzte, um die mögliche Ursache ihrer sexuellen Probleme zu finden. Sigmund Freud, dem Begründer der Psychoanalyse, hatte sie später auch gestanden, warum ihre Affäre mit Aristide Briand nicht funktionierte: »Für seine Leidenschaft war ich zu frigide, in jeder Hinsicht.« Und Freud soll geantwortet haben: »Und er hatte nicht unrecht.«

1923 begann Marie, sich intensiv mit den Aspekten weiblicher Sexualität auseinanderzusetzen, speziell mit ihrer eigenen Frigidität. Sie bat den französischen Analytiker René Laforgue, ihr persönlichen Kontakt zu Sigmund Freud zu verschaffen. Der schrieb am 9. April 1925 nach Wien: »Ich weiß nicht, ob Rank [der österreichische Psychoanalytiker Otto Rank] erzählt hat, dass wir einen Abend im Haus von Prinzessin Georg von Griechenland verbracht haben. Die betreffende Dame leidet unter einer ziemlich ausgeprägten Zwangsneurose, die zwar nicht ihre Intelligenz beeinträchtigt, aber das allgemeine Gleichgewicht ihrer Psyche etwas gestört hat. Die Dame hat die Absicht, Sie in Wien zu besuchen, und sie bittet mich, Sie zu fragen, ob Sie zu einer psychoanalytischen Behandlung bereit wären.« Aber Freud hatte anscheinend wenig Interesse an dem Fall, denn am 16. Juni 1925 antwortete er Laforgue, er könne nichts für die Prinzessin tun. Als sich Marie allerdings selbst an Freud wandte, teilte er ihr mit, dass er sie am 30. September in Wien erwarte.

Die Begegnung mit Sigmund Freud gab Maries Leben eine neue Wendung. Begeistert schrieb sie an Laforgue: »Der Eindruck, den er auf mich machte, übertraf all meine Erwartungen ... Man spürt, wie er mit der ganzen Menschheit mitschwingt, die er zu verstehen weiß und der man selbst als winziges Teilchen angehört.« Wenig später teilte sie Laforgue mit, die Psychoanalyse sei das Spannendste, was sie je gemacht habe. Von nun an empfand sich Marie als Schülerin Freuds, der von seiner »lieben Prinzessin« genauso begeistert war wie sie von ihm. Sie wurde zur engagierten Vorkämpferin der Psychoanalyse in Frankreich, anfangs noch gegen den heftigen Widerstand von Mann und Kindern. Doch ihre uneingeschränkte Bewunderung für Sigmund Freud hielt bis zu ihrem Tod an.

Hingegen schien Alice all ihre Kraft und Energie, mit der sie das Leben bislang gemeistert hatte, verloren zu haben. Sowohl die ungewisse Zukunft als auch das Zusammenleben mit ihrem unzufriedenen, unausgefüllten, mitunter depressiven Ehemann hinterließen ihre Spuren und zogen Alice ganz allmählich den Boden unter den Füßen weg. Dass sie sich Ende der 20er-Jahre wieder verstärkt mit religiös-philosophischen und esoterischen Themen beschäftigte, war ein erstes Alarmsignal, das von der Familie aber nicht als solches erkannt wurde. Noch nicht.

Kapitel 5
»Es ist ziemlich besorgniserregend« – Alice in der Psychiatrie

»Schule der Weisheit«

Im Dezember 1926 nutzte Alice noch einmal die Gelegenheit, in ihre alte Heimat Darmstadt zu reisen, wo Onkel Ernie, inzwischen »Großherzog a. D.«, und seine Frau Onor im Neuen Palais als zufriedene und kulturell engagierte Privatleute lebten. Hier lernte Alice auch Ernst Ludwigs ehemaligen Hofmarschall (ein oberster Verwaltungsbeamter) und engen Vertrauten Kuno Graf von Hardenberg (1871–1938) kennen, mit dem sie sich auf Anhieb blendend verstand. Graf Hardenberg war ein vielseitig gebildeter Mann, ebenso intelligent und kunstsinnig wie der frühere Großherzog selbst. Nach seinem Jurastudium hatte er sich an der Pariser Sorbonne für Kunstgeschichte eingeschrieben und anschließend eine Weltreise unternommen, die ihn 1901 über Italien und Ägypten nach Sri Lanka, Indien, Indonesien, China und Japan führte. Nach der Rückkehr veröffentlichte er seine Tagebuchaufzeichnungen unter dem Titel *Meine Reise um die Erde*. 1917 wurde Hardenberg letzter Hofmarschall des Großherzogs von Hessen-Darmstadt und kümmerte sich nach dessen Abdankung um Ernst Ludwigs private Sammlungen. Aus diesen Beständen wurde 1917 das Jagdmuseum auf Schloss Kranichstein eingerichtet, und 1924 öffnete das Schlossmuseum Darmstadt seine Tore, das vornehmlich Exponate aus der Geschichte des Hauses Hessen präsentierte.

Was Alice an Hardenberg so faszinierte, war vor allem sein

Interesse an philosophischen Fragen, mit denen sie sich schließlich auch selbst beschäftigte. Durch ihn lernte sie zudem die Darmstädter »Schule der Weisheit« kennen, die der deutschbaltische Philosoph Hermann von Keyserling (1880–1946) 1920 gegründet hatte. Ähnlich wie Hardenberg hatte auch Keyserling in jungen Jahren eine Reise in den Fernen Osten unternommen und darüber das *Reisetagebuch eines Philosophen* verfasst, das nach dem Ende des Ersten Weltkriegs 1919 erschien. Darin schildert er die philosophischen Eindrücke seiner Indienreise 1911/12 und stellt die fernöstliche Weisheit der abendländischen Weltanschauung gegenüber, wobei er zu dem Schluss kommt, dass beide letztlich doch eine Einheit bilden. Das waren genau die Themen, die Alice schon seit Längerem auf der Seele brannten, auch wenn bei Keyserling, anders als bei Schurés *Die großen Eingeweihten*, an keiner Stelle von irgendeiner Geheimlehre die Rede ist. Aber vielleicht gab es ja doch jenen »großen Geist«, eine unbekannte Macht, die alles miteinander verband und Einfluss auf das menschliche Schicksal hatte? Alice war jedenfalls fest entschlossen, in den alten Weisheiten mögliche Antworten zu finden, die ihr das echte Leben offenbar verwehrte.

Das Werk Keyserlings übte auf zahlreiche Intellektuelle eine große Faszination aus, darunter Hermann Hesse, und veranlasste viele Menschen dazu, sich mit den Geisteslehren Indiens zu beschäftigen und zum Beispiel Yoga zu praktizieren. Sein Reisetagebuch machte Keyserling schlagartig berühmt und wurde trotz seines anspruchsvollen Inhalts zum Bestseller.

Auf Einladung von Ernst Ludwig kam Keyserling mit seiner Frau, der Bismarck-Enkelin Maria Goedela, 1919 nach Darmstadt, wo er im folgenden Jahr die »Schule der Weisheit« gründete. Sie wurde zur Begegnungsstätte prominenter Persönlichkeiten des Geisteslebens, darunter auch Thomas Mann. Ein Schwerpunkt von Keyserlings Arbeit lag auch hier wieder in der Auseinandersetzung mit dem asiatischen Denken, aber ebenso in einem intensiven Austausch zwischen Deutschland und Frankreich, denn nach dem Grauen des Ersten Weltkriegs sollten unbedingt die Weichen für eine Versöhnung mit dem alten »Erbfeind« gestellt werden. Die Schule war eine große Spielwiese, in der Keyserling völlig neue Methoden des philosophischen Lernens und Lehrens anbieten wollte. Die von ihm angestrebte »Weisheit« sollte weder durch systematisches Lernen erworben noch durch spezialisiertes Können vermittelt werden. Philosophie sollte nach Keyserling Orientierung zur Selbstverwirklichung im konkreten Leben geben. Letztlich ging es also auch hier um die Frage, wie man eine »bessere Welt« schaffen konnte.

Neben Vorträgen und regelmäßigen Jahrestagungen wurde auch individuelle Förderung angeboten, eine philosophische Lebensberatung im persönlichen Gespräch. Zur Vertiefung gab es Konzentrations-, Entspannungs-, Bewegungs- und Meditationsübungen. Alice war von der »Schule der Weisheit« sicherlich hellauf begeistert und wäre vermutlich nur allzu gern Keyserlings Schülerin geworden, um Antworten auf all die Fragen zu finden, die sie damals bewegten. Doch sie musste wieder zurück nach Saint-Cloud, wo Andreas und der kleine Philip bereits auf sie warteten. Alice reiste schließlich in der Gewissheit ab, in Kuno von Hardenberg einen neuen Freund gefunden zu haben, einen Menschen, der sie verstand und dem sie vertrauen konnte. In die »Schule der Weisheit« kehrte Alice jedoch nicht mehr zurück. Während der Zeit des Nationalsozialismus musste Keyserling ohnehin alle öffentlichen Aktivitäten einstellen. Als er nach dem Ende des Zweiten Weltkriegs einen Neuanfang plante, starb er im April 1946 überraschend im Alter von 65 Jahren.

Towards Disaster – mitten hinein in die Katastrophe

Der Besuch in Darmstadt mochte interessant und anregend gewesen sein, er gab Alice jedoch nicht die Kraft und Stärke, die sie jetzt so dringend benötigt hätte. Andreas, selbst unglücklich und unzufrieden, zog sich immer mehr von Frau und Kindern zurück und ging seine eigenen Wege. Es wurde zunehmend einsam um Alice, und sie scheint auch den Kontakt zur restlichen Königsfamilie gemieden zu haben. Nachdem sie ihren kleinen Laden hatte aufgeben müssen, fehlte ihr eine wirkliche Aufgabe. Die Tage erschienen ohne Sinn und Struktur, und sie fühlte sich dem tristen Alltag nicht mehr gewachsen. Allein in Saint-Cloud, kehrten Alices Gedanken immer wieder zu Ella zurück, der der orthodoxe Glaube bekanntlich die nötige Kraft gegeben und ihr ein erfülltes Leben geschenkt hatte. Auch Alice suchte jetzt Trost in der Religion, betete viel, fand aber keinen Ausweg aus ihrer zunehmenden Verzweiflung. Immer mehr verfestigte sich der Gedanke, dass auch ihr der orthodoxe Glaube womöglich mehr Kraft geben könnte als die vergleichsweise vernunftbetonte protestantische Religion. Würde eine Konversion ihr helfen? Doch was würde ihre Familie dazu sagen? Alice erinnerte sich genau, dass Ella seinerzeit in der Verwandtschaft auf heftigen Widerstand gestoßen war, als sie verkündet hatte, den orthodoxen Glauben anzunehmen. Immerhin waren auch Andreas und ihre Kinder griechisch-orthodox getauft, selbst wenn sie ihren Glauben nicht lebten.

Erste Andeutungen zu ihrem Vorhaben äußerte sie im Juni 1928, als sie ihre Mutter in London besuchte. Viktoria berichtete ihrem Sohn Georg später davon in einem Brief: »Als Alice im Sommer bei mir war, erzählte sie, dass sie der Kirche beitreten wolle, der ihr Mann und ihre Kinder angehören und deren Gottesdiensten sie viele Jahre lang beigewohnt hatte. Am 20. Oktober hat sie nun diesen Schritt getan und wurde in die orthodoxe Kirche aufgenommen, in einer kleinen Privatkapelle in Saint-Cloud. Ich glaube, es wird ihr helfen, und Du weißt ja, dass ich immer gesagt habe, jeder solle so frei sein, das zu glauben, was er möchte ... Weil Alice nicht will, dass ihre Konversion herumerzählt wird, sage ich nur Dir Bescheid, ihren Brüdern und ihrer Schwester.« Aber ebenso wie Viktoria hatten auch die Geschwister nichts gegen den Glaubenswechsel einzuwenden. Ohnehin hatten sich die Zeiten geändert, denn nachdem es in Deutschland keine regierenden Fürstenhäuser mehr gab, war der Glaube wieder mehr und mehr zur Privatsache geworden, und in England hatte man diesbezüglich schon früher eine tolerantere Haltung gezeigt. Alices Bruder Louis Mountbatten schrieb aus Malta, wo er gerade stationiert war: »Georg und ich sind einer Meinung über Religion, was Alice betrifft, und wenn es ihr passen würde, könnte sie auch zum Shintoismus übertreten.«

Nichtsdestotrotz gibt Alices Konversion einige Rätsel auf. Eindeutig folgte sie mit diesem Schritt dem Vorbild ihrer Tante Ella, die sich mit dem orthodoxen Glauben seinerzeit intensiv auseinandergesetzt hatte und schließlich voller Überzeugung konvertiert war. Alice hingegen scheint diesen Entschluss eher spontan gefasst zu haben. Hoffte sie tatsächlich, der neue Glaube könne ihr in der Lebenskrise mehr Kraft verleihen? Oder glaubte sie vielleicht, Ella könnte auf diese Weise gleichsam in ihr »weiterleben«, so ähnlich, wie sie seinerzeit nach dem Tod ihrer Großmutter Julie von Battenberg empfunden hatte? Das ist nicht ganz auszuschließen. Bei ihrer Beschäftigung mit esoterischen Themen hat sich Alice sicherlich auch mit der Reinkarnationslehre befasst, die in Europa seit dem 19. Jahrhundert populär war und zum festen Bestandteil verschiedener europäischer Weltanschauungen wie der von Rudolf Steiner begründeten Anthroposophie wurde. Edouard Schuré schreibt in seinem Buch *Die großen Eingeweihten*: »Die menschliche Seele, die Individualität, ist in ihrem Wesen unsterblich. Ihre Entwicklung erfolgt durch ein Auf- und Absteigen auf geistigen und körperlichen Ebenen. Die Reinkarnation ist das Gesetz der Evolution. Hat die Seele ihre Vollkommenheit erreicht, erübrigt sich diese Notwendigkeit und sie kehrt im vollen Bewusstsein zu dem reinen Geist, zu Gott, zurück.«

Reinkarnation bezeichnet die Vorstellung, dass sich die Seele im Tod vom Körper löst und wieder neu geboren wird. Die Lehre hat die weiteste Verbreitung in den östlichen Religionen wie Buddhismus und Hinduismus, mit denen sich Alice ebenfalls auseinandergesetzt hatte. Hier wird die »Wiedergeburt« eher als etwas Verhängnisvolles betrachtet. Im westlichen Kulturkreis hingegen erhielt sie vielmehr den Charakter einer Heilslehre, als Möglichkeit, sich in einem neuen Leben weiter zu entfalten. Reinkarnation wird so zum Ausgangspunkt eines religiösen Fortschrittsdenkens, bei dem sich der Mensch in mehreren Existenzen immer weiter zur Vollkommenheit entwickelt. Und genau das war auch das Thema, das Alice nach der Lektüre von Schurés Buch in den nächsten Jahren nicht mehr loslassen sollte: die permanente Weiterentwicklung des Menschen mit dem Ziel, alles Böse endgültig aus der Welt zu verbannen.

Doch was immer Alice auch bewogen haben mochte – die Konversion zeigte nicht die erhoffte Wirkung, und ihr Leben geriet zunehmend aus den Fugen. Spätestens nach ihrer Silberhochzeit im Oktober 1928, die in Saint-Cloud im Familienkreis gefeiert worden war, zeigte sich, dass die einst so harmonische Ehe in einer tiefen Krise steckte, aus der es keinen Ausweg mehr gab. Das Bett teilten beide schon lange nicht mehr miteinander. Alice und Andreas hatten sich verloren, es gab weder gemeinsame Unternehmungen noch Interessen oder Zukunftsperspektiven, die sie verbanden. Die Hoffnung auf eine Rückkehr nach Griechenland hatten wohl beide noch nicht völlig aufgegeben, doch sie schien zu dieser Zeit illusorisch. Unter Ministerpräsident Venizelos hatte sich das Land in eine Republik verwandelt, in der die alte Königsfamilie vermutlich keinen Platz mehr haben würde. Venizelos führte das Land in die Moderne. Durch staatliche Bauprogramme wurde die Infrastruktur spürbar verbessert, hinzu kamen Reformen im Bildungswesen und die Intensivierung der Landwirtschaft. Auch der Tourismus, der während des Ersten Weltkriegs brachgelegen hatte, wurde nun als Einnahmequelle wiederentdeckt, was die Pflege und weitere Erschließung der bekannten klassischen Stätten zur Folge hatte.

Doch Andreas konnte mit seinem Schicksal und der schmachvollen Vertreibung aus seinem Geburtsland einfach nicht abschließen. Als Aufarbeitung und Rechtfertigung schrieb er seine Erinnerungen an die missglückte Kleinasien-Kampagne nieder, der er den Titel *Towards Disaster* gab. Vielleicht hatte er dabei auch an sein eigenes Leben und das Zusammensein mit einer Frau gedacht, die ihm immer fremder wurde. Noch aber stand Alice an seiner Seite und bot sogar an, das Buch aus dem Griechischen ins Englische zu übertragen. Die Übersetzertätigkeit machte ihr Spaß und holte sie vorübergehend auch aus dem seelischen Tief heraus, in dem sie sich zu verlieren schien. Die regelmäßige Arbeit am Schreibtisch gab ihrem Alltag wieder die nötige Struktur, die für ihre seelische Stabilität nur gut sein konnte. Als das Werk *Towards Disaster. The Greek Army in Asia Minor 1921* jedoch 1930 in London erschien, sorgte es in Griechenland für Ärger und Unverständnis, sodass sich die Rechtfertigungsversuche des früheren Prinzen ins genaue Gegenteil verkehrten.

Die gemeinsame Arbeit an dem Buch konnte die tiefen Risse ihrer Ehe nicht kitten, und Alice zog sich nun zunehmend in eine »andere Welt« zurück. Inwieweit dabei auch ihre Schwerhörigkeit eine Rolle spielte, ist nicht geklärt. Als sie Viktoria im Mai 1928 in London besuchte, musste diese erschrocken feststellen, wie stark sich ihre Tochter verändert hatte, wie wenig sie noch auf dem festen Boden der Tatsachen stand. Dass sie jede Menge religiöser, philosophischer und mystischer Bücher las, hätte man vielleicht noch hinnehmen können. Besorgniserregend war jedoch, dass sich Alice immer wieder auf den Fußboden legte und behauptete, auf diese Weise eine göttliche Kraft zu empfangen, eine Kraft, die sie unter anderem dazu befähige, Krankheiten ihrer Mitmenschen durch einfaches Handauflegen zum Verschwinden zu bringen, so, wie es auch in der Bibel beschrieben wird. Sie erzählte begeistert, dass sie ihre Fähigkeiten als Heilerin bereits in Saint-Cloud erfolgreich an Philips Nanny ausprobiert habe. Angeblich seien deren rheumatische Beschwerden blitzartig verschwunden.

Wahrscheinlich war es einfach so, dass die gute Nanny Alice nur nicht kränken wollte, doch gerade das scheint Alice in ihrer Überzeugung bestärkt zu haben, von Gott tatsächlich mit »heilenden Händen« beschenkt worden zu sein. Bedenklich war auch, dass sie glaubte, noch andere esoterische Fähigkeiten zu besitzen, zum Beispiel einfach ihre Gedanken zu stoppen, wie es in Meditation versunkene Buddhisten zu tun vermögen. Vermutlich hielt Viktoria ihre Tochter schlichtweg für etwas exaltiert und überspannt. Dass es sich tatsächlich um die ersten Anzeichen einer ernsthaften Erkrankung handelte, wird ihr zunächst nicht in den Sinn gekommen sein.

»Die ganze Familie ist besorgt«

Die Verwandtschaft war zwar irritiert, konnte Alices seltsames Gebaren jedoch nicht so recht einschätzen. Als Bruder Louis seine Schwester im Sommer 1929 in Saint-Cloud zum Diner traf, fiel ihm jedenfalls nichts Ungewöhnliches auf. Noch schlossen alle die Augen vor der Tatsache, dass mit Alice irgendetwas ganz und gar nicht stimmte.

Im Herbst reiste Alice noch einmal nach Deutschland, um

Onkel Ernie und Tante Onor auf dem hessischen Familiensitz Wolfsgarten zu besuchen. In ihrer Begleitung befand sich Nona Kerr, eine frühere Hofdame und jetzt enge Vertraute ihrer Mutter. Vermutlich hat Viktoria dafür gesorgt, dass sich ihre Freundin diskret um Alice kümmerte. Als Außenstehende besaß Nona auch die nötige Distanz, um Alices seltsames Verhalten objektiver einschätzen zu können als die eigene Familie. Auch ihr hatte Alice von ihrer angeblichen Fähigkeit erzählt, durch Handauflegen heilen zu können. Mochte das noch als harmloser »Spleen« durchgehen, so klingelten bei Nona sämtliche Alarmglocken, als Alice berichtete, sie empfange göttliche Nachrichten hinsichtlich der künftigen Ehemänner ihrer Töchter. Das war natürlich eine Sorge, die sie umtrieb. Wie alle Aristokratinnen war auch Alice bemüht, ihre Mädchen möglichst vorteilhaft und standesgemäß zu verheiraten. Bislang war allerdings noch kein einziger potenzieller Bräutigam in Sicht. Die Partys, die Edwina Ashley in London gegeben hatte, mochten amüsant und unterhaltsam gewesen sein, aber für die griechischen Prinzessinnen schien sich kein Gentleman ernsthaft zu interessieren. Dabei war Margareta inzwischen schon 24 Jahre alt, Theodora nur ein Jahr jünger. Und selbst Cécile hatte mit 18 Jahren bereits das heiratsfähige Alter erreicht. Nur für die 15-jährige Sophie musste man noch keine konkreten Pläne schmieden.

Auch wenn Nona Kerr Alices Sorgen durchaus nachvollziehen konnte – die »göttlichen Nachrichten« hielt sie für pure Einbildung, wenn nicht sogar für Schlimmeres. Auf jeden Fall schrieb sie ihre Beobachtungen umgehend an Alices Schwester Louise, die inzwischen in Schweden lebte, sich aus der Ferne jedoch kein rechtes Bild machen konnte. In ihrem Antwortbrief hieß es: »Es ist ziemlich besorgniserregend, was Du über Alice schreibst. Man kann nur hoffen, dass diese Phase schnell vorübergeht. Alice hatte schon immer einen Hang zum Übersinnlichen … Ich wünschte, sie würde sich mit Christian

Science beschäftigen, die sie doch sehr interessiert hat, es ist doch wesentlich vernünftiger, daran zu glauben.«

Bei Christian Science handelte es sich um eine aus den USA stammende religiöse Gemeinschaft, die in den 1920er-Jahren auch in Europa großen Zulauf fand. Ihre Mitglieder sahen alles Materielle als Illusion an, betrachteten allein das Geistige als Wirklichkeit und waren der Überzeugung, dass der Glaube an Gott die einzige Quelle der Heilung körperlicher und seelischer Leiden sei. Entsprechend schrieb Louise: »Hier könnte sie auch ihre kürzlich entdeckte Fähigkeit zum Handauflegen ausüben ohne Schaden anzurichten.«

Die »Phase«, wie Louise es nannte, ging leider nicht vorüber. Alice war auch weiterhin davon überzeugt, andere Menschen heilen zu können und »göttliche Nachrichten« zu empfangen. Auch wenn sich Andreas inzwischen nur noch sporadisch in Saint-Cloud aufhielt, so machten ihm die Veränderungen seiner Frau doch sichtlich zu schaffen. Alice sprach inzwischen überhaupt nicht mehr mit ihrer Familie, zog sich immer weiter zurück und lebte ganz in ihrer eigenen Welt. Das Haus in Saint-Cloud, so behauptete sie, sei verderblichen Einflüssen ausgesetzt, die sie zu bannen versuchte, indem sie stets ein Kreuz oder ein anderes sakrales Objekt mit sich trug. Schließlich hielt sie sich selbst für eine Heilige und behauptete, sie habe gemeinsam mit Jesus Christus gespeist. Mitunter lief sie sogar völlig unbekleidet durch das Haus, was ihre Kinder erschreckte und entsetzte.

Andreas bekam es allmählich mit der Angst zu tun, zumal Alice auch körperlich in einem sehr schlechten Zustand war und erheblich an Gewicht verloren hatte, nachdem sie aus religiöser Überzeugung ein strenges Fastenprogramm verfolgte. Doch Andreas wusste nicht, wen er um Hilfe bitten konnte. Schließlich wollte er keineswegs, dass sich der wirre Geisteszustand seiner Frau herumsprach. Er wandte sich daher an den »einzigen Mann in der Familie«, seine in London lebende

Schwiegermutter Viktoria, und bat sie inständig, so schnell wie möglich nach Saint-Cloud zu kommen. Die 67-Jährige machte sich zusammen mit ihrer Enkelin Margarita unverzüglich auf den Weg und traf Anfang Januar 1930 in Frankreich ein. Was sie ihrer Freundin Nona wenig später berichtete, klang alarmierend: »Ich glaube, es war sehr nötig, dass ich gekommen bin. Die ganze Familie ist ängstlich und besorgt, und das aus gutem Grund! Meine arme Alice ist in einem ganz anormalen Zustand, geistig und körperlich. Sie wirkt erschöpft und gebrechlich. Sie empfing mich mit einem süßen Lächeln und zeigte mir mein Zimmer, aber sie sprach kaum und war so müde, dass sie gleich wieder ins Bett ging. Heute Morgen ging es ihr ein wenig besser und gerade kam sie in den Garten, wo ich mit Margarita saß, um aufs Essen zu warten. Sie aß auch mit – allerdings nur ein paar Bissen Gemüse und eine Orange. Nach dem Essen habe ich mich ein wenig mit ihr unterhalten. Sie versuchte, Interesse zu zeigen, war aber völlig mit ihren religiösen Vorstellungen beschäftigt ... Sie hat Visionen von Jesus und erzählte, dass sie in wenigen Wochen eine Nachricht erhalten wird, um die Welt zu retten. Immer wieder läuft sie betend durch das Haus. Zu mir sagte sie, sie sei sehr glücklich. Ich glaube, sie hat Blutarmut im Gehirn vom vielen Nachdenken und Fasten und ist in einem sehr kritischen Zustand.«

Im Sanatorium in Berlin-Tegel

Inzwischen war wohl allen klar, dass dringend etwas geschehen musste und Alice unverzüglich ärztliche Hilfe benötigte. Dass ihre Tochter an »Blutarmut im Gehirn vom vielen Nachdenken« litt, hat Viktoria womöglich selbst nicht geglaubt. Doch welchem Arzt konnte man wirklich vertrauen, Schweigepflicht hin oder her? Niemand in der Familie wollte mögliche Details über Alices Krankheit in den Gazetten lesen. Nachdem

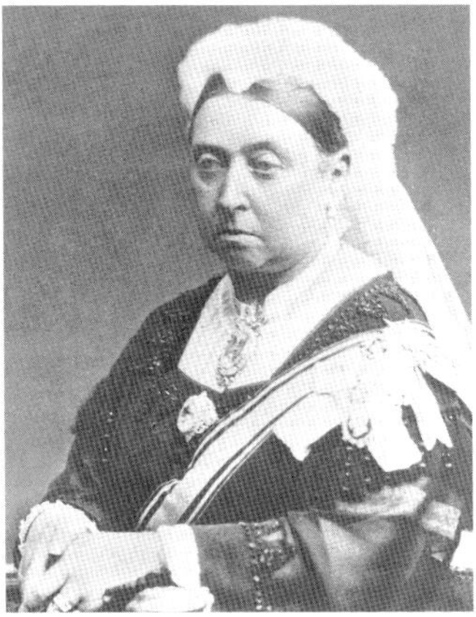

1 Alices Urgroßmutter **Queen Victoria** verstand sich als »inoffizielles Familienoberhaupt« der hessischen Verwandtschaft und nahm erheblichen Einfluss auf das Leben ihrer Kinder und Enkelkinder.

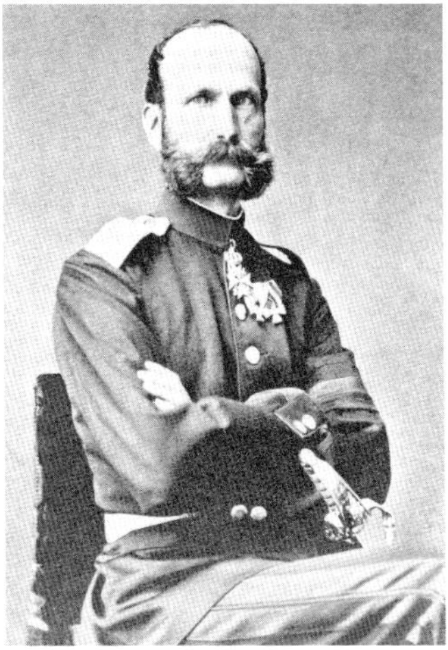

2 Durch seine morganatische Ehe mit Julie von Haucke wurde Alices Großvater **Alexander von Hessen-Darmstadt** zum »Ahnherrn« der Battenbergs.

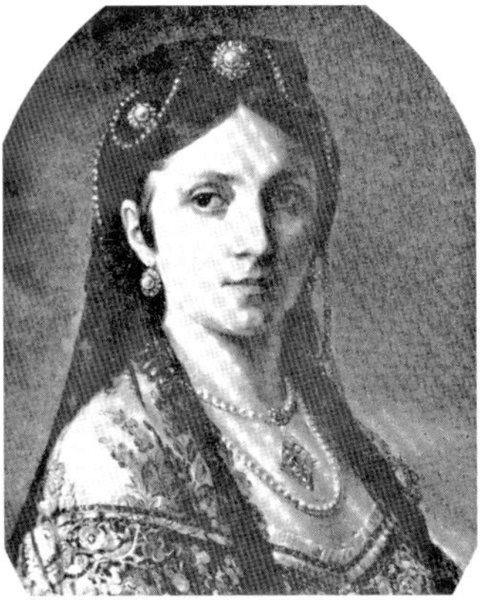

3 Zu ihrer Großmutter **Julie von Battenberg** hatte die kleine Alice ein besonders inniges Verhältnis. Die Zeit, die sie mit ihr auf Schloss Heiligenberg verbrachte, gehörte zu ihren schönsten Kindheitserinnerungen.

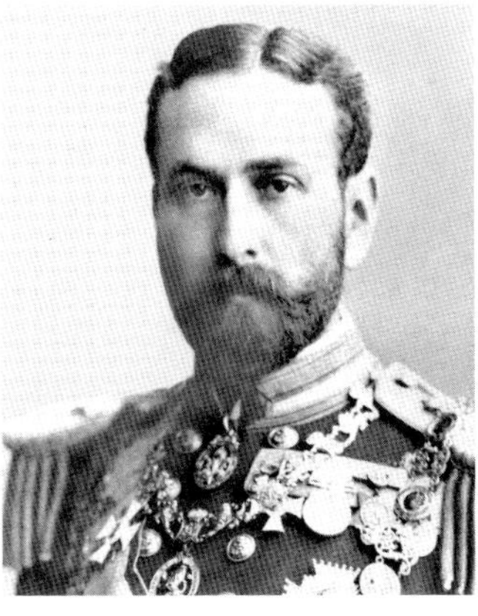

4 Schon als Heranwachsender trat Alices Vater **Ludwig von Battenberg** in die Royal Navy ein, nahm die englische Staatsangehörigkeit an und nannte sich seitdem Louis. Im Ersten Weltkrieg musste er seinen Namen in Mountbatten umändern.

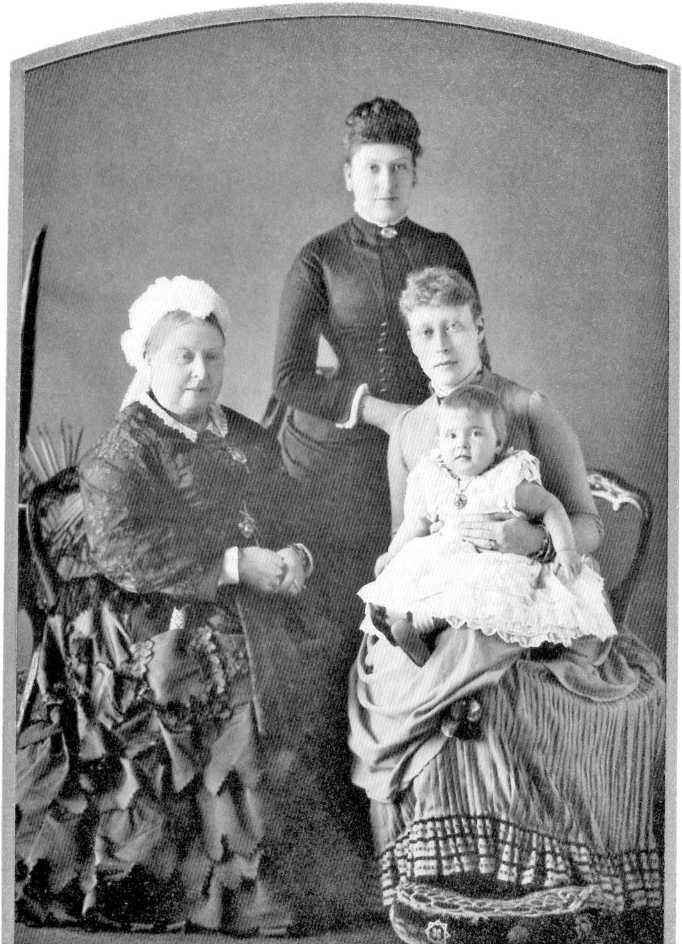

5 Wohlwollend blickt **Queen Victoria** auf ihre Urenkelin **Alice,** die auf dem Schoß von Mutter **Viktoria** neugierig in die Welt schaut. Obwohl sie den Battenbergs sehr zugetan war, wollte sie die Ehe ihrer jüngsten Tochter mit Heinrich von Battenberg zunächst verhindern. Doch **Beatrice** [stehend] konnte sich gegen ihre nahezu übermächtige Mutter durchsetzen.

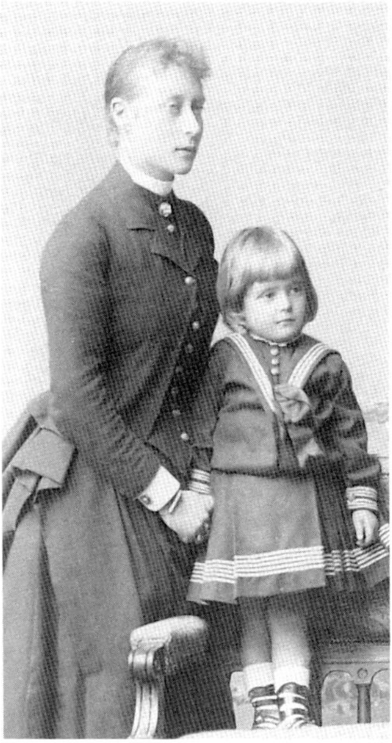

6 Das Sorgenkind: Als **Alice** drei Jahre alt war, diagnostizierten die Ärzte eine erhebliche Beeinträchtigung des Gehörs. Das kleine Mädchen war nahezu taub, lernte jedoch, das Gesagte von den Lippen abzulesen, sodass die Behinderung kaum auffiel.

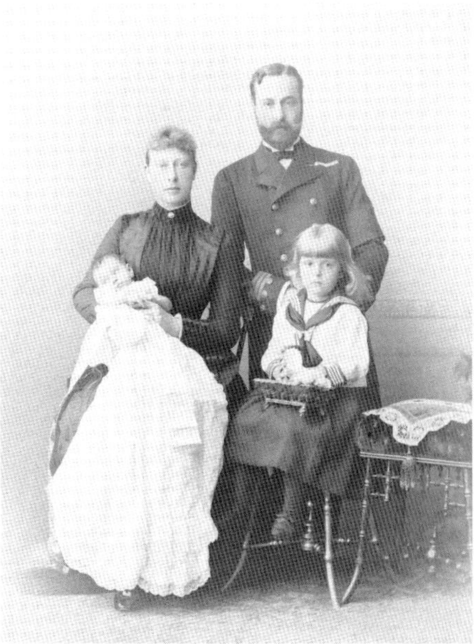

7 Alices Großtante Vicky, die Witwe des deutschen Kaisers Friedrich III., war ganz bezaubert von der bildhübschen kleinen **Alice**. 1889 kam Alices Schwester **Louise** zur Welt, die spätere Königin von Schweden. Die beiden haben sich gut verstanden und ein Leben lang zusammengehalten.

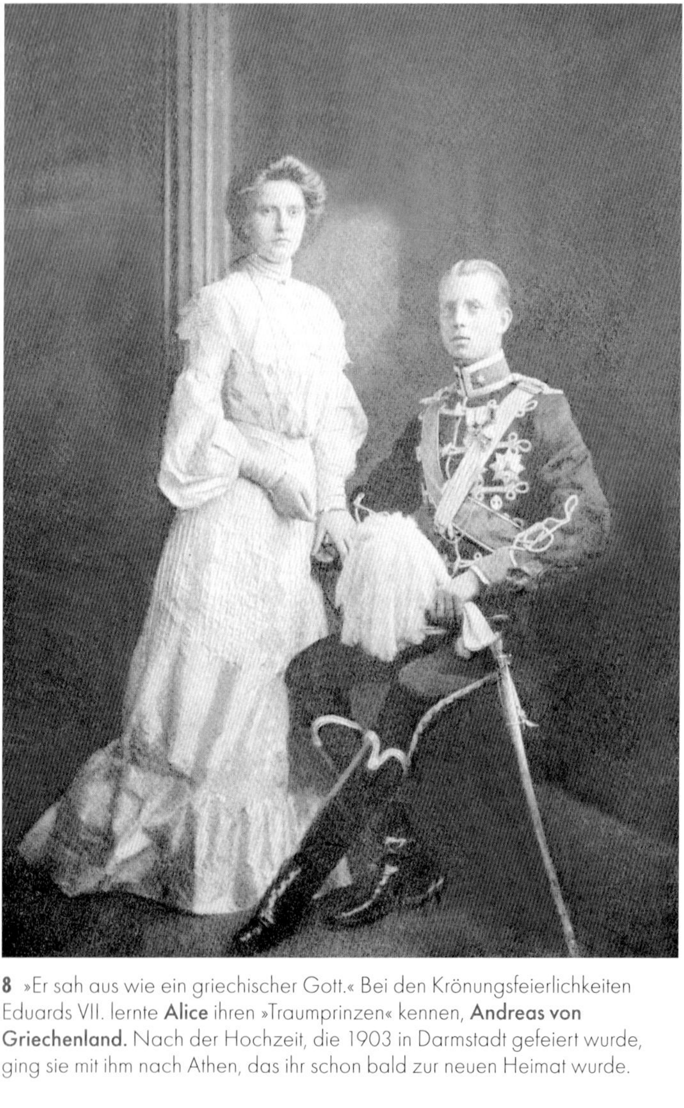

8 »Er sah aus wie ein griechischer Gott.« Bei den Krönungsfeierlichkeiten Eduards VII. lernte **Alice** ihren »Traumprinzen« kennen, **Andreas von Griechenland.** Nach der Hochzeit, die 1903 in Darmstadt gefeiert wurde, ging sie mit ihm nach Athen, das ihr schon bald zur neuen Heimat wurde.

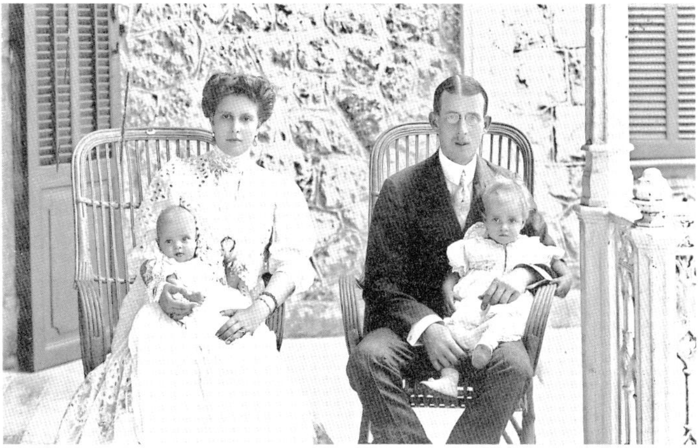

9 Ungetrübtes Familienglück: Schon bald nach der Hochzeit kam in Athen das erste Kind zur Welt, Tochter **Margarita.** Ihr folgte nur ein Jahr später **Theodora,** im Familienkreis »Dolla« genannt.

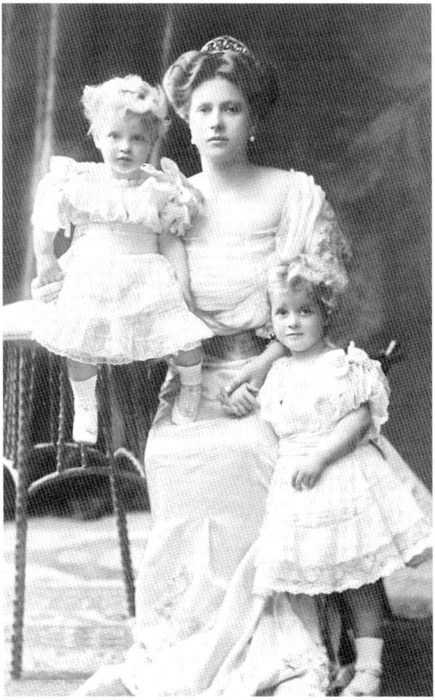

10 Drei griechische Prinzessinnen. Nach **Margarita** und **Theodora** folgten noch zwei weitere Töchter, Cécile und Sophie, bevor 1921 der lang ersehnte Sohn geboren wurde: Philip, späterer Gemahl Elizabeths II.

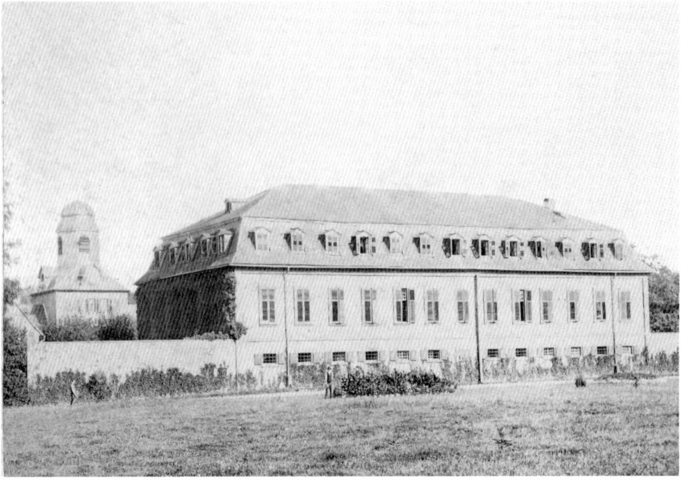

11 **Schloss Wolfsgarten** südlich von Frankfurt war einer der Wohnsitze der hessischen Familie. Auch Alice war hier häufiger zu Gast, wenn sich ihre Eltern in Deutschland aufhielten.

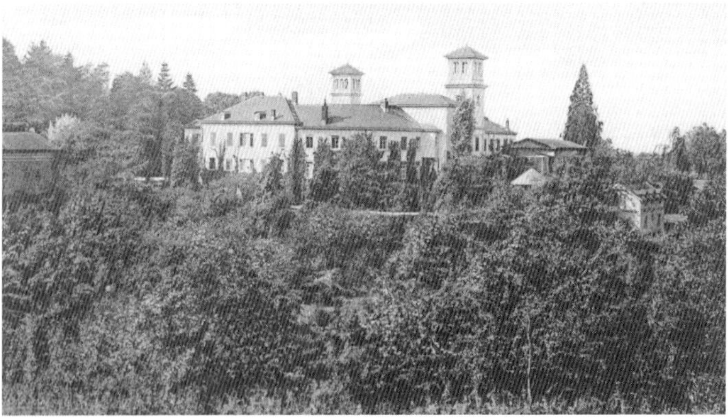

12 Alices Tante, Marie zu Erbach-Schönberg, hat **Schloss Heiligenberg** südlich von Darmstadt in ihren Lebenserinnerungen ein bleibendes Denkmal gesetzt: »Die Glückseligkeit eines Maimorgens auf dem Heiligenberg kann man nicht schildern. Das muss man erlebt haben.« Auch Alice selbst hat dieses Zuhause stets sehr geliebt, das ihr Vater 1920 aus finanziellen Gründen verkaufen musste.

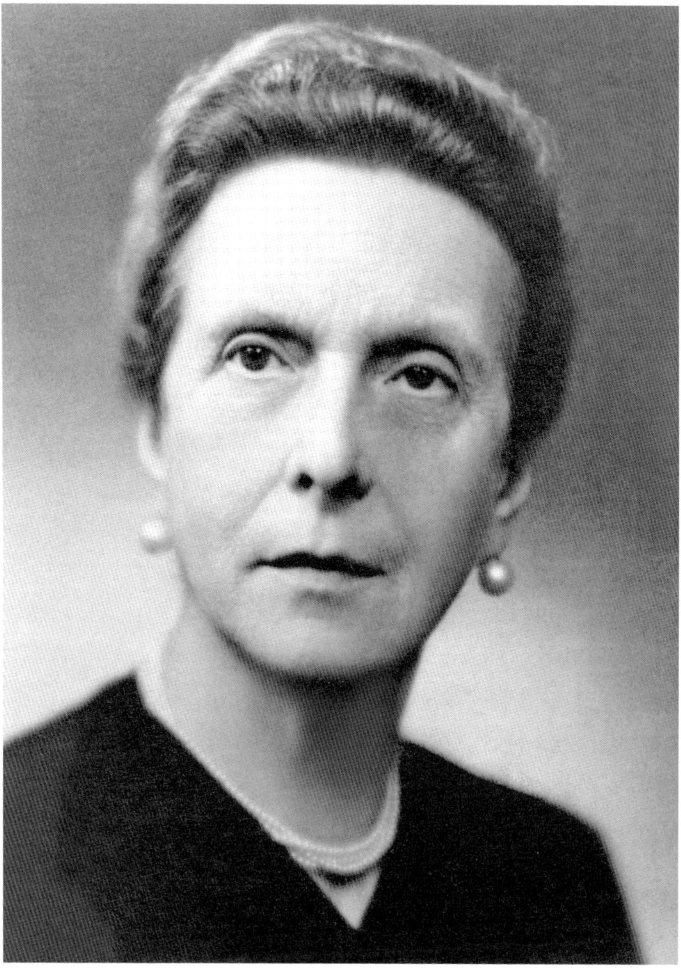

13 Alices Leben, das lange so glücklich gewesen war, bekam mit der Zeit immer mehr Risse. Der Verlust der griechischen Heimat, das Leben im französischen Exil, die Trennung von Andreas, Krankheit und Perspektivlosigkeit haben sie sehr belastet. Doch sie schaffte es, immer wieder neue Wege zu gehen.

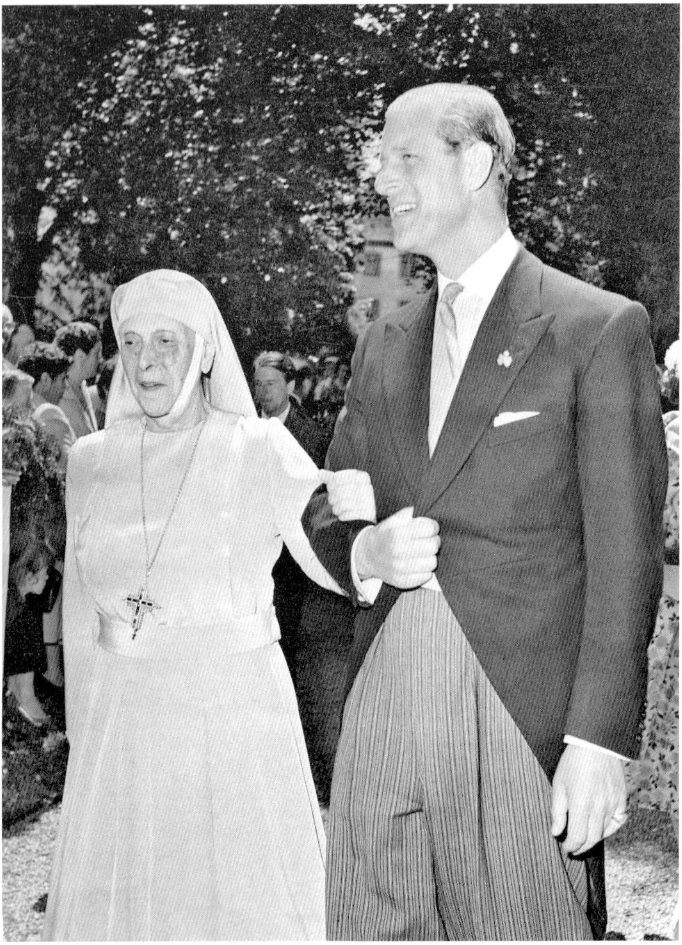

14 »Nonne« mit Sohn **Prinz Philip.** Bei der Hochzeit ihrer Nichte Margarita von Baden auf Schloss Salem 1957 erschien **Alice** im Nonnenhabit. Sie war zwar keine richtige Ordensfrau, doch nach der Gründung einer karitativen Schwesternschaft in Griechenland legte sie ihre zivile Kleidung ab, auch als Zeichen persönlicher Bescheidenheit.

man in Paris keinen geeigneten Mediziner für die Behandlung der prominenten Patientin gefunden hatte, war guter Rat teuer. Andreas wäre es am liebsten gewesen, wenn Viktoria ihre Tochter mit nach England genommen hätte. Das hätte ihn zumindest jeglicher Verantwortung entbunden, die er nach wie vor für seine Frau spürte. Doch auch Viktoria wollte die Bürde nicht auf ihre Schultern nehmen, vielleicht weil ihr Alices Verhalten schlicht und einfach peinlich war. Inzwischen hatten deren religiöse Fantasien noch eine sexuelle Komponente erhalten, sie sprach nicht nur davon, dass sie mit Jesus Christus gespeist habe, sondern behauptete auch, er sei ihr Liebhaber. Die Familie wusste sich nicht anders zu helfen, als Alice ihrem Gynäkologen Dr. Louros vorzustellen, der eigens aus Athen angereist kam. Er befand nach gründlicher Untersuchung, dass körperlich alles in Ordnung war. Die 45-Jährige bekam noch regelmäßig ihre Periode und zeigte keine Anzeichen des Klimakteriums. Das Leiden, so der Befund, sei vermutlich seelischen Ursprungs, eine schwere Psychose, die dringend fachkundiger Behandlung bedurfte.

Alice weigerte sich allerdings strikt, eine psychiatrische Klinik aufzusuchen, wie es ihr auch Schwägerin Marie Bonaparte ans Herz gelegt hatte. Durch deren langjährige Beschäftigung mit der weiblichen Sexualität im Rahmen der Psychoanalyse hatte sie Ernst Simmel (1882–1947) kennengelernt, der ein renommiertes einschlägiges Sanatorium in Berlin-Tegel leitete. Doch Alice wollte sich nicht behandeln lassen. Nach eigenem Empfinden war sie schließlich nicht krank, lediglich mit ganz besonderen Begabungen ausgestattet. Die Familie musste daher einen Trick anwenden, um sie doch noch von der Notwendigkeit einer Behandlung zu überzeugen: Der Gynäkologe Dr. Louros versicherte ihr offenbar recht glaubhaft, es sei Jesus Christus selbst gewesen, der den Aufenthalt in Tegel angeordnet habe.

Jetzt war Alice einverstanden und reiste im Februar 1930

nach Berlin. Ihrer Familie wird ein Stein vom Herzen gefallen sein, denn lange hätte man Alices besorgniserregenden Zustand vermutlich nicht mehr verheimlichen können. Gerade in Kreisen des Adels, aber auch des Großbürgertums war es üblich, »auffällige« Familienmitglieder aus der Öffentlichkeit fernzuhalten, um sich Spott und Gerede zu ersparen. Nun war Alice erst einmal gut untergebracht, abgeschirmt von neugierigen Blicken und abfälligen Bemerkungen.

Ihr erster Eindruck von dem Sanatorium dürfte äußerst positiv gewesen sein. Es handelte sich schließlich um Schloss Tegel, den ehemaligen Familiensitz der Familie Humboldt, wo Wilhelm und Alexander von Humboldt ihre Kindheit verbracht hatten. In dem klassizistischen Bau, der nach Originalplänen von Friedrich Schinkel gestaltet worden war, hatte Ernst Simmel im April 1927 eine der ersten psychoanalytischen Kliniken überhaupt gegründet.

Der gebürtige Breslauer Simmel war ein großer Verehrer von Sigmund Freud, der auch schon mehrmals mit seiner Tochter Anna nach Tegel gekommen war, um sich mit dem Kollegen auszutauschen. Simmel hatte sich bereits während seines Medizinstudiums autodidaktisch mit der Psychoanalyse beschäftigt und 1918 ein Buch über das Tabuthema der Kriegstraumata veröffentlicht, nachdem er als Militärarzt Betroffene mit den Methoden der Psychoanalyse behandelt hatte, die damals noch in den Kinderschuhen steckte. Das war auch insofern bemerkenswert, als die Männer, die nach den grauenvollen Erlebnissen an der Front völlig verstört aus dem Ersten Weltkrieg heimkehrten, oftmals als Simulanten oder »Schlappschwänze« diffamiert wurden und keinerlei Hilfe erhielten. Aber Simmels Blick galt anfangs ohnehin dem »kleinen Mann«. Nicht nur seine Praxis befand sich damals in einem Berliner Arbeiterviertel, er gehörte gemeinsam mit dem Armenarzt Karl Kollwitz, Ehemann der Künstlerin Käthe Kollwitz, zu den Begründern des Sozialdemokratischen Ärztevereins und wurde zu einem Pionier der Sozialmedizin. Doch in den 20er-Jahren beschloss er, sich künftig ganz der Psychoanalyse zu widmen, und eröffnete das Sanatorium in Tegel. Einen Aufenthalt dort konnten sich allerdings nur äußerst wohlhabende Patienten leisten, zu denen Alice bekanntlich nicht gehörte. Doch mit großer Wahrscheinlichkeit wird ihre Schwägerin Marie Bonaparte für die Kosten aufgekommen sein. Dr. Simmel hatte also genügend Zeit, sich um seine prominente Patientin zu kümmern, denn außer Alice gab es nur ein paar Kokainsüchtige, die hofften, sich hier von ihrer Sucht befreien zu können.

Es war ein großes Glück, dass Alice gleich bei der ersten Begegnung Vertrauen zu Ernst Simmel fasste und bereit war, sich freimütig mit ihm zu unterhalten. Zunächst drehte sich ihr Gespräch gar nicht um Alices Krankheit, sondern um gemeinsame Erfahrungen in den vergangenen Kriegen, in denen sich beide im Lazarett um Verwundete und Sterbende gekümmert hatten. Das schuf eine vertrauensvolle Beziehung zwischen Arzt und Patientin, eine gemeinsame Basis, eigentlich die beste Voraussetzung für die nun folgende Therapie. Alice hatte jedenfalls das Gefühl, in gewisser Weise mit Simmel auf »einer Ebene« zu stehen. Völlig unbefangen erzählte sie daher von ihren sexuellen Fantasien, die sich hauptsächlich um Jesus Christus drehten. Alice war der festen Überzeugung, mit Jesus verheiratet zu sein und mit ihm eine intime Beziehung zu haben. Aber auch andere Religionsgründer wie Buddha, einer der Protagonisten des Buchs *Die großen Eingeweihten*, waren Teil ihrer Visionen. So glaubte Alice tatsächlich, als Verbindungsglied zwischen Gott und den Menschen zu fungieren, als Prophetin, die in der Lage war, göttliche Wahrheiten zu verkünden.

Schon nach dem ersten Gespräch stand Simmels Diagnose fest: Alice litt unter paranoider Schizophrenie, einer Krankheit, die sich in sehr unterschiedlichen Facetten zeigen kann. Charakteristisch ist jedoch, dass die Betroffenen die Wirklichkeit verändert wahrnehmen, wobei es eine Vielzahl möglicher

Symptome gibt, darunter auch Wahnvorstellungen, wie es bei Alice der Fall war. Die weitverbreitete Ansicht, die Patienten hätten eine »gespaltene Persönlichkeit«, ist jedoch falsch.

Die Krankheit ist nicht so leicht zu umschreiben und kann höchst unterschiedlich verlaufen. Manchmal zeigen sich die ersten Symptome schon Jahre vorher, ohne dass sie von der Umgebung wahrgenommen und als solche gedeutet werden. Es ist durchaus möglich, dass Alices gesteigertes Interesse an übersinnlichen, religiösen und philosophischen Fragen nach Ellas gewaltsamem Tod ein solches Warnsignal war. Doch das ist reine Spekulation. Es gibt Patienten, die nur einen akuten Schub paranoider Schizophrenie erleiden und anschließend bis zu ihrem Lebensende völlig frei von Symptomen sind. Meist aber verläuft die Krankheit eher »wellenförmig« mit mehr oder weniger auffälligen Phasen, in vielen Fällen auch chronisch. Zwischen den akuten Schüben liegen oftmals Monate oder sogar Jahre. In dieser Zeit können die Symptome entweder ganz verschwinden oder nur selten auftreten.

Zum Krankheitsbild der paranoiden Schizophrenie gehören auch Denk- und Konzentrationsstörungen. Die Aufmerksamkeit des Patienten ist allgemein eingeschränkt, Gedankengänge können immer wieder ins Stocken geraten oder plötzlich abreißen. Das könnte auch bei Alice der Fall gewesen sein, als sie gegenüber ihrer Mutter behauptete, sie sei wie die Buddhisten in der Lage, ihre Gedanken zu stoppen. Vermutlich hatte sie einfach vergessen, was ihr gerade noch durch den Kopf gegangen war.

Auch Halluzinationen gehören zum Krankheitsbild, das Hören von Stimmen und anderen Geräuschen, Wahnvorstellungen, die dem Patienten selbst durchaus schlüssig und logisch erscheinen. Für Alice war es eine Tatsache, dass sie eine intime Beziehung mit Jesus Christus hatte, wobei solche religiösen Wahnvorstellungen bei den Kranken generell häufiger vorkommen.

Die Ursachen der paranoiden Schizophrenie sind bis heute nicht wirklich geklärt. Vermutlich wirken mehrere Faktoren zusammen. Die Krankheit wird nicht direkt vererbt, aber es ist durchaus möglich, dass manche Menschen eine gewisse Disposition mitbringen, was nicht bedeutet, dass die psychische Störung auch tatsächlich ausbricht. Äußere Einflüsse können bei gefährdeten Personen aber sehr wohl dazu beitragen, zum Beispiel starker Stress oder belastende Erlebnisse wie der Tod nahestehender Menschen. Vermutlich kommt es in diesem Fall zu einer Veränderung bestimmter Hirnbotenstoffe und damit zu einer veränderten Informationsverarbeitung.

Darüber, was die Krankheit bei Alice ausgelöst hat, lässt sich nur spekulieren. Gewiss hat sie der gewaltsame Tod ihrer russischen Tanten vorübergehend aus der Bahn geworfen, sicherlich auch die Flucht aus Griechenland und die ungewisse Zukunft. Es ist auch durchaus möglich, dass ihr die zunehmende Entfremdung von ihrem Ehemann, den sie doch einmal so sehr geliebt hatte, den Boden unter den Füßen wegriss und ihre schon längst nicht mehr heile Welt völlig zusammenstürzen ließ. Dr. Simmel kam jedoch zu einem anderen Ergebnis.

Ohne Hoffnung auf Heilung

Als Psychoanalytiker und Schüler Sigmund Freuds sah Simmel nur eine Ursache für Alices Erkrankung: unterdrückte Sexualität. Nachdem sie und Andreas das Bett nicht mehr miteinander teilten, fehlte ihr seiner Ansicht nach schlicht und einfach die sexuelle Befriedigung. Alices Enkel Rainer von Hessen, der sich intensiv mit der Krankheitsgeschichte seiner Großmutter auseinandergesetzt hat, hält es durchaus für möglich, dass sich Alice damals in einen anderen Mann verliebt hatte, aber aufgrund von Schuldgefühlen, die durch Religion und gesellschaftliche Moral erzeugt wurden, ihre sexuellen Bedürfnisse nicht ausleben konnte und wollte. Um das zu kompensieren, flüchtete sie in religiöse Vorstellungen. Auch Nona Kerr bestätigte, dass sich Alice 1925 in einen nicht näher bekannten Engländer verliebt hatte, mit dem sie jedoch keine Affäre unterhielt. Zum Abschied hatte sie ihm geschrieben, dass sie sich in einer anderen Welt wiedertreffen würden. Dieses »Versprechen« hatte sie dann im Januar 1930 jedoch zurückgenommen und ihm mitgeteilt, sie würde ihn doch nicht im Himmel treffen, da sie jetzt die Braut Christi sein.

Simmel hielt es jedenfalls für ratsam, sich mit seinem Mentor Sigmund Freud über diesen speziellen Fall auszutauschen. Freud stimmte seinem Kollegen zu, eine wirksame Behandlung könne nur dann erfolgen, wenn die sexuellen Gefühle der adligen Patientin abgestellt würden. Um bei der 45-Jährigen eine vorzeitige Menopause herbeizuführen, empfahl Freud, ihr die Eierstöcke mit Röntgenstrahlen zu behandeln. Auf diese Weise würden die Symptome von allein verschwinden, und sie könne in ihr altes Leben zurückkehren. Simmel führte die empfohlene Behandlung tatsächlich durch, allerdings ohne das gewünschte Ergebnis zu erreichen. Man konnte nur von Glück sagen, dass Alice keine ernsthaften Schäden davontrug.

Während Alice die fragwürdige Therapie über sich ergehen ließ, erreichten sie in Tegel höchst erfreuliche Nachrichten: Ihre 18-jährige Tochter Cécile wollte sich demnächst mit ihrem Großcousin verloben, dem fünf Jahre älteren Donatus, Sohn von Onkel Ernie und seiner Frau Onor. Am 17. Februar 1930 gratulierte Alice ihrer Zweitjüngsten schriftlich zur geplanten Verlobung und ließ gleichzeitig durchblicken, dass sie nicht mehr lange in Tegel bleiben, sondern schon bald wieder nach Hause kommen würde.

Tatsächlich hatte sich zumindest ihr körperlicher Zustand nach einer Weile spürbar verbessert. Sie hatte an Gewicht zugenommen und fühlte sich gesund – was sie jedoch keineswegs war. Die skandalöse Behandlung mit den Röntgenstrahlen war wirkungslos geblieben, und wie es weitergehen sollte, wusste auch Dr. Simmel nicht. Er setzte auf intensive Gespräche mit seiner Patientin, eine ruhige Umgebung mit kleinen Spaziergängen durch den Schlosspark. Doch die Wirkung war äußerst begrenzt. Heute lässt sich paranoide Schizophrenie erfolgreich mit Medikamenten behandeln, zu Beginn der 1930er-Jahre war das aber noch nicht möglich. Solche Präparate kamen erst rund 20 Jahre später auf den Markt.

Nach zwei Monaten in Tegel wollte Alice unbedingt wieder nach Hause. Simmel, der sie gerne weiterbehandelt hätte, konnte sie nicht gegen ihren Willen dabehalten und musste sie entlassen. Er hat seine prominente Patientin nicht mehr wiedergesehen. Nur ein Jahr später war er infolge der Weltwirtschaftskrise gezwungen, seine Klinik zu schließen, und als Jude blieb ihm nach der Machtübernahme der Nationalsozialisten keine andere Wahl, als auszuwandern. Er ging 1934 in die USA und starb 1947 in Los Angeles.

Dr. Simmels Diagnose

Simmels abschießender Arztbericht vom 15. Mai 1930 offenbart einige aufschlussreiche Details: »Im Fall der Prinzessin von Griechenland handelt es sich meiner Ansicht nach um ein schizophrenes Paranoid. Es ist ein bestimmtes Wahnsystem, in dessen Zentrum Christus steht, mit dem die Patientin verheiratet zu sein glaubt. Als einzige aller Frauen auf Erden. Sie hat eine Menge halluzinatorischer Erfahrungen, die immer im Koitus mit Christus enden, jedesmal in einem vollen Orgasmus, wie die Patientin berichtet. Abgesehen davon, eine aktive Mitarbeiterin Christi zu sein, hat sie vollständigen Anteil an seinen magischen Kräften und Handlungen. Durch die Vermittlung durch Christus hat sie auch persönliche Erfahrungen mit allen anderen großen Religionsstiftern wie Buddha etc. Mit Christus besucht sie fast täglich das Totenreich verstorbener Seelen und hat hier entdeckt, dass selbst in der Seelensphäre ein wollüstiger Verkehr existiert. Sie hält es für eine ihrer wichtigsten Missionen, ihre Entdeckung den Menschen auf Erden mitzuteilen ... Sie ist von der Tatsache der Seelenwanderung überzeugt und kennt genau ihre Vorfahren, die sich auf einen Zeitraum von 5000 Jahren erstrecken. Im Ganzen hat die Patientin sieben Wochen in meiner Klinik verbracht. Zur Zeit der Aufnahme war sie körperlich stark angegriffen, weil sie während der letzten Wochen zu Hause die Rolle der Büßerin mit Fasten und Selbstzüchtigung etc. im Dienst ihrer Christus-Idee gespielt hat. Es gelang mir, einen guten Kontakt zu ihr herzustellen und sie so weit zu bringen, ihr äußeres Leben wieder völlig zu normalisieren, sodass sie sogar gemerkt hat, dass ihre innere Erfahrung der Außenwelt wahnhaft erscheint und dass sie deshalb mit ihren Mitteilungen darüber zurückhaltend sein muss. Somit war ich in der Lage, nachdem sie sich körperlich etwas erholt hatte (sie nahm hier zwölf Pfund zu), sie sich völlig frei, ohne Sonderschwester, bewegen zu lassen. Sie ging selbstständig ins Theater, machte Besuche etc. Auch hat sie sich sehr gut auf die Behandlung eingestellt, die ich einleitete. Doch es wurde unmöglich, sie zu Ende zu führen, weil die Patientin darauf drängte, sie zu entlassen, und sich nach der Heimkehr zu ihren Kindern sehnte.

In Anbetracht des Vorherrschens ihrer ›Hyperlibido‹ (die orgasmischen Halluzinationen traten täglich auf, sogar mehrmals am Tag), die einerseits eine Folge ihrer neurotisch-präpsychotisch libidinösen Kondition, andererseits eine Reaktion auf die (relative?) Impotenz ihres Mannes waren, riet Prof. Freud zu einer Behandlung der Eierstöcke, um die Menopause zu beschleunigen (Monatsregel bisher regelmäßig). Nach einer zusätzlichen Konsultation mit Prof. Louros (Athen), Prof. Warnekross (Dresden) und Prof. H. Zondek (Berlin) entschieden wir uns für einen Versuch mit Röntgenstrahlen. Er wurde von

Dr. v. Schubert mittels einer ›halben Kastrationsdosis‹ durchgeführt – gemäß seiner (Schuberts) Indikation, um die Menopause nicht sofort eintreten zu lassen, aber um sie zu beschleunigen.

Die Patientin befand sich am Ende ihres Aufenthalts in meiner Klinik am Beginn einer guten Übertragung, dahingehend, dass Christus und meine Person für sie auf eine Ebene kamen. Leider löste dies bei ihr (verständlicherweise), besondere Angstzustände aus, die sie von hier vertrieben. Ich hätte sie gerne weiterbehandelt, denn ich bin in puncto psychoanalytischer Therapie nicht besonders pessimistisch …«

Verzweiflung und Ratlosigkeit

Als Alice am 7. April 1930 wieder bei ihrer Familie in Saint-Cloud eintraf, zeigte sich, dass der Aufenthalt in Tegel die Krankheitssymptome keineswegs beseitigt hatte. Noch immer sprach sie von ihrer speziellen Beziehung zu Jesus Christus und wirkte darüber hinaus völlig weltfern. Die Kinder versetzte das Verhalten ihrer Mutter erneut in Entsetzen und Verwirrung.

So konnte es auf keinen Fall weitergehen. Andreas wusste nicht mehr weiter und reiste unverzüglich nach London, um sich erneut bei seiner Schwiegermutter Rat zu holen. Gab es hier vielleicht eine wirksame Behandlung für Alices seltsame Krankheit? Vermutlich war es Schwägerin Edwina, die Viktoria und Andreas auf eine Einrichtung aufmerksam machte, die 1919 von ihrem Großvater Ernest Cassel zur Behandlung traumatisierter Soldaten des Ersten Weltkriegs gegründet worden war: das Cassel-Hospital in London, eine psychiatrische Klinik, die bis heute existiert. Gemeinsam machten sich Viktoria und Andreas auf den Weg, um den leitenden Arzt der Einrichtung zu sprechen. Nachdem der sich Alices Leidensgeschichte angehört hatte, riet er dringend zu einer stationären Behandlung. Offenbar empfahl er ihnen, Karl Wilmanns (1873–1945) zu kontaktieren, den Leiter der Psychiatrischen Universitätsklinik Heidelberg.

Doch zunächst stand im April wieder eine fröhliche Familienfeier ins Haus: die Verlobung von Cécile und Donatus in Darmstadt, an der natürlich auch Alice teilnehmen wollte. Dabei stellten sich Viktoria und Andreas die bange Frage, ob sich Alice möglicherweise auffällig benehmen und die Familie blamieren würde.

Doch im Großen und Ganzen verlief die Feier ohne Zwischenfälle. Alice scheint sich im Kreis der Verwandtschaft sehr wohlgefühlt zu haben und freute sich, alle wiederzusehen. Offenbar vermittelte sie zumindest oberflächlich den Eindruck, der Aufenthalt in Tegel habe ihr gutgetan. Nur Viktoria, die ihre Tochter schließlich am besten kannte, ließ sich nicht täuschen. Auch sie wusste inzwischen, dass Sexualität bei Alices Krankheit eine wichtige Rolle spielte. So redete sie zum Beispiel viel über Prostitution, dass die Seele der Prostitution sich über den Körper erheben müsse, und anderes mehr.

Nach dem Gespräch mit dem leitenden Arzt des Cassel-Hospitals hatte Viktoria bereits die entsprechenden Kontakte aufgenommen und alles Notwendige in die Wege geleitet. Am 21. April 1930 schrieb sie ihrer Freundin Nona vertraulich über Alices Befinden: »Als sie mit Ernie, Onor und mir allein war, sprach sie wieder von ihren Ideen und zu Andreas sagte sie ein paar quälende Dinge. Ihre Einbildungen sind noch fest verankert, und es ist schon ein Erfolg, wenn sie eine Zeitlang nicht darüber spricht. Sie ist dicker geworden, isst und trinkt alles, aber ihr Gesicht hat sich verändert, und wenn sie nicht redet, ist ihr Ausdruck, besonders in den Augen, die stumpf blicken, ebenfalls verändert. Ich habe mit einem ausgezeichneten und sehr netten Heidelberger Professor (Karl Wilmanns) gesprochen, der ein privates Sanatorium in der Nähe von Konstanz am Bodensee empfohlen hat, das in jeder Hinsicht vorteilhaft ist. Es wird von einem sehr guten Spezialisten geleitet, liegt in einem idyllischen Park und besitzt drei getrennte Einrichtungen für eine geschlossene Anstalt, eine halbgeschlossene und die sogenannte freie Station, wo Patienten in Begleitung einer Krankenschwester auch mal in die Stadt gehen können. Die Patienten kommen alle aus höheren Schichten, es sind gebildete Leute, sodass Alice durchaus mit dem einen oder anderen Bekanntschaft schließen könnte und so ein passendes Umfeld vorfinden würde. Wir hoffen, dass Dr. Simmel, den sie nun in den höchsten Tönen lobt und anscheinend sehr gerne mag, in der nächsten Zeit einmal vorbeikommen und seinen Einfluss auf sie ausüben kann, ihn zu begleiten … Ich hoffe und glaube, dass Alice das neue Sanatorium mögen wird. Anscheinend hat sie auch Tegel gemocht.« Alice selbst aber hatte von den Plänen ihrer Mutter nicht die geringste Ahnung.

Entführung nach Kreuzlingen

Viktoria, unterstützt von Alices Mann Andreas und ihrem Bruder Ernie, hatte sich alles so schön zurechtgelegt: Dr. Simmel würde in Kürze nach Darmstadt reisen, sich intensiv mit Alice unterhalten, um sie davon zu überzeugen, dass ihr ein weiterer Aufenthalt in einem anderen Sanatorium nur guttun würde. Finanziert werden würde das Ganze von Alices überaus großzügiger Schwägerin Edwina, die sich bereit erklärt hatte, die Kosten für die Behandlung zu übernehmen. Dann würde Simmel seine Patientin, ihre Zustimmung vorausgesetzt, nach Kreuzlingen bei Konstanz begleiten und sie der Leitung der psychiatrischen Klinik anvertrauen. Doch es kam anders. Es war nicht Ernst Simmel, der nach Darmstadt kam – aus welchen Gründen auch immer. Stattdessen erschien Karl Wilmanns selbst. Er bot sich an, alles vorzubereiten und die Patientin nach Konstanz zu bringen.

Viktoria, Andreas und Ernst Ludwig dürften geahnt haben, dass Alice dem fremden Arzt niemals das gleiche Vertrauen schenken würde wie Dr. Simmel und vermutlich auch nicht freiwillig mitfahren würde. Deshalb entschloss sich Viktoria, dafür zu sorgen, dass Wilmanns »freie Bahn« hatte und ihm niemand bei der geplanten Aktion in die Quere kommen konnte. Unklar ist, ob Viktoria über die genauen Umstände des weiteren Ablaufs informiert war. Auf jeden Fall organisierte sie für den betreffenden Tag, den 2. Mai 1930, einen Familienausflug in die nähere Umgebung, an dem sie mit Theodora, Cécile, Philip, ihrem Bruder Ernie und dessen Frau Onor auch selbst teilnehmen wollte. Alice aber würde in Darmstadt zurückbleiben. Bis auf den knapp neunjährigen Philip waren alle darüber informiert, dass Dr. Wilmanns während ihrer Abwesenheit auftauchen und Alice in das Kreuzlinger Sanatorium mitnehmen sollte. Als die Gesellschaft am Abend vom Familienausflug zurückkehrte, war Alice nicht mehr da, ganz so, wie es Viktoria geplant hatte. Der kleine Philip wusste zu diesem Zeitpunkt noch nicht, dass er seine Mutter an diesem Morgen für lange Zeit zum letzten Mal gesehen hatte. Vermutlich hat man ihm erzählt, sie habe überraschend zu einer Erholungskur aufbrechen müssen. Philip hat nie darüber gesprochen, wie er die plötzliche Trennung von seiner Mutter aufgenommen hat. Von nun an war er praktisch ein elternloses Kind, das in der Verwandtschaft herumgereicht wurde und von deren Wohlwollen abhängig war.

Erst später erfuhr Viktoria, dass Alices »Abreise« leider nicht so reibungslos verlaufen war, wie man es ursprünglich geplant und gehofft hatte. Die Unterredung mit Wilmanns war keineswegs harmonisch gewesen, und Alice hatte sich strikt geweigert, ihn nach Konstanz zu begleiten. Sie versuchte sogar, wegzulaufen. Doch auf eine solche Situation hatte sich Wilmanns gut vorbereitet. Er verabreichte der renitenten Patientin eine Injektion Morphium-Skopolamin, die Alice umgehend in einen Zustand der Apathie und Willenlosigkeit versetzte. Das umstrittene Mittel wurde in den 1950er-Jahren auch als »Wahrheitsdroge« zur Überprüfung von Verdächtigen eingesetzt.

Ob und inwieweit Viktoria über die äußerst drastische Methode, die Wilmanns angewandt hatte, informiert war, ist nicht geklärt. Weil sie jedoch damit rechnen musste, dass ihre Tochter nicht freiwillig mitgehen würde, scheint sie ihm in dieser Hinsicht freie Hand gelassen zu haben. Klar ist jedoch, dass Alice mehr oder weniger bewusstlos und gegen ihren Willen in die Schweizer Bellevue-Klinik in Kreuzlingen bei Konstanz gebracht wurde. Es war vereinbart, dass sie das Sanatorium nicht auf eigenen Wunsch verlassen durfte. Einzig und allein Viktoria konnte entscheiden, wann und ob ihre Tochter entlassen werden sollte.

Andreas hatte nichts dagegen einzuwenden, denn er war mit der Krankheit seiner Frau ohnehin hoffnungslos überfordert. Und nicht nur das: Er entzog sich auch seinen Vaterpflichten und löste nach seiner Rückkehr nach Saint-Cloud den dortigen Haushalt gänzlich auf. Die Töchter, die ja ohnehin meist bei Verwandten lebten, würden demnächst heiraten und ihre eigenen Familien gründen. Und Philip? Sein Onkel Georg Mountbatten, der in England der Familientradition entsprechend ebenfalls bei der Royal Navy diente, kümmerte sich später darum, dass sein kleiner Neffe in einem englischen Internat untergebracht wurde. Philip kommentierte das später lakonisch: »Ich ging in England zur Schule, und Georg und Nada waren sehr nett zu mir.« Bis zu seinem frühen Tod 1938 fühlte sich Georg für Philip verantwortlich und fungierte gleichsam als dessen Vormund. Künftig würde Philip aber kein wirkliches Zuhause mehr haben.

Hochzeit der Töchter

Während Alice im Sanatorium bleiben musste, zog sich Andreas nach Südfrankreich zurück, wo er, unterstützt von reichen Gönnern, das Leben eines privilegierten Müßiggängers führte und mit einer Geliebten zusammenlebte. Seinen Sohn Philip sah er nur noch hin und wieder in den Schulferien. Auch die Verantwortung für die Töchter war er schon bald los. Alle vier heirateten innerhalb von zwölf Monaten 1930/31. Den Anfang machte ausgerechnet Sophie, die Jüngste, die bei ihrer Hochzeit erst 16 Jahre alt war. Sie heiratete am 15. Dezember 1930 auf Schloss Friedrichshof in Kronberg im Taunus den 29-jährigen Prinzen Christoph von Hessen-Kassel (1901–1943), Sohn von Friedrich Karl und seiner Frau Margarete von Preußen, einer Schwester Wilhelms II. Sophie hatte ihren »Chri«, wie er im Familienkreis genannt wurde, im Sommer 1929 kennengelernt. Damals verbrachte sie die Ferien bei Onkel Ernie und Tante Onor, mit denen sie gemeinsam nach Schloss Friedrichshof gefahren war, um Onkel »Fischi« und Tante »Mossy« zu besuchen. Dazu schrieb sie in ihren Erinnerungen: »Zufällig war der Jüngste ihrer sechs Söhne an diesem Tag gerade zu Hause, und wir alle saßen unter dem großen Walnussbaum bei Tee. Es war ein *coup de foudre*, Liebe auf den ersten Blick.« Nach dieser schicksalhaften Begegnung trafen sich die beiden nun regelmäßig und verlobten sich noch im September des Jahres heimlich während eines Aufenthalts auf dem holsteinischen Gut Panker, das der hessischen Familie gehörte. Offiziell wurde die Verlobung allerdings erst bekannt gegeben, als auch Cécile und ihr Großcousin Don im Juni 1930 einander die Ehe versprachen. Damit nahm auch diese Verbindung einen glücklichen Lauf, die zunächst noch wegen zu enger Verwandtschaft infrage gestanden hatte. Begonnen hatte ihre Romanze bereits 1925 bei einem sommerlichen Familientreffen im schweizerischen Engadin, als Cécile – ähnlich wie Tiny vier Jahre später –

erst 14 Jahre alt war. Jetzt wurde also am 23. Januar 1931 die Hochzeit gefeiert. Alices Älteste, die 1905 geborene Margarita, trat am 20. April 1931 mit dem Erbprinzen Gottfried zu Hohenlohe-Langenburg vor den Traualtar, auch er ein Urenkel von Queen Victoria. Die ein Jahr jüngere Theodora wurde am 18. August 1931 Gemahlin des Markgrafen Berthold von Baden, Sohn des letzten Reichskanzlers Max von Baden, der nach dem Ersten Weltkrieg eigenmächtig die Abdankung Wilhelms II. bekannt gegeben, in der Weimarer Republik aber keine politische Rolle mehr gespielt hatte. Alle vier Ehemänner waren Protestanten, während Alices Töchter griechisch-orthodox getauft waren, sodass neben der protestantischen Trauung auch eine orthodoxe Zeremonie abgehalten wurde, ähnlich wie seinerzeit bei Alice und Andreas.

Es ist ein wenig kurios, dass keine der vier Prinzessinnen bis zu ihrer Verlobung die deutsche Sprache beherrschte: »Wir alle bekamen Deutschunterricht, denn keine von uns konnte Deutsch«, heißt es in Sophies Erinnerungen. »Wir waren von unseren Lehrern auf Französisch, Englisch und Griechisch unterrichtet worden. Deswegen wussten wir auch nicht allzu viel von deutscher Geschichte, Geografie und Literatur. Allerdings kannten wir Kant, Fichte und Klopstock, auch Mozart und Beethoven … Als wir uns dann wiedertrafen, nachdem wir schon eine Weile in Deutschland gelebt hatten, haben wir unsere Erfahrungen ausgetauscht und waren erstaunt, dass *Charlemagne*, den wir immer für einen Franzosen gehalten haben, hier ›Karl der Große‹ genannt wurde und als Deutscher galt.«

Alices Töchter waren alle erwachsen und gingen ihre eigenen Wege. Eine Familie, in deren Schoß Alice irgendwann einmal zurückkehren konnte, gab es also nicht mehr.

In der Bellevue-Klinik Kreuzlingen

Seit Anfang Mai 1930 befand sich Alice in der Schweizer Bellevue-Klinik in Kreuzlingen am Bodensee. Dabei handelte es sich um eine private psychiatrische Heilanstalt direkt an der deutschen Grenze zu Konstanz. Sie war 1857 von Ludwig Binswanger d. Ä. eröffnet worden und befand sich seitdem im Besitz der Familie. Nach dem Tod des Gründers im Jahr 1880 übernahm sein Sohn Robert die Leitung des Sanatoriums. Ihm folgte 1910 der Gründerenkel Ludwig Binswanger (1881–1966), der wohl bekannteste Spross der Psychiaterdynastie, die die Einrichtung noch bis 1980 leitete. Von Anfang an genoss die Klinik einen hervorragenden Ruf, viele Patienten kamen aus wohlhabenden Familien, darunter auch Mitglieder des deutschen, russischen und italienischen Adels. Andere stammten aus der Künstlerszene, wie der russische Balletttänzer Vaslav Nijinsky, der ebenfalls unter Schizophrenie litt. Der expressionistische Maler Ernst Ludwig Kirchner hoffte, in Bellevue die traumatischen Erlebnisse des Ersten Weltkriegs verarbeiten zu können, was in zahlreichen seiner Kunstwerke zum Ausdruck kam. Auch der Schauspieler und Regisseur Gustaf Gründgens wurde hier vorübergehend behandelt.

Anders als in Tegel stand man in Bellevue der Psychoanalyse zwar durchaus interessiert, aber auch kritisch gegenüber und machte sich lieber ein eigenes Bild vom Patienten. Trotzdem waren auch die Binswangers eng mit Sigmund Freud befreundet, und Ludwig wäre sogar fast sein Schwiegersohn geworden, hätte sich die geplante Hochzeit mit Freud-Tochter Mathilde nicht doch noch zerschlagen.

Das Sanatorium Bellevue befand sich in einer großzügigen Villa, umgeben von einem kleinen, hübschen Park mit Tennisplätzen und anderen Freizeitangeboten. Es hatte nach außen hin eher den Anschein eines Luxushotels. Für die Patienten standen komfortable kleine Villen zur Verfügung, in denen bis zu zehn Personen untergebracht waren. Alice lebte während der gesamten Zeit in Bellevue in der 1899 erbauten Villa Maria, betreut von einer Krankenschwester, die sie hin und wieder auch zu Spaziergängen in den Ort begleitete.

In medizinischer Hinsicht befand sich Alice hauptsächlich unter der Obhut von Dr. Ludwig Binswanger. Auf den ersten Blick ging es ihr offenbar recht zufriedenstellend, sie schien ruhig und ausgeglichen, wobei die Morphium-Injektion allerdings noch nachwirkte. Als Dr. Binswanger sie am nächsten Tag aufsuchte und mit ihr sprach, versicherte Alice, sie sei weder krank noch nervlich erschöpft. Doch dann begann sie wieder, von ihrer speziellen Beziehung zu Jesus Christus zu erzählen, die für sie schon seit Monaten Realität war. Gleichzeitig vertraute sie ihm an, Stimmen zu hören, auch von Christus selbst: »Wissen Sie, es ist, als ob man laut liest und dabei seine eigene Stimme hört.« Ihrer Ansicht nach hätten manche Menschen eine besondere religiöse Mission, außerdem sei ihr die Gabe von Christus oder Gott verliehen worden, die Stimmen von Christus zu hören. So schrieb es Binswanger in seinem Befund.

Auf der anderen Seite vermittelte Alice aber auch einen völlig gesunden Eindruck, als sie sich mit klaren Worten über die Art und Weise beschwerte, wie man sie nach Kreuzlingen gebracht hatte. Alice wollte das auch ihrer Mutter schreiben – nicht ahnend, dass es Viktoria selbst war, die hinter der »Entführung« aus Darmstadt steckte. Vor allem aber war sie wütend auf Dr. Wilmanns, der ihren eigenen Willen nicht respektiert hatte. Er hatte seinen Kollegen Ludwig Binswanger bereits informiert: »Ich fürchte, dass sich der Zustand der Prinzessin in absehbarer Zeit nicht bessern wird. Ihre Verwandten bestehen auf einem längeren Aufenthalt in Kreuzlingen.« Eine baldige Entlassung war somit ausgeschlossen.

Am 8. Mai, nur wenige Tage nach Alices Ankunft, kam Viktoria nach Kreuzlingen, um zu sehen, wie es ihrer Tochter ging. Nachdem sie zunächst ein intensives Gespräch mit Ludwig

Binswanger geführt hatte, traf sie Alice zum Tee, um ein wenig mit ihr zu plaudern. Doch die fühlte sich noch immer schwach und müde, machte einen apathischen Eindruck und wollte sich am liebsten gleich wieder ins Bett legen. Die Ereignisse der letzten Tage hatten sie völlig erschöpft. Erst als sie sich ein wenig erholt hatte, begann die eigentliche Therapie.

Binswanger konnte sich bei der Behandlung sowohl auf Simmels Bericht stützen als auch auf die Aussagen von Viktoria und Nona Kerr, die das Krankheitsbild paranoide Schizophrenie ergänzten und bestätigten. Laut Binswangers Aufzeichnungen schilderte Nona Kerr Alice als eine früher energiegeladene Frau, die im Balkankrieg »sehr methodisch und heroisch« als Assistenz-Krankenschwester gearbeitet hatte. Die Ehe mit Andreas sei lange Zeit glücklich gewesen, wobei Alice in dieser Paarbeziehung die Stärkere gewesen sei, vor allem, was die Erziehung ihrer Kinder betraf. Andreas hingegen sei wenig entscheidungsfreudig gewesen. Des Weiteren betonte Nona Kerr Alices Religiosität und die »trotz ihrer Intelligenz« starke Neigung zu Spiritismus und Okkultismus. Im Sommer 1929 hatte die frühere Hofdame die ersten Anzeichen einer Krankheit bemerkt, als Alice sie zu ihrer »Jüngerin« machen wollte. Im Juni 1929 habe sie dann erste Visionen gehabt, in denen ihre Tante Ella zu ihr sprach. Im Lauf der Monate verschlimmerten sich die Symptome, bis Alice im Dezember ihr Bett nicht mehr verlassen konnte und mit niemandem mehr redete. Anfangs sprach sie nur von einem Geist, dann von Franz von Assisi, schließlich von Christus. Sie sei zu diesem Zeitpunkt »dünn wie ein Stock« gewesen und habe 15 Kilogramm an Gewicht verloren. Das war der Moment, in dem Andreas seine Schwiegermutter um Hilfe bat.

Auf Basis dieser Aussagen führte Binswanger mit Alice lange und ausführliche Gespräche, ohne jeglichen Zwang. Seine therapeutische Methode, die jedoch noch in den Anfängen steckte, wurde später unter dem Begriff »Daseinsanalyse« bekannt, eine Verbindung aus Psychoanalyse und Existenzphilosophie. Sie orientiert sich philosophisch vor allem an Martin Heidegger (1889–1976), der in seinem 1927 entstandenen Hauptwerk *Sein und Zeit* den Menschen als »Dasein« bezeichnet hat.

Charakteristisch für Binswangers Methode war, dass es nicht darauf ankam, was dem psychisch Kranken im Vergleich zum Gesunden *fehlte*, sondern in welcher ganz besonderen Welt er meinte sich zu befinden: »Es sind die Weltentwürfe, die den geisteskranken Menschen vom gesunden unterscheiden«, heißt es in seinem 1947 erschienenen Buch *Zur phänomenologischen Anthropologie*. Diese Perspektive unterscheidet Binswanger von Sigmund Freud, der den Menschen als Triebwesen in den Fokus gerückt hatte. Binswanger hingegen hielt nichts von dem Versuch, seelische Störungen monokausal zu erklären und in ein Schema von Ursache und Wirkung zu pressen. Schließlich sei der Mensch kein isoliertes Ich, sondern lebe in unterschiedlichen, auch kulturellen Wechselbeziehungen, die ihn prägen. Die Ursache der Krankheit habe somit auch mit den kulturellen Bedingungen zu tun. Um das herauszufinden, müsse sich der behandelnde Arzt mit dem Patienten auf eine gemeinsame Ebene begeben und dessen »innere Lebensgeschichte« kennenlernen. Dabei würden alle Aussagen des psychisch Kranken ernst genommen, denn nur so könne sich der Arzt die nötige Klarheit über die Wahrnehmung des Patienten verschaffen. So weit zumindest die Theorie.

Anfangs waren diese Unterhaltungen mit Alice tatsächlich noch recht aufschlussreich, sie erzählte von der Lektüre philosophischer und religiöser Werke, die sie zum Teil mit nach Kreuzlingen genommen hatte. Doch dann ließ ihr Interesse an Büchern und Gesprächen plötzlich nach, Alice verstummte erneut und zog sich in sich selbst zurück. Ihre Konzentration ließ zunehmend nach, Fantasie und Realität verschwammen, und Alice lebte wieder ganz in ihrer eigenen Welt. Die Krankheit hatte sie noch einmal vollständig in ihrem Bann.

Eine Krankheit »zum Wohle der Menschheit«

Erst Ende Juli 1930 wurde Alice wieder etwas lebhafter, doch das deutete keineswegs auf eine Besserung ihres Zustands hin. Im Gegenteil, jetzt begann sie, reichlich wirre religiöse Texte zu verfassen, die sie zur Veröffentlichung nach London an die *Daily Mail* schicken wollte. Binswanger informierte Viktoria unverzüglich über die Pläne ihrer Tochter, woraufhin diese sich sofort mit dem Herausgeber der Zeitung, Harold Harmsworth Lord Rothermere (1868–1940), traf, um das Schlimmste zu verhindern. Schließlich gehörte die *Daily Mail* zu den meistgelesenen Zeitungen des Vereinten Königreichs. Nicht auszudenken, dass Alice sich und ihre Familie vor einem Millionenpublikum der Lächerlichkeit preisgab! Viktoria erklärte Lord Rothermere schlicht und einfach, Alice habe einen Nervenzusammenbruch erlitten und die Texte, die sie ihm schicken wollte, dürften daher keinesfalls veröffentlicht werden. Der Lord zeigte Verständnis, und Viktoria konnte aufatmen. Vermutlich aber wären Alices religiöse Fantasien ohnehin nie abgedruckt worden.

Doch dann verfiel Alice erneut in Apathie, war immer müde und antriebslos, kaum noch in der Lage, ein kurzes Gespräch zu führen. Ihr Zustand verschlechterte sich aber auch in körperlicher Hinsicht, denn sie verlor wieder dramatisch an Gewicht, begann unter Herzproblemen zu leiden und glaubte, in Kürze sterben zu müssen. Als sie auch noch anfing, Abschiedsbriefe an Familie und Freunde zu verfassen, waren die Ärzte höchst alarmiert, denn sie vermuteten, Alice wolle sich womöglich das Leben nehmen. Ihre Herzprobleme, die mit einem Digitalispräparat erfolgreich behandeln werden konnten, waren allerdings keineswegs so bedrohlich, wie es Alice vermutlich selbst empfand. Von nun an stand sie jedenfalls unter ständiger Beobachtung.

Erst im September 1930 begann sich ihr Befinden ganz allmählich wieder zu bessern, zumindest körperlich. Sie nahm etwas an Gewicht zu, wurde ruhiger, und ein Suizid war nach Ansicht der Ärzte vorerst nicht zu befürchten. Am 20. September schrieb Alice einen Brief an Binswanger, den der als »intellektuell beste Leistung der Patientin« einschätzte. Anhand einer kleinen Parabel machte sie deutlich, dass das, was ihre Umgebung für eine Krankheit hielt, in Wahrheit der Menschheit zum Wohle gereichte:

Lieber Doktor Binswanger,
ich möchte Ihnen meine Haltung auf religiös-philosophischem Gebiet mit folgenden Worten beschreiben: Es war einmal ein junger Mann, dessen Mutter einen großen Ruf dank der Heilungen genoss, die sie mithilfe von Kräutern bewirkte. Ihr Sohn war ein kluger Mann, der Arzt werden wollte. Nachdem er sein Medizinstudium beendet hatte und nun praktizierender Arzt war, besuchte ihn seine Mutter und zeigte ihm eine neue Pflanze, die sie entdeckt hatte. Sie erzählte ihm von der Macht, die diese Pflanze besaß, um eine neu aufgetretene Krankheit zu heilen, und empfahl ihrem Sohn, die Pflanze zu verwenden. Aber er antwortete ihr: »Ich sehe doch, dass diese Pflanze eine Krankheit hat, sie kann also nicht von Nutzen sein. Ich werde sie erst aufbewahren und pflegen, und wenn sie genesen ist, kann ich sie ausprobieren.« Darauf antwortete die Mutter: »Wenn du diese Pflanze ihrer Krankheit beraubst, wird sie ihre Heilkraft verlieren. Was dir krank erscheint, ist genau das Mittel, mit welchem ich diese neue Krankheit heile, die du unfähig bist, mit Instrumenten und Serum zu heilen.« – Nun, Doktor, ich habe Ihnen dieses Problem gestellt, um zu sehen, wie Sie es lösen werden. Wollen Sie diese Pflanze aufbewahren, um sie zu heilen, oder wollen Sie sie zum Wohl der Menschheit verwenden? Also Auf Wiedersehen, bis heute Nachmittag,
Ihre ergebene Alice

Eine interessante Parabel, mit der Alice ihre Sicht der Dinge wiedergibt: Gerade das, was die Ärzte als Krankheit bezeichnen, ist in Wirklichkeit ihre besondere Fähigkeit, der Menschheit Gutes zu tun. Dabei war ihr psychischer Zustand nach wie vor labil und besorgniserregend. Es konnte überhaupt keine Rede davon sein, dass Alice an der Hochzeitsfeier ihrer jüngsten Tochter Sophie teilnahm, die am 15. Dezember auf Schloss Friedrichshof stattfand. Viktoria formulierte es eher zurückhaltend: »Sie fühlt sich nicht stark genug und die vielen Fremden würden sie nur einschüchtern.«

Päckchen mit »geheimen Botschaften«

Alices Krankheitsverlauf glich einem ständigen Auf und Ab. Auf Phasen vorübergehender Besserung folgten Rückschläge, die zunehmend beängstigender wurden. Als Viktoria im Februar 1931 erneut nach Kreuzlingen kam, war sie zutiefst erschrocken über den körperlichen Zustand ihrer Tochter. Alice war so schwach, dass sie sich kaum auf den Beinen halten konnte. Beim Gehen stützte sie sich auf zwei Stöcke, kam trotzdem aber nur mühsam voran und geriet leicht außer Atem. Die Ärzte standen vor einem Rätsel, denn bislang hatten sie keine organischen Ursachen für Alices Herzbeschwerden finden können. Waren es vielleicht die psychischen Probleme der Patientin, die sich so massiv auf ihren physischen Zustand auswirkten – oder war es umgekehrt? Fest steht, dass es Alice zu Beginn des Jahres 1931 ziemlich schlecht ging. Sie sprach kaum noch, litt offenbar unter schweren Depressionen und zog sich immer mehr in sich selbst zurück.

Nun stellt sich die Frage: Lag das nur an ihrer Krankheit oder vielleicht auch an den äußeren Umständen? Alles spricht dafür, dass sie Bellevue trotz aller Sympathie für Binswanger als Gefängnis empfand, das ihr sämtliche Freiheiten nahm, die sie zuvor gehabt hatte. Hinzu kam die quälende Ungewissheit, wann sie das Sanatorium wieder verlassen durfte – falls das überhaupt je der Fall sein würde. All das scheint Alice dermaßen bedrückt zu haben, dass sie, zumindest vorübergehend, ihre Lebenskraft einbüßte und in völliger Lethargie versank.

Doch Ende Februar – Alice war gerade 46 Jahre alt geworden – kehrten ihre Lebensgeister allmählich wieder zurück, und sie fühlte sich endlich stark genug, ihre Probleme aktiv anzugehen. Und das bedeutete zunächst einmal: Sie wollte Bellevue so schnell wie möglich verlassen. Als sie jedoch Dr. Binswanger fragte, wann er sie voraussichtlich entlassen würde, traf sie dessen Antwort mit voller Wucht: Das läge leider nicht im Ermessen der Klinik, sondern hinge einzig und allein von der Zustimmung Viktorias ab! Für Alice brach eine Welt zusammen. Ein Leben lang hatte sie ihrer Mutter vertraut, jetzt aber war ihr diese – so musste sie es wohl sehen – grausam in den Rücken gefallen. Alice war fassungslos, dass sich Viktoria anmaßte, so viel Macht über sie auszuüben, ihr die Freiheit zu rauben und sie in diesem Sanatorium einzusperren. Das würde sie ihrer Mutter ein Leben lang nicht verzeihen können.

Entsprechend frostig verlief die nächste Begegnung, als Viktoria im April 1931 erneut zu Besuch kam. Inzwischen hatte sich Alices Befinden deutlich verbessert, sodass sie ihre Wut und maßlose Enttäuschung in klare Worte fassen konnte. Der Besuch endete unversöhnlich. Viktoria reiste ab, um an der Hochzeit ihrer Enkelin Margarita mit Gottfried zu Hohenlohe-Langenburg teilzunehmen. Doch nicht nur der Gesprächsfaden zwischen Mutter und Tochter war abgerissen. Als Andreas seine Frau kurze Zeit später zum ersten und letzten Mal in der Klinik besuchte, wurde klar, dass es für die beiden keine gemeinsame Zukunft mehr gab, selbst wenn Alice wieder völlig gesund werden würde. Die Ehe war am Ende, obwohl sie auf dem Papier noch bis zum Tod von Andreas weiterbestand.

Es hat den Anschein, als habe die schockierende Nachricht,

dass Viktoria sie zwang, in Bellevue zu bleiben, in Alice neue Energien freigesetzt, ihren Kampfgeist herausgefordert. Denn nun war sie fest entschlossen, das Sanatorium schnellstmöglich zu verlassen, auch um sich aus der mütterlichen Umklammerung zu befreien und ihr Leben endlich wieder selbst in die Hand zu nehmen. So kam sie auf die Idee, dem britischen Generalkonsul in Zürich ihre Situation in einem Brief zu schildern, dass sie gegen ihren Willen in Bellevue festgehalten wurde, und ihn um Hilfe zu bitten. Es war allerdings reichlich naiv zu glauben, der Konsul würde nun alles in seiner Macht Stehende tun, um Alices Entlassung zu bewirken. Stattdessen wandte er sich direkt an Dr. Binswanger, der ihm die tatsächliche Situation schilderte und ihn bat, Alices Brief gleich an Viktoria weiterzuleiten, da diese schließlich die Vormundschaft besaß. Als Alice davon erfuhr – Binswanger war ihr gegenüber ganz ehrlich gewesen –, forderte sie ihn auf, Viktoria künftig den Zutritt zu ihren Räumen zu verbieten. Sie wollte ihre Mutter einfach nicht mehr sehen.

Über das Gespräch, das Binswanger am 26. Mai 1931 mit Alice zum Brief an den britischen Generalkonsul führte, notierte er Folgendes: »(Die Patientin) fühlt sich völlig im Recht, selbstständig gehandelt zu haben, da sie dem Berichtenden (einem Kollegen) seit Langem erklärt habe, dass sie ihren hiesigen Aufenthalt nicht länger für notwendig halte. Somit habe sie ihre Freiheit wiedererlangt. Weigert sich anzuerkennen, unloyal gehandelt zu haben. Nimmt das Recht für sich in Anspruch, wieder ebenso zu handeln, worauf Ber. [Berichtender] ihr erklärt, in diesem Fall müsse er wieder eine Pflegerin zur ständigen Aufsicht geben. Billigt dies seltsamerweise. Im Ganzen findet die Auseinandersetzung in einem äußerst höflichen, sachlichen Ton statt. Patientin drückt die Hoffnung aus, dass Ber. gelegentlich seine fixe Idee aufgeben werde, sie sei krank … ›Persönlich habe ich nichts gegen Sie, weil Sie ja eigentlich fortschrittlich sind.‹«

Wie sehr Alice in einer anderen Welt lebte, beweist auch ein Brief, den sie am Vortag an einen von Binswangers Kollegen geschickt hatte:

Lieber Doktor,
wie Sie wissen, habe ich mich über die legalen Rechte eines Psychiaters erkundigt, hinsichtlich der persönlichen Freiheit seiner Patienten, die in der Schweiz sehr ausgedehnt ist. Die Meinung, die Sie mir gegenüber heute wieder betont haben, dass ich nicht gesund sei, beweist mir, dass die Mittel, die Ihnen zur Verfügung stehen, ungenügend sind, um eine korrekte Diagnose meines Falls zu stellen; dafür brauchen Sie nämlich den Beweis, dass während der »melancholischen Welle« – wie Sie es nennen – ich nicht nur meine körperliche Schwäche mithilfe einer Methode bekämpft habe, sondern auch geistig aktiv war, um die neue Wissenschaft der Seele und die Heilkunst zu verbreiten. Nun wird der erste öffentliche Vortrag darüber gehalten, und meine Assistenten brauchen meine persönliche Anwesenheit in England. Wenn Sie das beiliegende Telegramm absenden, werden Sie in der Lage sein, sich von der Richtigkeit meiner Aussage zu überzeugen. Darf ich die Gelegenheit ergreifen, um Ihnen eine freundliche Einladung zu diesem Vortrag zu übermitteln,
Ihre treu ergebene Alice

Da Alice nun aber erkannte, dass sie keinen Handlungsspielraum hatte, geriet sie zunehmend in Verzweiflung. Die Wirklichkeit verschwamm wieder, mehr und mehr driftete sie in eine Welt ab, zu der andere Menschen keinen Zugang hatten. Die religiösen Wahnvorstellungen kehrten zurück, Alice begann – vermutlich Jesus nachahmend –, nur noch barfuß zu laufen und andere merkwürdige Dinge zu tun.

Im September 1931 kündigte ihre Tochter Theodora einen Besuch in Bellevue an. Sie lebte seit ihrer Hochzeit am 17. August des Jahres mit Berthold von Baden auf Schloss Salem unweit des Bodensees, nur 14 Kilometer von Kreuzlingen entfernt. Doch das Wiedersehen mit ihrer Mutter wurde zum Fiasko. Theodora war derart entsetzt über Alices seelisches Befinden, dass sie in Tränen ausbrach und die Villa Maria fluchtartig verließ. Glücklicherweise verlief ein zweiter Besuch etwas erfreulicher. Alice schien zumindest in der Lage, sich halbwegs vernünftig zu unterhalten, und zeigte auch Interesse an den Berichten über die Hochzeitsfeier und andere Familienangelegenheiten. Dass jedoch mit ihrer Mutter etwas ganz und gar nicht stimmte, merkte Theodora spätestens, als Alice von Päckchen mit »geheimen Botschaften« fabulierte, die sie angeblich an die Heilsarmee verschickt hatte, Botschaften, die sie nach eigener Darstellung von »höheren Mächten« empfangen hatte.

Unverstanden und alleingelassen

Inzwischen dauerte Alices Klinikaufenthalt – erst Tegel, dann Kreuzlingen – schon fast zwei Jahre, und eine dauerhafte Besserung war noch immer nicht in Sicht. Als sie Binswanger fragte, ob sie das Weihnachtsfest 1931 bei ihrer Tochter Theodora feiern könne, entgegnete der Arzt, bei ihrem momentanen Zustand könne er die Verantwortung dafür nicht übernehmen. Wieder schloss sich ein Fenster zur Außenwelt. Alices Körper scheint umgehend auf dieses Verbot reagiert zu haben. Als sie vor Weihnachten noch einmal gründlich untersucht wurde, war das Ergebnis niederschmetternd, sie war bleich, müde und antriebslos. Alice selbst sprach von einem Schweregefühl in Armen und Beinen, auch das Herz machte ihr wieder zu schaffen. Manchmal schien sie so schwach, dass sie im Rollstuhl gefahren werden musste. Binswanger war weiter der Überzeugung, dass die Ursache der Symptome psychischer Natur war, was einen weiteren Aufenthalt in Bellevue scheinbar unabdingbar machte.

Doch wie stand es wirklich um Alice? Allem Anschein nach litt sie sehr darunter, dass sie sich mit niemandem wirklich austauschen konnte. Sie hatte keine adäquaten Gesprächspartner, um religiöse oder philosophische Themen zu erörtern, die ihr unter den Nägeln brannten. Am 19. Dezember 1931 hatte Binswanger wieder ein ausführliches Gespräch mit seiner Patientin, das diesen Eindruck bestätigte: »Erklärte, dass hier im Sanatorium nur der Körper ohne Kenntnis des Geistes behandelt werde ... Was sie betreffe, brauche sie Philosophen um sich, mit denen sie über ihre Ideen diskutieren könne. Ihr Herz leide unter dem Mangel an geistigem Verständnis und werde kränker und kränker, aber nicht organisch krank. Sie müsse jetzt unbedingt abreisen. Von außen betrachtet sei das Sanatorium sehr gut, aber sie passe nicht hierher. Weinte nach jeder Arztvisite, war in gereizter Stimmung ... Beschwerte sich bitter [bei der Krankenschwester], dass sie hier festgehalten werde ... ›Sobald die Ärzte mein Zimmer betreten, beginnt mein Herz zu klopfen, zu reden ist für mich schrecklich anstrengend. Die Ärzte erzählen mir schöne Theorien, aber sie geben mir keine Hilfe. Bei allem, was ich frage, stoße ich nur an eine eisige Mauer.‹«

Alice fühlte sich unverstanden und alleingelassen, dabei war ihr Kopf voller Ideen. Zu Binswanger hatte sie einmal gesagt: »Ich möchte herausfinden, wie man alles Böse in der Welt in Gutes verwandeln kann, das möchte ich in einem eigenen Sanatorium anwenden.« Ein solcher Wunsch mag etwas verrückt klingen, ist aber nicht so leicht von der Hand zu weisen. Auch der spätere tschechische Schriftsteller und Regimekritiker Václav Havel (1936–2011) hatte als Zehnjähriger unter dem Eindruck des Zweiten Weltkriegs von einer Fabrik geträumt, die »das Gute« herstellen sollte. Wie man »das Böse in der Welt« bekämpfen kann, wäre also sicherlich ein interessantes Gesprächsthema gewesen. Dieser geistige Austausch fehlte Alice, und es ist sehr wahrscheinlich, dass sie das tägliche Einerlei und die fehlenden intellektuellen Anregungen depressiv und auch körperlich krank machten. Das wurde von ihrem behandelnden Arzt Dr. Wenger ebenfalls bestätigt, der am 20. Dezember 1931 in seinen Aufzeichnungen notierte: »Patientin wiederholte, dass sie hier keine geistige Unterstützung erhielte, sie brauche einen Geburtshelfer, um ihre Gedanken zu entbinden, aber wir würden stattdessen das Kind immer wieder zurückhalten ... Sie habe eine detaillierte Analogie beobachtet, die zwischen physischer und geistiger Schwangerschaft bestehe ... Patientin wiederholte ihren Wunsch nach geistiger Geburtshilfe, bittet auch um den indischen Arzt, weil sie einen Arzt aus einem tropischen Land brauche.«

Alices Enkel Rainer von Hessen weist in diesem Zusammenhang auf eine interessante Parallele hin: Bemerkenswerterweise benutzte Alice hier den gleichen sokratischen Begriff wie der Philosoph Peter Sloterdijk in einer Vorlesung ein halbes Jahrhundert später. Er entwickelte die Theorie der philosophisch-ontologischen Geburtshilfe, beginnend mit Sokrates, der von sich selbst behauptete, seinen Schülern als »Hebamme« zu dienen. Entscheidend seien dabei aber nicht die Sätze, sondern die Beziehung zwischen den Gesprächspartnern.

Eine erfreuliche Abwechslung im gleichförmigen Klinikleben war der Besuch Kuno von Hardenbergs aus Darmstadt, der im April 1932 in Kreuzlingen eintraf. Alice hatte von ihrer Mutter bereits im Oktober 1931 verlangt, Hardenberg nach Kreuzlingen kommen zu lassen. Sie hatte nämlich vor, sich in der Schweiz unter ihrem Geburtsnamen Alice Battenberg niederzulassen, und Hardenberg sollte ihr bei diesem Neuanfang helfen. Noch aber war es nicht so weit.

Doch auch künftig fungierte Hardenberg als diskreter Mittler zwischen Mutter und Tochter, ohne gegenüber der einen oder anderen illoyal zu werden. Über seinen Besuch im April 1932 ist nichts Näheres bekannt, vermutlich wird Hardenberg von der Entwicklung der »Schule der Weisheit« berichtet und darüber hinaus Alices mitunter etwas seltsamen Ausführungen aufmerksam zugehört haben. Auf ein baldiges bürgerliches Leben in der Schweiz konnte er ihr allerdings keine Hoffnungen machen.

Doch der Kontakt mit dem alten Darmstädter Freund ließ Alice umso deutlicher spüren, dass sie sich weniger als Patientin, sondern vielmehr als Gefangene empfand. Ende April gestand sie ganz offen, wie schwer ihr der Aufenthalt in Bellevue fiel und dass sie sich vom ersten Tag an unwohl gefühlt habe. Sie war auch unzufrieden mit Binswanger und vermisste den geistigen Austausch mit ihm, wie sie dem Assistenzarzt Dr. Kr. (Identität unbekannt) in einem Gespräch am 7. Juli 1932 offenbarte: »Er hat zu viele Patienten, sieht müde und abgespannt aus, er schreibt zu viel, aber ein Patient fühlt, ob der Arzt frisch ist oder nicht.« Dr. Kr. notiert weiter: »Sie versucht, ihren Arzt abzuwerten, als sie sagt, dass er das Sanatorium nur geerbt hat. Hier unterbricht Ber. sie mit den Worten: ›Aber er hat sich sein Wissen und Können erworben.‹ Daraufhin ist Patientin sofort pikiert und sagt, es wäre unsinnig zu behaupten, dass er ein schlechter Arzt sei. Schließlich betrachte sie ihn auch als Freund, nur wolle er nicht glauben, dass sie geistig normal sei. Daher bleibe ihr keine andere Wahl, als ihn zu analysieren … Patientin unterbricht die Unterhaltung nach ungefähr ½ Stunde mit der Bemerkung, dass sie Ber. nicht aufhalten wolle, falls er etwas Dringendes zu tun habe; sie ist sichtlich froh, als Ber. weiter bei ihr bleibt. Spricht sehr angeregt, lehnt sich nicht in die Kissen zurück … Nach 5/4 Stunden zittert ihre Hand leicht. Als Ber. Aufwiedersehen sagt, entschuldigt sie sich, ihn so lange aufgehalten zu haben. Aber sie habe das unüberwindliche Bedürfnis gehabt zu reden.«

Auch weil der notwendige geistige Austausch Alices Ansicht

nach in Kreuzlingen viel zu kurz kam, war sie fest entschlossen, ihre Freiheit so schnell wie möglich wiederzuerlangen. Heimlich begann sie, Fluchtpläne zu schmieden.

Zwei Tage später, am 9. Juli 1932, bat Alice Dr. Kr. ganz spontan, sie noch einmal zu besuchen, die Unterhaltung mit ihm habe sie »geistig erfrischt«, und sie wollte das Gespräch unbedingt fortsetzen, denn sie war zu einer neuen Erkenntnis gelangt: »Vorher pflegte sie immer zu sagen, sie sei die einzige Braut Gottes, aber jetzt hätte sie gemerkt, dass jede Frau durch körperliche und geistige Selbsterziehung den gleichen Rang erreichen könne. Zugleich könne sie ganz weltlich bleiben und sogar ein ausgeschnittenes Kleid tragen. Nun fragte ich sie, wie es bei Männern sei, die dieselbe Art von Selbsterziehung durchgemacht hätten? Sie informierte mich dann, dass Gott eigentlich ein bisexuelles Wesen sei; der entsprechende Mann werde einfach der Bräutigam des weiblichen Teils Gottes. Christus war Gott in der Verkörperung eines Mannes. Als ich fragte, warum Gott nicht auch in der Verkörperung einer Frau erschienen sei, war Patientin einen Augenblick verwirrt, um dann zuzugeben, dass dieser Aspekt in der Tat in der christlichen Religion fehle, aber nicht in der indischen. Die sich anschließende längere Diskussion erwies, dass Patientin die meisten religiösen Begriffe sexuell einfärbt ... Nach 50 Minuten bat mich Patientin schließlich, niemandem mitzuteilen, was ich gerade gehört hätte; ich dürfe darüber nur reden, wenn eine göttliche Eingebung mir ermögliche, es zu tun. Sie konnte allerdings nicht erklären, welche Art Eingebung ich als göttlich annehmen dürfe. Auf jeden Fall sollte ich zuvor erst einen Urlaub nehmen, offenbar, um in mich zu gehen.«

Erstaunlicherweise war Alice mit ihrer Sicht der Dinge der Zeit voraus. Während sich Dr. Kr. nach eigenen Angaben keinen »bisexuellen Gott« vorstellen konnte und mit Alices Theorie offenbar völlig überfordert war, betonen heute nicht nur feministische Theologinnen den weiblichen Aspekt Gottes, wenn auch ohne sexuelle Konnotation. Selbst Papst Johannes Paul II. sagte bereits 1978: »Gott ist Vater, mehr noch, er ist uns auch Mutter.«

Trotz solcher interessanten Gespräche wollte Alice das Sanatorium so schnell wie möglich verlassen. Am 27. Juli 1932 nutzte sie eine kleine Unaufmerksamkeit der Krankenschwester, die ihr zur Betreuung und Aufsicht zur Seite gestellt worden war. Während diese gerade ihr Mittagessen einnahm, gelang es Alice, aus einem Fenster der Villa Maria zu springen, den Park zu durchqueren und das Grundstück schließlich zu verlassen. Es dauerte eine Weile, bis ihr Verschwinden auffiel, doch als die Krankenschwester der Klinikleitung Meldung machte, schlug man sofort Alarm. Ein Suchtrupp wurde losgeschickt, die Grenzposten benachrichtigt. Aufgegriffen wurde Alice schließlich am Kreuzlinger Bahnhof, wie es im Bericht von Prof. Wilmanns heißt: »Während die Pflegerin beim Mittagessen ist, läuft Patientin weg. Fußspuren zeigen, dass sie aus einem Fester in ein Blumenbeet gesprungen und von dort aus in Richtung Gartenstraße gelaufen ist. Wir informierten den Zoll in Tägerwilen, Fähre in Staad, Zoll in Emmishofen und Kreuzlingen. Zoll in Kreuzlingen weist in Übergang Zollfreie Straße. Dort ist Patientin mit einem Bündel Wäsche und Schuhen in einen Eisenbahnwaggon geschlüpft, wurde aber von einem Zollbeamten festgenommen.« Die Ausreißerin leistete keinen Widerstand, als man sie schließlich nach Bellevue zurückbrachte, und war sogar, wie Wilmanns in seinem Bericht ausdrücklich vermerkte, »guter Laune«.

»Freiheit auf Probe«

Auch wenn der Fluchtversuch missglückt war, so hatte Alice ihren kurzen Ausflug in die »Freiheit« doch sichtlich genossen und endlich wieder eine gewisse Vorstellung von einem selbstbestimmten Leben außerhalb des »Gefängnisses« bekommen, in dem sie nun schon seit zwei Jahren lebte. Ihr Zustand hatte sich in dieser Zeit jedoch nicht nennenswert gebessert, Phasen seelischer Stabilität und tiefer Depression wechselten einander ab, selbst wenn Dr. Binswanger alles in seiner Macht Stehende tat, um der Patientin zu helfen. Doch anders als Dr. Simmel in Berlin fand er keinen rechten Zugang zu seiner Patientin und blieb als Arzt stets auf einer anderen Ebene. Während Simmel in seinem Arztbericht betonte, es sei bei Alice zu einer »guten Übertragung« gekommen, »dahingehend, dass Christus und meine Person für sie auf eine Ebene kamen«, gelang es, wie auch Rainer von Hessen vermutet, Ludwig Binswanger anscheinend nicht, einen solchen Effekt zu bewirken.

In der Familie wurden nun Überlegungen angestellt, ob ein fortgesetzter Aufenthalt in Bellevue tatsächlich sinnvoll sei. Es gab mehrere andere Möglichkeiten, zum Beispiel ein Sanatorium im schweizerischen Nyon am Genfer See, in dem auch weitere prominente Patienten behandelt wurden, darunter die amerikanische Schriftstellerin Zelda Fitzgerald, die hier nach einem Nervenzusammenbruch seit 1931 untergebracht war. Alices Schwägerin Edwina erklärte sich auch diesmal bereit, die Kosten für den Klinikaufenthalt zu begleichen. Letztlich aber entschied man sich für ein anderes Sanatorium, in dem den Patienten größere Freiheiten zugestanden wurden: Martinsbrunn in Meran. Am 23. September 1932 wurde Alice dorthin gebracht. Viktoria hatte mit Binswanger und dem leitenden Arzt der Klinik vereinbart, dass Alice zwar weiterhin unter Beobachtung stehen, aber mehr Freiräume genießen sollte, gewissermaßen eine »Freiheit auf Probe«. Hier würde sich zeigen, ob Alice es schaffte, ihr Leben wieder selbst in die Hand zu nehmen. Sie musste auch nicht im Sanatorium selbst wohnen, sondern war in einer kleinen benachbarten Pension untergebracht, begleitet von einer Krankenschwester. Die neue Umgebung tat Alice spürbar gut, sie lebte regelrecht auf und machte einen derart »normalen« Eindruck, dass die behandelnden Ärzte eine baldige Entlassung ins Auge fassten. Von »göttlichen Eingebungen« oder einer Beziehung zu Jesus Christus war keine Rede mehr, Alice schien wieder fest auf dem Boden der Tatsachen zu stehen. Viktoria willigte daher ein, als die Klinikleitung einen weiteren Ortswechsel vorschlug, um sie Schritt für Schritt in ihr altes Leben zurückzuführen. So wurde beschlossen, Alice zusammen mit einer Betreuerin ins italienische Nervi zu schicken, ein kleines Seebad zwischen Genua und Portofino an der Riviera. Hier sollte sie in einem einfachen Landhaus ein weitgehend selbstbestimmtes Leben führen, wenn auch unter den Argusaugen ihrer Begleiterin, die im Fall einer Verschlechterung unverzüglich Kontakt zu Binswanger und der Klinik Martinsbrunn aufnehmen sollte. Doch alles ging gut. Alice fühlte sich in dem kleinen Örtchen ausgesprochen wohl, war ruhig und ausgeglichen. Das konnte auch Viktoria feststellen, als sie im Februar 1933 zu einem »Kontrollbesuch« nach Nervi reiste. Als Mutter fühlte sie sich dazu verpflichtet, auch wenn Alice sie eigentlich nicht sehen wollte.

Alices Bewegungsradius vergrößerte sich weiter, wenig später fuhr sie zum ersten Mal völlig selbstständig nach Basel. Als Viktoria davon erfuhr, schrillten bei ihr sämtliche Alarmglocken. Alice hatte nämlich den Herausgeber der esoterischen Zeitschrift *Die weiße Fahne* kennengelernt und beabsichtigte offenbar, selbst für das Blatt zu schreiben. Sollte sie sich tatsächlich wieder ganz der Spiritualität hingeben – und die Familie mit ihren Texten möglicherweise zum Gespött machen?

Die Zeitschrift wurde von der sogenannten Neugeist-Bewegung herausgegeben, die Mitte des 19. Jahrhunderts in den USA entstanden war. Dabei handelte es sich um eine spirituelle Lebensphilosophie, die von der Allgegenwart Gottes, der Einheit aller Kulturen und der Macht des positiven Denkens ausging. Sie war vergleichbar mit Christian Science, die damals auch in Deutschland einen Boom erlebte.

Viktoria setzte sich umgehend mit Kuno von Hardenberg in Verbindung, dem einzigen Menschen, dem Alice damals wirklich vertraute. Er sollte nach Basel reisen, um Alice die »fixe Idee« auszureden, für *Die weiße Fahne* zu schreiben. Doch als Hardenberg in der Schweiz eintraf, hatte sich das Problem schon von allein gelöst, eine mögliche Mitarbeit bei der Zeitschrift war erst gar nicht zustande gekommen.

Hardenberg nutzte seinen Aufenthalt in Basel, um mit Alice über ihre Zukunftspläne zu sprechen. Viktoria hatte inzwischen nämlich Kontakt zu Dr. Binswanger aufgenommen und ihm freie Hand für Alices endgültige Entlassung in die Freiheit gegeben. Auch sie hatte inzwischen gemerkt, dass es ihrer Tochter keineswegs guttat, wenn sie ständig irgendwo »eingesperrt« und fremdbestimmt war. Binswanger, der über die Betreuerin seiner Patienten stets auf dem Laufenden war, antwortete, Alice habe sich in den letzten Monaten besser erholt, als er gehofft hatte. Allerdings schränkte er gleichzeitig ein, dass sie keinesfalls geheilt sei, dass man beobachten müsse, wie sie sich in Zukunft verhielt. Momentan aber sei ein weiterer Aufenthalt in einem wie auch immer gearteten Sanatorium eher kontraproduktiv. Alice drängte es nach dem langen Klinikaufenthalt energisch in die Freiheit, und die konnte und durfte man ihr nicht länger verwehren.

Wie sollte es nun weitergehen? Viktoria hatte offenbar gehofft, Alice werde künftig bei ihr leben, nachdem das alte Zuhause in Saint-Cloud ja nicht mehr existierte und die Familie in alle Winde zerstreut war. Umso schockierter war sie, als Alice ihr ausrichten ließ, das werde sie keinesfalls tun, erst recht nicht, nachdem Viktoria sie gegen ihren Willen in der Bellevue-Klinik untergebracht hatte. Damit schien das Band zwischen Mutter und Tochter zunächst zerschnitten. Alice wollte ein völlig neues, eigenständiges bürgerlich geprägtes Leben beginnen, wo auch immer das sein würde. Damit machte sie auch unmissverständlich klar, dass sie sich gleichzeitig von ihrer Mutterrolle verabschieden würde, selbst wenn Philip zu diesem Zeitpunkt erst zwölf Jahre alt war. Sie musste erst einmal zu sich selbst finden, bevor sie in der Lage sein würde, zu ihren Kindern eine neue Beziehung aufzubauen.

Gemeinsam mit Kuno von Hardenberg überlegte Alice, wie und wo sie in Zukunft leben sollte. Man einigte sich als erste Station auf eine kleine Pension im pfälzischen Bad Kreuznach, knapp 80 Kilometer von Darmstadt entfernt. Hier sollte Alice, wenn auch unter der Obhut einer Betreuerin, die ersten eigenständigen Schritte in ein selbstbestimmtes Leben wagen. Dann wollte man weitersehen. Auf jeden Fall würde Kuno von Hardenberg Alice auch in Zukunft als »guter Geist« zur Seite stehen.

Der Eindruck, Alice habe das Schlimmste überstanden, verfestigte sich weiter. Zwar machte sich die Familie auch weiterhin Sorgen, denn »ganz die Alte« wurde Alice nicht mehr und äußerte auch künftig – zumindest in den Augen ihrer Mitmenschen – höchst exzentrische Ansichten. Aber vielleicht war es auch gerade das, was Alice zu einem ganz besonderen Menschen machte. Denn dass sie das war, sollte sie in Zukunft noch mehrfach beweisen.

Kapitel 6
Endlich frei! – Ein Leben als »bürgerliche Untermieterin«

Neubeginn in Köln

Zur gleichen Zeit, als Alice an der italienischen Riviera ihre ersten Schritte in die neu erworbene Freiheit machte, kamen in Deutschland am 30. Januar 1933 die Nationalsozialisten an die Macht. Zunächst waren sich wohl nur wenige Menschen über die Tragweite dieses Ereignisses im Klaren. Selbst viele Skeptiker hofften, der »braune Spuk« werde schon bald wieder von allein verschwinden. Andere wiederum sahen in Adolf Hitler so etwas wie ein Bollwerk gegen den Bolschewismus und den »völkischen Erlöser«, der dem Deutschen Reich wieder Zuversicht und neues Selbstbewusstsein gab.

Auch Alices Schwiegersöhne – mit Ausnahme Berthold von Badens – fielen auf die wohltönenden Volksgemeinschaftsparolen herein und schlossen sich der NSDAP an. Sophies Ehemann Christoph trat noch 1933 in die Partei ein und stieg mit der Zeit in den Rang eines SS-Oberführers auf. Gottfried zu Hohenlohe und Donatus von Hessen wurden 1937 Parteimitglieder.

Derweil hatten Theodora und Berthold von Baden den inzwischen zwölfjährigen Philip vorübergehend unter ihre Fittiche genommen. Der heranwachsende Prinz besuchte Anfang 1933 das von Kurt Hahn (1886–1974) gegründete Internat in Salem am Bodensee. Hahn war ein enger Freund von Bertholds Vater gewesen, des 1929 verstorbenen Max von Baden, letzter

Reichskanzler des deutschen Kaiserreichs. Während seines Studiums in Oxford hatte Hahn eine neue pädagogische Richtung kennengelernt, in der neben Sport auch Weltoffenheit und freie Meinungsäußerung eine zentrale Rolle spielten. Als er dieses Konzept später in Deutschland umsetzen wollte, konnte er seinen väterlichen Freund Max von Baden für die Realisierung des Projekts gewinnen. 1920 gründeten sie gemeinsam das Internat Schloss Salem, wobei das Haus Baden mit einer Stiftung von 800 000 Mark die nötige Finanzspritze beisteuerte.

Kurt Hahn leitete die Einrichtung, bis er im Juli 1933 aufgrund seiner jüdischen Herkunft aus dem Schuldienst entlassen wurde und nach Schottland emigrierte. Hier gründete er ein Jahr später das britische Pendant zu Salem, Internat Gordonstoun, wohin ihm Philip noch im selben Jahr folgte.

Damit begann Alices »neues Leben« ohne ihre Familie. Doch ganz so frei war Alice trotzdem nicht, denn sie stand nach wie vor unter Beobachtung ihrer Mutter bzw. Kuno von Hardenbergs, der wohl eine Vermittlerrolle spielte und auch Alices finanzielle Verbindlichkeiten diskret regelte. Zudem befand sie sich unter ständiger Aufsicht einer »Gesellschaftsdame«, die auch in den nächsten Jahren an ihrer Seite blieb und hauptsächlich ihr gesundheitliches Befinden im Auge behielt. Direkten Kontakt zu ihrer Mutter Viktoria lehnte Alice nach wie vor strikt ab.

In der von Kuno vermittelten Pension in Bad Kreuznach blieb Alice nur wenige Wochen. Bereits im Sommer 1933 hielt sie sich – aus welchen Gründen auch immer – in Köln auf und nahm zunächst im noblen Hotel Excelsior direkt am Dom Quartier.

Auch in Köln wehten jetzt die Hakenkreuzfahnen. Nach ihrer Machtübernahme hatten die Nationalsozialisten den langjährigen Kölner Oberbürgermeister Konrad Adenauer aus dem Amt gejagt und alle leitenden Ämter der Verwaltung selbst besetzt. Doch Alice scheint sich (noch) nicht für die politischen Umwälzungen interessiert zu haben, zu sehr war sie damit beschäftigt, ihr eigenes Leben neu zu ordnen.

Vermutlich war es Hardenberg, der nun nach einer geeigneten Wohnung für seinen »Schützling« Ausschau hielt. Auf jeden Fall verließ Alice schon bald ihre Hotelsuite und bezog eine Dreizimmerwohnung im noblen Kölner Stadtteil Lindenthal. Die Villa an der Bachemer Straße gehörte einem erfolgreichen Geschäftsmann, der aus beruflichen Gründen viel unterwegs war. Frau Reuter, seine Gattin, und die kleine Tochter Almuth freuten sich wohl über die Gesellschaft einer Aristokratin, die ihr recht eintöniges Leben bereichern sollte und vermutlich auch ein paar interessante Klatschgeschichten aus den Adelskreisen zu erzählen hatte. Doch in dieser Hinsicht wurden sie enttäuscht. Wenn Alice hin und wieder einer Einladung zum Kaffee folgte, dann sprach sie kaum ein Wort, zeigte sich verschlossen und introvertiert. Tochter Almuth erinnerte sich später an einen warmen Sommernachmittag, an dem Alice auf der Terrasse saß und versonnen in den Himmel blickte. Als das Mädchen fragte, was es da oben wohl zu sehen gäbe, entgegnete Alice: »die heilige Barbara«, meinte damit also jene Märtyrerin aus dem 3. Jahrhundert, die auch in der orthodoxen Kirche als Heilige verehrt wird. Alices Gedanken galten offenbar erneut einer jenseitigen Welt.

In Lindenthal blieb Alice nur wenige Wochen. Bereits im September 1933 fand sie eine neue Unterkunft im rechtsrheinischen Stadtteil Brück, weit entfernt von der Kölner Innenstadt. Dass Adolf Hitler im Oktober des Jahres nach Köln kam und von Teilen der Bevölkerung mit großer Begeisterung empfangen wurde, dürfte ihr entgangen sein.

Im ruhigen Brück lebte Alice bei dem deutsch-russischen Ehepaar Dilmit, das die Sowjetunion aus politischen Gründen verlassen hatte und nach Deutschland emigriert war. Vermutlich hatte Hardenberg den Umzug organisiert und Alices Gastgeber in die Eigenheiten ihrer neuen Untermieterin eingeweiht. Die Dilmits waren intelligente und kultivierte Menschen, er gab Unterricht in politischer Ökonomie, seine Frau schrieb Buchbesprechungen für verschiedene deutsche Zeitungen. Ihr Einkommen erlaubte ihnen ein Leben in durchaus komfortablen Verhältnissen. Alice fand ihre Gastgeber ausgesprochen sympathisch, was allem Anschein nach auf Gegenseitigkeit beruhte. Anders als bei den Reuters in Lindenthal konnte sie mit den Dilmits lange und intensive Gespräche führen, auch und vor allem über religiöse Themen, die ihr nach wie vor am Herzen lagen. Das war wohl auch der eigentliche Grund für den schnellen Wohnungswechsel gewesen. Das freundliche Ehepaar nahm sich viel Zeit für sie, und Alice war glücklich, dass ihre Ansichten hier ernst genommen wurden. Ihre eigene Familie mochte vielleicht glauben, sie sei verrückt – für die Dilmits war sie in erster Linie eine originelle Gesprächspartnerin, die bisweilen etwas seltsame Vorstellungen vertrat. Solche regelmäßigen Unterhaltungen taten Alice ausgesprochen gut, denn sie gaben ihr genau die geistigen Anregungen, die sie in den letzten Jahren so schmerzlich vermisst hatte. Hin und wieder schaute Kuno von Hardenberg vorbei, um mit Alice zu plaudern, vermutlich auch, um die finanziellen Angelegenheiten zu regeln und ihr das von Edwina großzügig bemessene »Taschengeld« auszuhändigen.

Noch im September reiste auch Viktoria persönlich nach Köln, um die neue Umgebung ihrer Tochter etwas genauer unter die Lupe zu nehmen. Inzwischen gestaltete sich das Verhältnis zwischen beiden wieder etwas entspannter. Viktorias Eindruck war überhaupt höchst positiv, sie fand die Dilmits ebenfalls sehr sympathisch und war froh, dass sie Alice nicht aus finanziellen Gründen bei sich wohnen ließen, sondern weil sie sie wirklich mochten. Wenig später schrieb Viktoria ihrem Sohn Louis: »Ich traf Alice an einem Nachmittag im Haus ihrer Freunde, Ehepaar Dilmit, zunächst allein, später zusammen mit den beiden beim Tee. Ich fand sie sehr entspannt und zufrieden. Sie mag ihre Wohnung in Brück, das einem mehr oder weniger ruhigen Dorf gleicht, umgeben von Feldern und Wäldern, ein Vorort von Köln. Sie sagte mir auch, sie habe nun endlich die richtigen Leute gefunden, die ihr helfen könnten und sich für ihre Arbeit interessierten.« Louis wird die Nachricht mit Erleichterung aufgenommen haben, denn er hatte seine Schwester seit Jahren nicht mehr gesehen und in dieser Zeit nur Hiobsbotschaften über ihren Gesundheitszustand erhalten.

Louis und Edwina

Wie einst sein Vater, der Erste Seelord, ging auch der inzwischen 33-jährige Louis Mountbatten ganz in seinem Dienst bei der Royal Navy auf. Gemeinsam mit seiner Frau Edwina und den beiden Töchtern Patricia (1924–2017) und Pamela (*1929) lebte Louis lange Zeit auf Malta, wo die Mittelmeerflotte stationiert war. Hier stand der Familie mit der Villa Guardamangia bei Valletta ein großzügiges Stadthaus zur Verfügung, in dem später zwischen 1949 und 1951 auch Philip und Elizabeth lebten. (Die marode Villa befand sich lange im Besitz von Queen Elizabeth II. und stand für knapp sechs Millionen Euro zum Verkauf. Im Oktober 2019 wurde sie von der maltesischen Regierung erworben, die den ehemaligen royalen Wohnsitz zu einer Touristenattraktion machen will.)

Doch ähnlich wie Louis, der mehrere Jahre über die Weltmeere gefahren war, hatte das Fernweh auch Edwina gepackt. Sie wollte den Globus ebenfalls gründlich kennenlernen. Ihre Cousine Marjorie Pratt, Countess of Brecknock (†1989) schrieb später in ihren Erinnerungen: »Edwina förderte die Karriere und die Interessen ihres Mannes mit unschätzbarer Energie und ihre Freude über seinen Aufstieg war echt und tief. Trotzdem und obwohl sie ein tätiges Leben führte, blieb ein großer Teil ihrer Energie ungenutzt, was in ihr Unrast und den Drang hervorrief, etwas Eigenes zustande zu bringen. Das Verlangen, selbst etwas zu leisten, fand in diesen Reisen ein Ventil.«

Gemeinsam mit ihrer Schwägerin Nada Mountbatten, Georgs Ehefrau, reiste Edwina 1931 zunächst nach Westindien und Mexiko, später nach Palästina, Syrien, Transjordanien, Irak und Persien. Sie waren monatelang unterwegs, wobei die Transportmittel je nach Situation variierten. Die großen Entfernungen legten die beiden mit dem Flugzeug zurück, mieteten sich vor Ort ein Auto, notfalls auch ein Pferd oder Maultier, und bei den Wüstenexpeditionen schlossen sie sich den Kamelkarawanen an. Auf diesen Reisen lernte die verwöhnte und im Luxus groß gewordene Edwina nicht nur andere Menschen, Kulturen und Lebensweisen kennen, sie wurde auch mit einer Armut konfrontiert, die ihr bis dahin völlig fremd gewesen war. Die Reisen schärften ihren Blick für das Elend auf der Welt und veranlassten sie dazu, sich künftig karitativ zu betätigen – ganz nach dem Vorbild ihres Großvaters Ernest Cassel.

1936 wurde Louis Mountbatten zu den Seestreitkräften nach London versetzt und ein Jahr später zum Kapitän zur See befördert. Ähnlich wie Edwina, die inzwischen für ihre »radikalen« Ansichten und ihr soziales Engagement bekannt war, hatte auch Louis bei politischen Fragen seine eigene Meinung, selbst wenn er sich als Mitglied der königlichen Familie und Offizier der Royal Navy mit seinen Äußerungen zurückhalten musste. Anders als sein enger Freund Eduard VIII. (König 1936) sowie zahlreiche englische Adlige und Teile seiner Familie in Deutschland war Louis ein strikter Gegner Adolf Hitlers und des nationalsozialistischen Regimes.

Umzug ins Bergische Land

Auch wenn Alice jetzt ein offenbar zufriedenes Leben führte – wirklich gesund war sie noch immer nicht. Nach wie vor scheint sie Stimmen gehört und »göttliche Botschaften« empfangen zu haben, aber die freundlichen Dilmits behandelten sie nichtsdestotrotz so, als sei nichts, und ließen sich mögliche Irritationen nicht anmerken. Näheren Kontakt zu ihrer Familie, vor allem zu Mutter Viktoria, lehnte Alice weiterhin ab, selbst zu ihren Kindern hielt sie Distanz. Dabei war sie inzwischen schon mehrfache Großmutter. Cécile hatte bereits zwei Söhne, den 1931 geborenen Ludwig sowie Alexander, der 1933 zur Welt kam. 1936 machte Tochter Johanna die Familie komplett. Theodora hatte 1932 ihre Tochter Margarete zur Welt gebracht, ein Jahr danach wurde Maximilian geboren, der spätere Chef des Hauses Baden. 1937 folgte mit Ludwig ein zweiter Sohn. Sophie und Christoph von Hessen freuten sich über die Geburt von Christina 1933, Dorothea 1934, Karl 1937, Rainer 1939 und Clarissa 1944. Alices älteste Tochter Margarita war bereits 30 Jahre alt, als sie zum ersten Mal Mutter wurde. 1935 kam Sohn Kraft Alexander zur Welt, ein Jahr später Tochter Beatrice, 1938 Andreas und 1944 die Söhne Ruprecht und Albrecht.

Inzwischen hatte Alice ihren 50. Geburtstag gefeiert. Obwohl sie es strikt abgelehnt hatte, ihre Mutter zu treffen, kam Viktoria im Mai 1935 nach zwei Jahren noch einmal nach Brück, um ihre Tochter wiederzusehen. Diese war, wie nicht anders zu erwarten, »keineswegs erfreut über meinen Besuch. Körperlich ist sie in gutem Zustand, geistig weniger … Es ist gut, dass sie sich mit den Dilmits weiterhin gut versteht und ihnen vertraut; mit ihnen hatte ich ein langes und befriedigendes Gespräch.« Alice blieb also auch weiterhin das »Sorgenkind«, selbst wenn Viktoria ihre Älteste in guter Obhut wusste. Doch langsam ging es bergauf. Bei ihrem nächsten Besuch im August 1936, zu dem sie ihre Schwägerin Onor als Verstärkung mitgebracht hatte, konnte Viktoria bereits erfreut feststellen, dass sich Alices Gesamtzustand offenbar stabilisiert hatte. Als sich die drei Frauen zum Tee trafen, verhielt sie sich wieder weitgehend »normal«, war freundlich und aufmerksam, sodass das Wiedersehen mit Mutter und Tante insgesamt recht vielversprechend verlief.

Drei Jahre lebte Alice inzwischen bei den Dilmits, als sie den Entschluss fasste, aus Brück fortzuziehen. Die Gründe dafür liegen im Dunkeln – vielleicht hatte es Differenzen gegeben, oder Alice war schlicht und einfach auf eine Alternative gestoßen, die ihr mehr zusagte als das Haus in Köln-Brück. Es war vermutlich ihre »ständige Begleiterin« gewesen, die sie auf die Idee gebracht hatte, ins Bergische Land zu ziehen, auf das Landgut Breibach bei Kürten, etwa 30 Kilometer von Köln entfernt. Die aufmerksame Dame hatte Alice wohl den Prospekt eines komfortablen Gästehauses gezeigt und sie damit allem Anschein nach überzeugt, dort einzuziehen. Das Landgut gehörte Reinhold Markwitz, der hier gemeinsam mit seiner Frau Hedwig und seiner Schwester Bertha eine Pension eröffnet hatte. Sie war für 28 Gäste ausgelegt und besaß eine für damalige Verhältnisse sehr moderne Ausstattung, »Zimmer mit fließend Wasser und Zentralheizung, Sana-Lux-Verglasung und künstliche Höhensonnenbeleuchtung«, wie der Prospekt verriet. Auf der Speisekarte standen typische regionale Köstlichkeiten wie Bergische Waffeln mit Kirschen und Schlagsahne, Forellen aus den hauseigenen Teichen, dazu naturreine Weine. Große Kamine erzeugten eine behagliche Atmosphäre. Umgeben war Landgut Breibach von einer idyllischen Landschaft mit Teich, Wald und Wiesen.

Reinhold Markwitz war eigentlich Notar und Rechtsanwalt. Doch die Nationalsozialisten hatten ihn im Vorjahr gezwungen, seine Kanzlei aufzugeben, weil er der SPD angehörte und zudem einen jüdischen Kompagnon hatte. Das einsam gelegene Breibach schien ihm der ideale Zufluchtsort für einen erfolgreichen Neubeginn zu sein.

Das war es auch für Alice, als sie hier im November 1936 ein Zimmer mietete. Eigentlich hatte sie vorgehabt, ihre wahre Identität zu verschweigen, weswegen sie sich bei der Anmeldung auch als »Gräfin Hohenstein« eintrug. Doch die Täuschung flog rasch auf. Nachdem die Papiere amtlich kontrolliert worden waren, folgte prompt die Aufforderung des Bürgermeisters von Kürten, Alice solle sich unverzüglich unter Vorlage ihres Reisepasses mit richtigem Namen eintragen. Anderenfalls müsse sie mit einer empfindlichen Strafe rechnen. Dem hatte sie wohl oder übel Folge zu leisten.

Doch auch wenn die Markwitz' jetzt wussten, dass eine veritable griechische Prinzessin im Haus lebte, so behandelte man sie wie alle anderen Gäste auch und wahrte die nötige Diskretion sowie Alices Inkognito. Neugierige Fragen stellte hier niemand. Für ein knappes Jahr blieb Landgut Breibach Alices sicheres Refugium und behagliches Zuhause, eine idyllische Insel im nationalsozialistischen Deutschland.

Gleichwohl erfuhr Alice hier von Reinhold Markwitz, wie dramatisch sich das Land unter dem NS-Regime verändert hatte. Bereits kurz nach der Machtübernahme war das Ende der demokratisch gewählten Parteien erfolgt. Ohne formelles Verbot waren zunächst die Mandate der KPD für ungültig erklärt worden. Im Juni 1933 wurde der SPD als »staats- und volksfeindlicher Organisation« jede Betätigung untersagt. Die bürgerlichen Parteien »durften« sich selbst auflösen, zuletzt das Zentrum. Am 14. Juli 1933 erließ die Reichsregierung das »Gesetz gegen die Neubildung von Parteien«, das die NSDAP zur einzig legalen Partei erklärte und jeden Versuch der Neubildung oder Aufrechterhaltung anderer Parteien unter Strafe stellte. Bereits im Mai hatten die Nationalsozialisten die Gewerkschaften zerschlagen und durch die Deutsche Arbeitsfront ersetzt. Damals hörte Alice vermutlich auch von der zunehmenden Ausgrenzung der deutschen Juden durch die Nürnberger Gesetze von 1935, selbst wenn die schlimmste Verfolgung und Entrechtung erst nach der Reichspogromnacht vom 9. November 1938 erfolgen würden.

Dass Markwitz mit Alice über derart brisante Themen sprach, zeugt von einem großen Vertrauensverhältnis zwischen den beiden. Er dürfte eigentlich kein Interesse daran gehabt haben, dass sich seine Gäste offen über Politik unterhielten oder gar kritische Ansichten äußerten. Schließlich hatten ihn die Nationalsozialisten bereits im Auge, da war es ratsam, möglichst vorsichtig zu sein. Man konnte ja nie wissen, ob sich neben den Erholungsuchenden möglicherweise auch Spione oder Denunzianten in Breibach eingemietet hatten. Während ihres Aufenthalts im Bergischen Land entwickelte Alice eine tiefe Abneigung gegen den Nationalsozialismus und das menschenverachtende Regime, konnte aber natürlich nicht ahnen, dass sie seinen Exponenten später einmal sogar ganz persönlich die Stirn bieten würde – unter Einsatz ihres Lebens.

Vorerst aber durfte sich Alice in Breibach wie auf einer »Insel der Seligen« fühlen, zumal sie auch hier interessante Gesprächspartner fand. So schloss sie Freundschaft mit ihrer damals 21-jährigen Mitbewohnerin Käthe Lindlar, die den Aufenthalt in Breibach zur Rekonvaleszenz nach längerer Krankheit nutzte. Eigentlich achtete Reinhold Markwitz penibel darauf, dass Alices Privatsphäre gewahrt blieb und sie von den Gästen nicht angesprochen wurde. Doch er merkte auch, dass ihr der geistige Austausch mit anderen ausgesprochen guttat. Deshalb schlug er eines Tages Käthe Lindlar vor, die Bibliothek aufzusuchen, in der sich gerade auch Alice aufhielt. Hier griff die junge Frau zu einem Buch des indischen Dichters Rabindranath Tagore (1861–1941), der 1913 den Nobelpreis für Literatur erhalten hatte. Dadurch wurde Alice auf sie aufmerksam: »Als die Prinzessin das Buch sah, lud sie mich an ihren Tisch ein, fragte mich, wie es mir gehe und warum ich denn eine so schwere Lektüre gewählt hätte.« Was immer Käthe Lindlar auch geantwortet haben mag – vermutlich hatte ihr Reinhold

Markwitz den Tipp gegeben, mit diesem Gedichtband Alices Aufmerksamkeit zu erwecken.

Auf jeden Fall verstanden sich die beiden Frauen auf Anhieb und führten in der nächsten Zeit zahlreiche anregende Unterhaltungen. Frau Lindlar beschrieb Alice später als moderne Frau mit umfassenden Wissen. Unter anderem drehten sich die Gespräche um Mädchenerziehung oder die Ideen der Reformpädagogin Maria Montessori, über die Alice allem Anschein nach erstaunlich gut informiert war. Käthe Lindlar hätte sicherlich nicht so unbefangen mit der Älteren gesprochen, hätte sie damals schon gewusst, dass es sich um eine griechische Prinzessin handelte. Erst als sie wieder zu Hause war, erfuhr sie von Berta Markwitz in einem Brief, dass es sich bei dem Namen des geheimnisvollen Gastes um ein Pseudonym handelte: »Ich war erstaunt und betroffen zugleich«, berichtete sie später einer Journalistin, »dass man mit einer solchen Dame derartige Gespräche führen konnte. Für einen jungen Menschen war das ein ungeheures Erlebnis. Sie war eine sehr moderne und weitsichtige Frau, die mir viele Zusammenhänge der Weltpolitik klargemacht hat … Eine wunderbare Frau mit sprechenden Händen.« Allerdings fiel Käthe Lindlar auf, Alice habe immer »ein wenig verlassen« gewirkt: »Sie sagte immer wieder, wie glücklich sie war, in Breibach sein zu können – und dass sie der Familie Markwitz, die sich rührend um sie kümmerte, sehr dankbar dafür sei.« Zudem sei Alice völlig frei von Allüren und obendrein sehr kinderlieb gewesen: »Wenn irgendwo ein Kind durchs Gestrüpp laufen wollte, untersuchte sie zuerst die Gegend nach Gefahrenquellen, riss Brennnesseln heraus und räumte Glasscherben aus dem Weg.« Auch im Haus half Alice gerne mit, wie sich Käthe Lindlar erinnerte, zum Beispiel wenn es galt, im Kaminzimmer mit dem Blasebalg ein wärmendes Feuer zu entfachen.

Anderen Gästen fiel ihre unprätentiöse, bescheidene Art ebenfalls angenehm auf. So berichtet Else Stockmann, die sich damals auch in Breibach aufhielt: »Prinzessin Alice war so bescheiden, dass sie nicht einmal fotografiert oder gefilmt werden wollte.« Deshalb gibt es von ihr aus dieser Zeit auch nur unscharfe Schnappschüsse, die aus weiter Entfernung aufgenommen wurden.

Nach wie vor hatte Alice eine Neigung zum Spirituellen, aber allmählich wurden ihre Ideen doch klarer und strukturierter. So war sie zu der Überzeugung gelangt, dass jeder Einzelne sein Bestes geben müsse, um dem Fortschritt der Menschheit zu dienen. Offenbar hoffte sie, dass auf diese Weise alles Böse auf der Welt irgendwann verschwinden würde. Else Stockmann erinnert sich an Kaminabende mit Alice, bei denen diese oft ins Schwärmen geriet: »Hier ist Ruhe, hier ist Frieden. O, dieses wunderschöne Breibachtal.« Und ihren Gastgeber bat sie inständig: »Reinhold, du musst Gutes tun, auch wenn du glaubst, die Gegenwartsmenschheit hat es nicht verdient.«

Als Viktoria im April 1937 nach Breibach kam, war sie jedenfalls angenehm überrascht, ihre Tochter in recht guter Verfassung wiederzusehen. Es hatte sieben Jahre gedauert, doch jetzt schien Alice tatsächlich ins normale Leben zurückzufinden. Viktoria hielt es daher an der Zeit, dass auch Philip endlich wieder Kontakt zu seiner Mutter aufnahm, die er schließlich seit ihrem Sanatoriumsaufenthalt nicht mehr gesehen hatte. Es traf sich gut, dass Philip in den Osterferien gerade bei Cécile und Donatus auf Schloss Wolfsgarten zu Besuch war, sodass sich alle drei gemeinsam auf den Weg zu Alice machen konnten. Doch nach der jahrelangen Trennung konnte das Wiedersehen von Mutter und Sohn wohl nicht ganz unbefangen verlaufen, Alice und Philip waren einander zwangsläufig fremd geworden. Philip war nicht mehr der kleine Junge, den sie in Erinnerung hatte, sondern steckte mitten in der Pubertät und wurde allmählich erwachsen. Alice hatte eine wichtige Entwicklungsphase im Leben ihres Sohnes nicht miterleben können, während Philip jahrelang kein Wort von seiner Mutter gehört hatte, meist noch nicht einmal einen kleinen Geburtstagsgruß. Inzwischen hatte er in Gordonstoun, wo er 1939 sein Abitur ablegen würde, ein eigenes Leben und musste irgendwie damit zurechtkommen, kein wirkliches Zuhause zu haben und in der Verwandtschaft herumgereicht zu werden: »Ich ging in England zur Schule und plötzlich war meine Familie verschwunden«, lautete sein lapidarer Kommentar. »Mein Vater war in Südfrankreich, meine Mutter krank. Ich musste damit klarkommen.« Das hat Philip auch geschafft, er besaß schon damals die nötige Stärke, trotz aller widrigen Umstände seinen eigenen Weg zu gehen. Wie es jedoch in seinem Innersten aussah, hat er niemandem offenbart. Doch kurz vor seiner Hochzeit mit der englischen Thronfolgerin Elizabeth gestand er einer engen Freundin: »Warum, meinst Du wohl, heirate ich? Ich sag' s Dir. Ich hatte nie ein wirkliches Zuhause. Seit meinem 8. Lebensjahr war ich immer auf irgendeiner Schule oder bei der Marine gewesen.«

Sehnsucht nach Griechenland

Ob sich Alice während ihres Aufenthalts in Breibach schon mit dem Gedanken beschäftigte, eines Tages nach Griechenland zurückzukehren, ist nicht bekannt. Andreas jedoch, der in Frankreich nie so recht hatte Fuß fassen können, machte sich nach wie vor Hoffnungen, irgendwann wieder in seinem Geburtsland leben zu können.

Unter Ministerpräsident Venizelos war es mit Griechenland langsam aufwärtsgegangen, denn die von ihm angeschobenen Reformen trugen zur Stabilität des Landes bei. Allerdings war die staatliche Aufbaupolitik zwischen 1928 und 1932 mit internationalen Krediten finanziert worden, die nun ein riesiges Haushaltsdefizit verursachten. Wirklich dramatisch aber waren die Folgen der Weltwirtschaftskrise, die den Export der wichtigsten griechischen Produkte wie Tabak, Textilien, Agrar- und Meeresfrüchte völlig zum Erliegen brachte. 1932 stand das Land erneut vor dem Staatsbankrott, was eine schwere Regierungskrise zur Folge hatte. Der 71-jährige Venizelos trat zurück und ging 1935 ins französische Exil, wo er nur ein Jahr später starb.

Wieder einmal übernahm das griechische Militär die Macht, wobei die führenden Generäle, darunter der spätere Ministerpräsident Ioannis Metaxas (1871–1941), ganz offen eine Diktatur ansteuerten. Um ihr den Anschein von Legalität zu verleihen, beschlossen sie, die Monarchie wieder einzuführen, und holten den 45-jährigen Georg II. nach zwölfjährigem Exil zurück nach Griechenland.

Metaxas, der seine Ausbildung in Deutschland erhalten hatte und mit dem Faschismus sympathisierte, übernahm am 4. August 1936 – mit Duldung des Königs – die Regierungsgewalt, löste das Parlament auf und rief das Kriegsrecht aus. Als willkommener Anlass dienten lang anhaltende Streiks und Arbeiterunruhen in Piräus und Thessaloniki, die jetzt blutig niedergeschlagen wurden. Es gelang Metaxas, gestützt durch Georg II., sein autoritäres Regime weiter zu etablieren und auch große Teile des Bürgertums auf seine Seite zu ziehen. Ein geschickter Schachzug bestand darin, die orthodoxe Kirche wieder am politischen Leben teilhaben zu lassen.

Andreas, der lange mit einer Rückkehr nach Griechenland geliebäugelt hatte, blieb jedoch vorerst in Frankreich bzw. Monte Carlo, wo er mit seiner neuen Lebensgefährtin, der französischen Schauspielerin Andrée Lafayette (1903–1989), zusammenlebte. Welche Perspektive hätte ihm Griechenland nach den vielen Jahren des Exils schon geboten? Glücklich wurde er jedoch nicht, auch wenn es ihm seine reichen Gönner ermöglichten, in komfortablen Verhältnissen zu leben. Doch die fehlenden Aufgaben und Herausforderungen führten zu einer Leere, die das ganze Dasein des Mittfünfzigers durchzog. Trost fand Andreas nur noch im Alkohol.

Ein schreckliches Flugunglück

Auch wenn Alices Gesundheit noch nicht ganz wiederhergestellt war, so ging es ihr doch zunehmend besser, und sie hatte auch wieder Interesse daran, die Töchter zu sehen und endlich ihre Enkelkinder kennenzulernen. Im Frühsommer 1937 unternahm sie – in Begleitung von Bertha Markwitz – eine Reise an den Bodensee, um ihrer Tochter Theodora auf Schloss Salem einen Besuch abzustatten. Anschließend fuhr sie weiter nach Berlin, wo Sophie mit ihrer Familie in einer komfortablen Backsteinvilla in Dahlem lebte, nachdem sich ihr Mann Christoph ganz dem NS-Regime verschrieben hatte. Seit 1935 leitete er das sogenannte Forschungsamt, eine Institution, die alle Telefongespräche, Fernschreiben und Telegramme überwachte und damit Beweismaterial sammelte, um potenzielle Regimegegner ausschalten zu können.

Ob und inwiefern bei Alices Besuch in Berlin auch über politische Fragen gesprochen wurde, ist leider nicht bekannt. Vermutlich eher nicht, zumal Sophie, die sich soeben einer Mandeloperation unterzogen hatte, noch der Schonung bedurfte und Ruhe brauchte.

Als Alice Mitte September nach Breibach zurückkehrte, nahm sie ihr beschauliches und zurückgezogenes Leben wieder auf. Doch dann erreichte sie die traurige Nachricht, dass ihr Onkel Ernst Ludwig, der ehemalige Großherzog von Hessen-Darmstadt, am 9. Oktober 1937 im Alter von 68 Jahren gestorben war. Nun lebten von den hessischen Geschwistern nur noch Viktoria und ihre Schwester Irene, die Witwe des Kaiserbruders Heinrich von Preußen (1862–1929). Ernst Ludwig hatte eine schwere Grippe, die er sich im Frühjahr zugezogen hatte, wohl nie ganz auskuriert. Es war zu Komplikationen gekommen, und letztlich erlag er den Folgen einer chronischen Lungenentzündung.

Alice reiste zu seiner Beerdigung nach Darmstadt, wo ihr

Onkel auf der Rosenhöhe neben seiner früh verstorbenen Tochter Elisabeth die letzte Ruhe fand. Anlässlich der Beisetzungsfeierlichkeiten war die ganze Familie zusammengekommen, und trotz aller Trauer zeigte sich Viktoria erfreut, Alice bei offensichtlich guter Gesundheit wiederzusehen. Erleichtert schrieb sie an ihren Enkel Philip nach Gordonstoun: »Sie war wieder ganz die Alte, genau wie vor ihrer Krankheit, und es war eine große Freude für Onkel Georgie und Tante Louise, sie nach so langer Zeit wiederzusehen.«

So traurig Ernst Ludwigs Tod auch sein mochte, das Leben ging weiter, und für den November war sogar wieder ein heiteres Familienfest geplant. Ludwig, der jüngere Bruder von Céciles Mann Donatus, lebte als Attaché der deutschen Botschaft in London. Hier wollte er am 20. November 1937 seine Verlobte, die britische Diplomatentochter Margaret »Peggy« Geddes (1913–1997), heiraten, die er im Vorjahr bei den Olympischen Winterspielen in Garmisch-Partenkirchen kennengelernt hatte. Auch die hessische Familie freute sich für das junge Paar, wie Louise am 16. Juli 1937 an Ernst Ludwig schrieb: »Ich war so froh, von Mama zu hören, dass sie Peggy getroffen hat und sie mag. Ich habe schon oft von Cécile von ihr gehört, wie ihre beste Freundin. Es hört sich so an, als sei sie für Lu die passende Frau.«

In Darmstadt wurden bereits die ersten Reisevorbereitungen getroffen. Donatus, als Reserveoffizier der Fliegertruppe selbst ein begeisterter Pilot, hatte vorgeschlagen, ein Flugzeug zu nehmen. Cécile schien von der Idee nicht sonderlich begeistert, doch sie war hochschwanger und ließ sich möglicherweise überzeugen, dass ein Flug über den Ärmelkanal wesentlich schneller und bequemer war als die strapaziöse Anreise mit Pkw und Schiff. Außer der im September 1936 geborenen Tochter Johanna, die auf Schloss Wolfsgarten in der Obhut eines Kindermädchens bleiben sollte, würden alle Familienmitglieder nach London fliegen: Donatus und Cécile sowie ihre sechs- und vierjährigen Söhne Ludwig und Alexander, selbstverständlich auch Onor als Mutter des Bräutigams. Mit von der Partie waren zudem Joachim von Riedesel, ein Freund der Familie, der als Trauzeuge fungieren würde, sowie Lina Hahn – nicht verwandt mit Otto Hahn –, die sich um die Kinder Ludwig und Alexander kümmern sollte. In London wollte die Familie in der großzügigen Wohnung von Louis und Edwina Mountbatten unterkommen, während Onor bei ihrer Schwägerin Viktoria wohnen würde.

Der Abflug erfolgte am 16. November 1937. Man hatte sich für einen Linienflug mit der dreimotorigen Ju 52 der belgischen Gesellschaft Sabena entschieden. Maschinen dieses Typs wurden damals im europäischen Streckennetz üblicherweise eingesetzt. Die Ju 52 war am Vormittag des Tages vom Flugplatz Oberwiesenfeld bei München gestartet und in Frankfurt am Main zwischengelandet. Hier ging die hessische Familie an Bord. Der Weiterflug nach Brüssel verlief zunächst ohne Probleme, doch wegen des starken Bodennebels, der über der belgischen Hauptstadt herrschte, verzichtete der flugerfahrene Pilot auf die geplante Zwischenlandung. Stattdessen sollte die Maschine bis zum 80 Kilometer entfernten Ostende an der Nordseeküste weiterfliegen. Dort befand sich der Flugplatz von Steene, wo die Wetterbedingungen angeblich günstiger waren. Eine fatale Fehleinschätzung! Zwar hatte noch am Morgen in Ostende die Sonne geschienen, doch gegen 14 Uhr lag die gesamte Küstenregion unter einer dicken Nebelschicht. Trotzdem entschied die Besatzung, in Steene zu landen, nicht ahnend, dass dies ihr sicherer Tod sein würde. Die Ju 52 war nur noch rund 500 Meter von der Landebahn entfernt, als sie wegen der unzureichenden Sichtverhältnisse in etwa 18 Metern Höhe gegen den Schornstein einer Ziegelei prallte. Dabei wurde der rechte Flügel der Maschine abgetrennt, das Flugzeug geriet in Brand und stürzte Sekunden später zu Boden. Die Arbeiter aus der Ziegelei waren als Erste am Unfallort, kurz danach trafen Feuerwehr und Rettungsfahrzeuge ein. Doch die Hilfskräfte konnten nur tatenlos mit ansehen, wie die hohen Flammen aus der Maschine schlugen und das Flugzeug völlig ausbrannte. Für alle elf Insassen, einschließlich der dreiköpfigen Besatzung, kam jede Hilfe zu spät. Cécile wurde nur 26 Jahre alt, Donatus starb mit 31 Jahren.

Die Nachricht vom Flugzeugabsturz und den prominenten Opfern verbreitete sich in Windeseile. Fast die gesamte hessische Familie war dabei ausgelöscht worden. Viktoria, Ludwig von Hessen und seine Verlobte Margaret erhielten die entsetzliche Nachricht, als sie bereits auf dem Flugplatz Croydon südlich von London auf ihre Verwandten warteten. Trotz des großen Schocks und der tiefen Trauer wurde beschlossen, die Hochzeit wie geplant stattfinden zu lassen, allerdings zu einem vorgezogenen Termin, zudem nur im kleinen Kreis und in aller Stille.

Ludwig von Hessen-Darmstadt, jetzt der neue Chef des Hauses, machte sich mit seiner frisch angetrauten Frau unverzüglich auf den Weg nach Belgien, um die Überführung der sterblichen Überreste seiner Verwandten zu veranlassen. Die Särge wurden mit dem Zug nach Darmstadt gebracht, wo sie in den frühen Morgenstunden des 19. November eintrafen. Es war eine herzzerreißende Szene: »Und dann sahen wir die acht Särge, die in einer Reihe auf dem Bahnsteig standen«, erinnerte sich Tiny, die ihrer Schwester Cécile immer besonders nahegestanden hatte. »Es war ein unbeschreibliches Gefühl von Grauen und Verzweiflung.« Inzwischen hatte sich bereits die ganze Trauergesellschaft versammelt, Viktoria und ihre Schwester, Familie und Freunde. Neben Alice waren ihre Töchter Sophie, Theodora und Margarita angereist, Kuno von Hardenberg war da, Andreas kam mit Philip aus London. Nach sechs Jahren sah Alice ihren Ehemann zum ersten Mal wieder. Allem Anschein nach verlief die Begegnung harmonisch, was in Anbetracht der traurigen Umstände auch nicht anders zu erwarten war. Schließlich hatten beide ihre geliebte Tochter, den Schwiegersohn und zwei Enkelkinder verloren und trauerten auch gemeinsam um Onor, die sie so sehr gemocht hatten.

Vom Darmstädter Bahnhof aus wurden die Särge zum Alten Mausoleum auf der Rosenhöhe überführt und aufgebahrt, sodass die Darmstädter Bevölkerung Abschied von ihrer herzoglichen Familie nehmen konnte. Die Stadt hatte Trauerbeflaggung angeordnet.

Die Beisetzung war für den 23. November anberaumt. Neben dem erst kürzlich verstorbenen Ernst Ludwig fanden die Toten ihre letzte Ruhestätte in einem vergleichsweise schlichten Gemeinschaftsgrab. Von den Kindern lebte jetzt nur noch die am Unglückstag auf Schloss Wolfsgarten zurückgelassene Johanna. Das einjährige Mädchen, das von dem schweren Verlust noch nicht allzu viel mitbekommen haben dürfte, fand ein neues Zuhause bei seiner Tante Theodora auf Schloss Salem am Bodensee, wo sie gemeinsam mit Cousins und Cousine aufwachsen sollte. Doch keine zwei Jahre später erkrankte Johanna an einer schweren Hirnhautentzündung und starb am 14. Juni 1939 im Alter von knapp drei Jahren.

Jetzt war die ganze hessische Familie tot außer Ludwig, dessen Ehe mit Margaret jedoch kinderlos blieb, sodass das Haus Hessen-Darmstadt mit seinem Tod 1968 ausstarb. Doch weil Ludwig vorausschauend im Jahr 1960 Moritz von Hessen-Kassel (1926–2013) adoptiert hatte, wurden die seit Jahrhunderten getrennten Linien Hessen-Kassel und Hessen-Darmstadt als Haus Hessen wiedervereinigt. Nach dem Tod seines Vaters Philipp von Hessen-Kassel wurde Moritz 1980 neuer Chef des Hauses. Ihm folgte 2013 sein Sohn Heinrich Donatus (*1966).

Einer ungewissen Zukunft entgegen

Die Tragödie von Ostende hatte die ganze Familie zutiefst verstört, und man fragte sich ängstlich, wie Alice diesen fürchterlichen Schicksalsschlag wohl verkraften würde. Bestand die Gefahr, dass er ihren Genesungsprozess blockierte, sie wieder in eine andere »jenseitige Welt« flüchten ließ? Doch überraschenderweise war das genaue Gegenteil der Fall. Fast könnte man den Eindruck gewinnen, als habe erst diese Katastrophe sie wieder vollständig auf den Boden der Tatsachen und ins wahre Leben zurückgeholt. Zumindest schrieb Viktoria am 7. Dezember 1937 an Dr. Binswanger nach Kreuzlingen über ihre Tochter: »Alle fanden sie genauso, wie sie vor ihrer Krankheit gewesen ist. Sie hat zwar entsetzlich geweint, aber große Anteilnahme für alle Überlebenden gezeigt. Kurz vorher war sie noch bei ihrer jüngsten Tochter gewesen, die sich die Mandeln hat entfernen lassen, und leistete ihr Gesellschaft, indem sie ihr etwas vorgelesen hat etc. Jetzt fand sie, dass es schwer ist, zu den netten Leuten zurückzukehren (bei denen sie aber wohl weiterhin wohnen möchte), weil sie so wenig von ihrem früheren Leben und ihrer Familie wissen, und so ist sie spontan allein nach Stockholm gereist. Beide, der Kronprinz und seine Frau haben mir geschrieben, wie nett der Besuch war und wie gut sich die beiden Schwestern verstanden haben. Einen leichten ›Sparren‹ im Kopf wird sie vielleicht immer beibehalten, aber ich glaube, ich habe Anlass zur Hoffnung, dass der nicht krankhaft sein wird.«

Anders als Viktoria geglaubt hatte, kehrte Alice nach den Beisetzungsfeierlichkeiten nicht mehr nach Breibach zurück. Zwar hatte sie dort nicht völlig inkognito gelebt, aber über ihre Familiengeschichte und Vergangenheit niemals geredet. Diese weitgehende Anonymität war nun durchbrochen, denn alle Zeitungen berichteten natürlich über die schreckliche Tragödie von Ostende, und auch in Breibach wusste man nun, dass

Alice ihre Tochter verloren hatte. Vielleicht wollte sie lästigen Fragen aus dem Weg gehen, vielleicht auch nur wieder einen Schlussstrich ziehen und ihr Leben nach diesem Schicksalsschlag völlig neu ordnen. Dem Landgut Breibach blieb sie trotzdem treu. Noch bis 1964, dem Todesjahr von Hedwig Markwitz, verbrachte sie regelmäßig ein paar Urlaubswochen im Bergischen Land, wo sie sich nach wie vor wohl und geborgen fühlte. Der Familie Markwitz blieb sie freundschaftlich verbunden. Auf einem etwas unscharfen Pressefoto aus dem Jahr 1955 ist Alice in Breibach in Schwesterntracht zu sehen, in grauem Habit und mit Haube, die in nicht allzu langer Zeit ihr Erscheinungsbild prägen würden.

An diesen Besuch erinnert sich auch Erika Petzold, die damals als Hausangestellte auf dem Landgut arbeitete: »1955 habe ich sie zum ersten Mal gesehen. Das war ein ganz großes Erlebnis. Sie gab jedem von uns die Hand und wechselte ein paar freundliche Worte.« Alice habe damals von ihrer königlichen Schwiegertochter geschwärmt und darüber geklagt, dass »deren Schwester Margaret so unglücklich verliebt sei«. (Prinzessin Margaret hatte sich in Oberst Peter Townsend verliebt, durfte den Geschiedenen jedoch nicht heiraten. Noch 1955 beendete sie die Beziehung und schloss 1960 die Ehe mit dem bekannten Fotografen Antony Armstrong-Jones.)

»Die Prinzessin war ein liebenswürdiger, schlichter Mensch«, berichtet Erika Petzold, »sie machte ihr Bett selber und half der Küche beim Kartoffelpellen.« Gleichwohl brachte man ihr großen Respekt entgegen. So übte Elsa Stockmanns Tochter Monika heimlich den Hofknicks, um sich standesgemäß bei der kinderlieben Alice zu bedanken, die dem Mädchen immer wieder ein paar Süßigkeiten schenkte.

Nach der Beisetzung der verunglückten hessischen Familie zerstreuten sich die Angehörigen erneut in alle Himmelsrichtungen. Sophie, Theodora und Margarita kehrten nach Hause zurück, Philip fuhr wieder nach Gordonstoun, Andreas machte sich auf den Weg nach Frankreich und Viktoria zum Londoner Kensington-Palast. Alice, die offensichtlich noch keine konkreten Zukunftspläne hatte, entschloss sich zu einem spontanen Besuch bei ihrer Schwester Louise in Stockholm. Dass sie tatsächlich wieder »die Alte« war, wenn auch möglicherweise mit einem »Sparren im Kopf«, beweist ein Brief, den sie am 13. Dezember 1937 aus Schweden an ihren Bruder Louis schrieb. Er zeigt ganz deutlich, dass sie mit den politischen Verhältnissen, die damals in Deutschland herrschten, sehr wohl vertraut war, zunächst einmal, was die Einschränkung der Freiheitsrechte betraf: »Ich möchte gerne vom Briefgeheimnis in diesem Land profitieren und ein paar Worte über Deutschland schreiben. Du weißt, dass es dort viele Menschen gibt, die sich wieder ein parlamentarisches System wünschen. Ich weiß nicht, ob es schon eine Organisation gibt, die so etwas in Angriff nehmen würde.« Das mochte ein wenig naiv klingen, zumal sich Alice durchaus im Klaren darüber sein musste, dass man das NS-Regime nicht so einfach durch ein parlamentarisches System ersetzen konnte. Die Reichshauptstadt Berlin befand sich fest in der Hand der Nationalsozialisten. Aber zur Zeit der Weimarer Republik hatte das Deutsche Reich aus 18 Ländern bestanden, die nach wie vor existierten. Und hier glaubte Alice einen Ansatzpunkt zur Demokratisierung gefunden zu haben: »So werden sie versuchen, das parlamentarische System in jedem deutschen Staat zu etablieren, im Vertrauen auf die Kräfte, die den Kommunismus in Schach halten. Vorteil eines aufgespaltenen Deutschlands gegenüber einem vereinten militaristischen Deutschen Reich wäre Frieden in Europa und in der Welt überhaupt, was, wie mir scheint, auch im Interesse der Alliierten liegt, solche parlamentarischen Tendenzen in den einzelnen Ländern heimlich zu unterstützen. Letztendlich ist natürlich das Ideal das eines geeinten Deutschlands zusammen mit den europäischen Staaten in einer europäischen Gemeinschaft mit gemeinsamer Währung und ohne Grenzen.«

Ein parlamentarisches System auf Länderebene zu etablieren war während der Hitler-Diktatur aber schlicht und einfach unmöglich. Und die Einmischung ausländischer Mächte in innerdeutsche Angelegenheiten galt erst recht als tabu. Trotzdem: Mag die Vorstellung von einer Demokratisierung der einzelnen Länder im Jahr 1937 auch etwas »blauäugig« gewesen sein – nach dem Zweiten Weltkrieg ist es tatsächlich so gekommen. Noch vor der Gründung der Bundesrepublik 1949 begann der demokratische Aufbau unter Kontrolle der Alliierten bekanntlich auf Länderebene. Auch was die Einbettung Deutschlands in eine künftige europäische Gemeinschaft betrifft, scheint Alice prophetische Fähigkeiten gehabt zu haben, wenngleich es schon nach dem Ersten Weltkrieg Bestrebungen gegeben hatte, eine europäische Union zu gründen. Doch die waren im Sande verlaufen und nahmen erst ab 1945 wieder an Fahrt auf. Damals schrieb der spätere SPD-Vorsitzende Kurt Schumacher: »Die Sozialdemokratie kann sich ein neues Deutschland nicht als isoliertes und nationalistisches Deutschland vorstellen. Sie kann sich Deutschland überhaupt nur als Bestandteil Europas denken.« Solche Gedanken dürften auch in Breibach ein wichtiges Thema gewesen sein, das den Sozialdemokraten Reinhold Markwitz beschäftigte und das er sicherlich auch mit Alice diskutierte. 1937 jedoch war ein demokratisches Deutschland noch reine Utopie.

Vielleicht hatte Alice gehofft, ihr Bruder Louis könne irgendetwas in dieser Hinsicht unternehmen, doch das blieb natürlich pure Illusion. Louis war schließlich kein Politiker, und der neue britische Premierminister Neville Chamberlain (1869–1940), der mit seiner Appeasement-Politik (vergeblich) versuchte, einen erneuten Krieg in Europa zu verhindern, suchte nicht die Konfrontation mit Hitler.

Nach der Rückkehr aus Schweden besuchte Alice ein weiteres Mal ihre Tochter Sophie in Berlin und fuhr anschließend weiter an den Bodensee, um Theodoras Familie und die kleine

Waise Johanna wiederzusehen. Konkrete Zukunftspläne hatte sie immer noch nicht.

Das neue Jahr 1938 wurde von drei weiteren Todesfällen überschattet. Am 8. Februar starb Alices Schwager Nikolaus, der zusammen mit seiner Frau Ellen zwei Jahre zuvor aus dem schweizerischen Exil zurückgekehrt war und seitdem in Athen gelebt hatte. Nur zwei Monate später, am 8. April, erlag Alices Bruder Georg mit nur 45 Jahren einem Krebsleiden. Die Geschwister hatten in den letzten Jahren nur wenig Kontakt gehabt, doch Alice war Georg und seiner Frau Nada überaus dankbar dafür gewesen, dass sie sich in dieser Zeit so gut um Philip gekümmert hatten. Sie hatte gewusst, dass ihr Bruder unheilbar an Knochenkrebs erkrankt war. Nun ging die Verantwortung für den knapp 17-jährigen Philip auf Louis Mountbatten über, der für seinen Neffen bereits höchst ambitionierte Pläne schmiedete.

Nicht minder schwer traf Alice der Tod ihres Freundes und Mentors Kuno von Hardenberg, der am 25. November 1938 an den Verletzungen starb, die er bei einem schweren Verkehrsunfall erlitten hatte. Doch zu diesem Zeitpunkt hielt sich Alice schon nicht mehr in Deutschland auf. Allem Anschein nach sah sie hier für sich keine Perspektive mehr. Ihr Leben als weitgehend selbstständige »Untermieterin« war beendet, sie hatte sich gesundheitlich so weit erholt, dass sie wieder ein völlig eigenständiges Leben beginnen konnte – und das wollte sie möglichst weit weg von familiären Verpflichtungen angehen. Nur Philip sollte künftig bei ihr wohnen, denn Alice wollte all die verlorenen Jahre nachholen und zu ihrem Sohn wieder ein enges und vertrauensvolles Verhältnis aufbauen. Und weil Philip doch ein griechischer Prinz war, auch wenn er sein Geburtsland bereits als Kleinkind hatte verlassen müssen, fand sie es an der Zeit, dass er Land und Leute endlich kennenlernte. Vielleicht machte sich Alice auch Hoffnungen, dass Philip eines Tages den griechischen Thron besteigen würde. Ganz ausgeschlossen war das zu diesem Zeitpunkt schließlich nicht, denn die Ehe des griechischen Königs Georg II. mit Elisabeth von Rumänien war kinderlos geblieben und 1935 geschieden worden.

Nach dem Tod Alexanders 1920, des zweitältesten Sohnes Konstantins I., blieb allein der 1901 geborene Paul als potenzieller Thronerbe. Er war seit kurzer Zeit mit Friederike von Hannover verheiratet, Herzogin zu Braunschweig-Lüneburg, einer Enkelin Wilhelms II. Am 2. November 1938 wurde das erste Kind des Paars geboren, Tochter Sophia, die als Mädchen keinen Anspruch auf den griechischen Thron hatte und später den spanischen Thronfolger Juan Carlos heiratete. Sollte das nächste Kind wieder ein Mädchen sein, dann stünden Philips Aussichten gar nicht so schlecht. (Tatsächlich aber erblickte 1940 ein Sohn das Licht der Welt, Griechenlands nachmaliger König Konstantin II.)

Im November 1938 kam Alice also mit großen Erwartungen nach Athen, obwohl es hier – mit Ausnahme der verwitweten Ellen – keine vertrauten Gesichter mehr gab. Doch sie war fest davon überzeugt, dass Philip, der im kommenden Frühjahr in Gordonstoun das Abitur ablegen würde, danach mit ihr zusammenleben wollte. Sie hatte bereits eine passende Wohnung im Zentrum von Athen gefunden und freute sich auf ihr künftiges erfülltes Leben, dem sie nach all den Jahren der Krankheit und Rekonvaleszenz endlich wieder einen neuen Sinn geben wollte.

Kapitel 7
In Opposition zu den deutschen Besatzern – Kriegsjahre in Griechenland

Enttäuschte Hoffnungen

Nach ihrer Ankunft in Athen schrieb Alice am 8. Dezember 1938 an Philip: »Ich habe hier eine kleine Wohnung nur für Dich und mich gemietet. Zwei Schlafzimmer, jedes mit einem Bad, zwei Wohnzimmer, eine kleine Küche und Speisekammer. Ich habe noch ein paar Möbel aus unseren Räumen im alten Schloss, die ich seit 1917 nicht mehr gesehen habe – eine höchst angenehme Überraschung, und die Familie hat mir alles überlassen. Dickie schrieb, dass Du vielleicht im Frühjahr länger Ferien machen kannst, und ich freue mich schon darauf, mit Dir zusammen in unserer Wohnung zu leben.« Doch Alices Hoffnungen wurden enttäuscht, denn Philip hatte seine eigenen Pläne und entschloss sich auf Anraten von Onkel Louis Mountbatten, nach dem Abitur ebenfalls eine maritime Laufbahn bei der Royal Navy anzusteuern. Im Sommer 1939 trat der 18-Jährige als Kadett ins Dartmouth Navy College ein, die Militärakademie des Vereinten Königreichs. Welche Zukunftsaussichten hätte er in Griechenland auch gehabt?

Für Alice, die sich das Zusammenleben mit ihrem Sohn bereits in den schönsten Farben ausgemalt hatte, brach eine Welt zusammen. Ganz allein in Athen, fühlte sie sich einsam und sehnte sich nach liebevoller und anregender Gesellschaft, die sie in der griechischen Verwandtschaft leider vergeblich suchte.

Ihre neu erworbene Freiheit hatte sie sich völlig anders vorgestellt.

Ende Oktober 1939 – inzwischen war der Zweite Weltkrieg ausgebrochen – kam Andreas gemeinsam mit seinem Bruder Christo nach Athen, blieb aber nur drei Wochen, bevor er wieder nach Frankreich zurückkehrte. Es war ein letztes kurzes Zusammentreffen mit Ehemann und Schwager. Christo, der wenige Jahre nach dem Tod seiner ersten Frau Nancy Leeds eine Prinzessin aus dem Hause Orléans geheiratet hatte, war erst unlängst Vater eines Sohnes geworden, Michael von Griechenland. Es war ihm jedoch nicht vergönnt, sein einziges Kind aufwachsen zu sehen. Christo starb bereits am 21. Januar 1940 im Alter von 51 Jahren.

Obwohl NS-Deutschland nach dem Überfall auf Polen binnen weniger Monate auch Dänemark, Norwegen, Frankreich, Belgien und die Niederlande besetzt hatte, fühlte sich Griechenland zunächst noch sicher. Das Regime von Metaxas bekundete mehrmals die Absicht, auch weiterhin strikte Neutralität zu wahren. Es hatte vorerst also nicht den Anschein, als würde Griechenland in das Kriegsgeschehen hineingezogen, denn auch Hitler hatte kein Interesse am südlichen Balkan und überließ die dortige Vormacht dem faschistischen Achsenpartner Italien unter Benito Mussolini. Gleichzeitig hatte London bereits im April 1939 eine Garantieerklärung für Griechenland ausgesprochen, denn die Kontrolle über das östliche Mittelmeer war für Großbritannien zur Sicherung des Suezkanals und der Ölfelder im Nahen Osten von überragender strategischer Bedeutung.

Mussolini jedoch betrachtete den südosteuropäischen Raum als sein ureigenes Einflussgebiet. Nachdem Italien im Frühjahr 1939 bereits Albanien besetzt hatte, startete Mussolini im Oktober 1940 den Vormarsch in die Ägäis. In dieser bedrohlichen Situation gewann der bis dahin eher unpopuläre Metaxas erheblich an Statur, und auch die tief gespaltene griechische Gesellschaft rückte erneut enger zusammen. Am 28. Oktober 1940 stellte Mussolini Griechenland ein Ultimatum von drei Stunden und forderte die Überlassung wichtiger militärischer Stützpunkte. Metaxas' legendär gewordene Antwort aber lautete: »Ochi – Nein!« (Bis heute wird der 28. Oktober in Griechenland als »Ochi-Tag« gefeiert.) Daraufhin rückten italienische Truppen in Griechenland ein, was mit Berlin allerdings nicht abgestimmt war. Hitler hatte sich sogar gegen den Angriff ausgesprochen, weil er eine weitere Kampflinie auf dem Balkan vermeiden wollte.

Doch als die hochgerüstete italienische Armee im Pindosgebirge ins Stocken geriet, gelang es den zahlenmäßig weit unterlegenen griechischen Truppen, die Angreifer auf albanisches Territorium zurückzuwerfen. Auch ein zweiter Vorstoß Mussolinis im März 1941 endete mit einer Niederlage. Damit aber geriet nun auch Griechenland ins Visier der deutschen Militärführung. Schließlich bestand jetzt die Gefahr, ähnlich wie im Ersten Weltkrieg, dass eine alliierte Südostfront entstehen könnte. Nachdem englische Truppen Kreta und mehrere ägäische Häfen besetzt hatten, plante Hitler eine schnelle Unterwerfung und Besetzung Griechenlands, um die britischen Basen auszuschalten. Im April 1941 marschierte die Wehrmacht in Griechenland ein und besetzte das Land innerhalb eines knappen Monats. Die Strategie der Deutschen hatte ursprünglich vor allem defensiven Charakter und verfolgte eher Ziele wie die Vertreibung der britischen Truppen und die Sicherung Südosteuropas vor dem Hintergrund des geplanten Überfalls auf die Sowjetunion.

Griechenland wurde nun in drei Besatzungszonen aufgeteilt, wobei die Deutschen den Italienern den Großteil der Kontrolle überließen und nur Gebiete von besonderer strategischer Bedeutung behielten, darunter das zentrale Makedonien mit Thessaloniki sowie Piräus und die Inseln Limnos, Lesbos, Chios, Milos sowie der größte Teil Kretas.

König Georg II. und die griechische Regierung – nach dem Tod von Metaxas im Januar 1941 jetzt unter Ministerpräsident Emmanouil Tsouderos (1882–1956) – flohen über Ägypten nach London, wo sich schließlich eine griechische Exilregierung etablierte.

Einsatz für die hungernde Bevölkerung

Mochten fast alle Mitglieder der Königsfamilie Griechenland auch verlassen, Alice blieb. Im Juni 1941 gab sie – möglicherweise aus finanziellen Gründen – ihre Wohnung auf und zog zusammen mit ihrer Schwägerin Ellen in das leer stehende Haus ihres Schwagers Georg, der vorübergehend wieder in Athen gelebt hatte, bei Kriegsbeginn aber nach Südafrika gegangen war.

Angst vor den deutschen Besatzern hatte Alice nicht, im Gegenteil: Als sie kurz nach dem Einmarsch Besuch von einem deutschen Offizier erhielt, der fragte, ob er etwas für sie tun könne, beschied sie ihn knapp und couragiert: »Ja, Sie können die Truppen aus meinem Land abziehen!« Vorerst wurde sie nicht weiter behelligt.

Den Griechen jedoch stand eine schwierige Zeit bevor, denn im Winter 1941/42 herrschte eine bedrohliche Lebensmittelknappheit. Alle Reserven waren bereits im Kampf gegen Mussolini aufgebraucht worden, hinzu kam eine Missernte im Herbst davor. Die drohende Hungersnot der griechischen Bevölkerung hielt die deutschen Besatzer jedoch nicht davon ab, kriegswichtige Güter, darunter auch Lebensmittel und Trinkwasser, zu konfiszieren. Der eklatante Mangel an Nahrungsmitteln forderte allein in Athen etwa 50 000 Opfer, die an Unterernährung starben, landesweit waren es Schätzungen zufolge bis zu 450 000 Tote.

Auch wenn sie in diesem eiskalten Winter selbst Hunger litt

und dramatisch an Gewicht verlor, konnte und wollte Alice diesem Elend nicht tatenlos zuschauen. Sie beschloss, sich in einer Athener Suppenküche zu engagieren, die jeden Tag eine warme Mahlzeit – Bohnen- oder Hühnersuppe – an die darbende Bevölkerung verteilte, vornehmlich an die hungernden Kinder, die immer als Erste versorgt wurden. Erst dann erhielten auch die Erwachsenen einen Teller Suppe. Daneben kümmerte sie sich um zwei Waisenhäuser und organisierte Besuche von Rot-Kreuz-Schwestern bei bedürftigen Familien.

Im Dezember 1941 schrieb Alice an Philip, den sie noch immer nach Griechenland locken wollte: »Selbst in diesen angstvollen Zeiten bin ich doch voller Hoffnung und wenn ich spazieren gehe, sehe ich mir die Häuser an, ob ein geeignetes für uns dabei wäre. Ich habe keine Lust mehr in einer Wohnung zu leben und hätte lieber ein ganzes Haus. Onkel Georgies Haus ist jetzt sehr kalt, denn es gibt keine Zentralheizung. Oben ist ein Zimmer mit Kamin, und ich bin froh, wenigstens ein warmes Zimmer zu haben, wo ich mich anziehen, aufhalten und essen kann. Tante Ellen geht es gut und sie speist oft mit mir zusammen. Wir sind hier die Einzigen und deshalb ganz gute Freundinnen geworden. Ich bin immer noch mit meiner karitativen Arbeit beschäftigt, aber meistens hier, weil es so wenig Benzin gibt … Mach Dir um mich keine Sorgen, ich bin wirklich in guter Verfassung.«

Ihre nach wie vor privilegierte Stellung ermöglichte es Alice im Mai 1942, ein Visum für Schweden zu erhalten, um ihre Schwester Louise in Stockholm zu besuchen. Im Gepäck hatte sie eine lange Liste des griechischen Roten Kreuzes, auf der alle Medikamente aufgeführt waren, die in Griechenland so dringend benötigt wurden. Die deutschen Besatzer nahmen das Elend der Bevölkerung billigend in Kauf.

Ähnlich wie Alice sah es auch Louise als ihre Pflicht an, notleidenden Menschen zu helfen. 1939 hatte sie während des finnischen Winterkriegs gegen die Sowjetunion zusammen mit dem Roten Kreuz auf Schloss Ulriksdal nahe Stockholm ein Heim für finnische Waisenkinder eingerichtet. Während des Zweiten Weltkriegs, in dem Schweden neutral blieb, fungierte Louise als Verbindung zwischen den einzelnen Familienmitgliedern und hielt besonders engen Kontakt zu Alice. Den Besuch ihrer Schwester scheint Louise sehr genossen zu haben, erfreut über deren Gesundheitszustand schrieb sie an ihre Mutter nach London: »Alice ist wieder ganz sie selbst, mehr noch als beim letzten Mal, sodass ich manchmal glaube, die schlimmen Jahre waren nur ein schlechter Traum.«

Im September 1942 kehrte Alice nach Athen zurück, im Gepäck die benötigten Medikamente für das Rote Kreuz. Zum Glück hatte sich die Situation inzwischen etwas entspannt, zumindest was die Versorgungslage der Bevölkerung betraf. Doch wie überall im besetzten Europa begannen die deutschen Besatzer jetzt auch in Griechenland, die dort lebenden Juden systematisch zu verfolgen und zu ermorden.

Die Wannseekonferenz zur »Endlösung der Judenfrage«

Mit der Eroberung großer Teile Europas durch NS-Deutschland wurde es für die verfolgten Juden zunehmend schwieriger, ein halbwegs sicheres Asyl zu finden. Die Auswanderung kam weitgehend zum Erliegen, zumal sie auch von den besetzten westeuropäischen Ländern immer häufiger verhindert wurde. Für die Nationalsozialisten war damit der Zeitpunkt gekommen, über eine »Endlösung der Judenfrage« nachzudenken, eine zynische Bezeichnung für die systematische Ermordung der europäischen Juden.

Um den geplanten Massenmord zu organisieren, tagte am 20. Januar 1942 in einer Villa am Großen Wannsee in Berlin die »Wannseekonferenz«. Die 14 Teilnehmer setzten sich aus hohen Parteifunktionären und Beamten der Reichsministerien zusammen. Im abschließenden Protokoll hieß es mit schier unglaublichem Zynismus: »An Stelle der Auswanderung ist nunmehr eine weitere Lösungsmöglichkeit ... getreten ... Unter entsprechender Leitung sollen im Zuge der Endlösung die Juden in geeigneter Weise im Osten zum Arbeitseinsatz kommen. In großen Arbeitskolonnen unter Trennung der Geschlechter werden die arbeitsfähigen Juden straßenbauend in diese Gebiete geführt, wobei zweifellos ein Großteil durch natürliche Verminderung ausfallen wird. Der allfällig endlich verbleibende Restbestand wird, da es sich bei diesen zweifellos um den widerstandsfähigsten Teil handelt, entsprechend behandelt werden müssen, da dieser, eine natürliche Auslese darstellend, bei Freilassen als Keimzellen eines neuen jüdischen Aufbaus anzusprechen ist (siehe die Erfahrung der Geschichte). Im Zuge der praktischen Durchführung der Endlösung wird Europa von Westen nach Osten durchkämmt.«

Von nun an rollten durch die von deutschen Truppen besetzten Gebiete zahllose Züge, die jüdische Männer, Frauen und Kinder in die Vernichtungslager von Sobibor, Treblinka, Majdanek und vor allem Auschwitz-Birkenau brachten. Ab Frühjahr 1943 fielen auch die griechischen Juden der »Endlösung« zum Opfer, wobei vor allem die jüdische Gemeinde Thessaloniki betroffen war.

Das Schicksal der jüdischen Gemeinde Thessaloniki

Die jüdischen Gemeinden Griechenlands gehörten zu den ältesten in ganz Europa, wobei das Zusammenleben mit der Bevölkerungsmehrheit weitgehend reibungslos verlief; die Juden waren seit jeher ein integrierter Teil der Gesamtbevölkerung. Ihr Zentrum war die Stadt Thessaloniki, in der vermutlich schon um 140 v. Chr. die erste jüdische Gemeinde gegründet wurde. In der ältesten Synagoge der Stadt (die 1917 beim großen Stadtbrand zerstört wurde) hatte, wie es heißt, Apostel Paulus auf seiner zweiten Missionsreise um 50 n. Chr. gepredigt und auch seine Briefe »an die Thessalonicher« verfasst.

Im 12. Jahrhundert lebten vermutlich 500 Juden in Thessaloniki, doch die Gemeinde vergrößerte sich erheblich, nachdem sich in der zweiten Hälfte des 14. Jahrhunderts aschkenasische Juden aus Ungarn hier ansiedelten, die vor den Verfolgungen im Zuge der großen Pest geflohen waren. Gleichzeitig kamen sephardische Flüchtlinge aus Spanien, wo die judenfeindliche Haltung der christlichen Bevölkerung zu Pogromen geführt hatte. (Als Aschkenasen bezeichnet man die Juden, die nördlich der Alpen bis nach Weißrussland lebten, während die Sepharden aus Spanien kamen.) Auch die Juden, die 1492 durch das »Alhambra-Edikt« der katholischen Könige aus Spanien vertrieben wurden, durften sich in Thessaloniki niederlassen. Sie kamen in Scharen. Bereits 1520 betrug der Anteil der jüdischen Stadtbevölkerung mehr als die Hälfte. Nach dem Fall von Byzanz und der Eroberung Konstantinopels durch die Osmanen 1453 lebten die Juden wie auch die christlichen Gemeinschaften unter dem Schutz und mit den üblichen Einschränkungen des islamischen Rechtsgrundsatzes der Dhimma, der ihnen gegen Zahlung einer Sondersteuer Schutz und Autonomie bei der Regelung ihrer eigenen Angelegenheiten zugestand.

Thessaloniki wurde zum »Jerusalem des Balkans«, auch wenn es im Osmanischen Reich weitere jüdische Gemeinden gab. Noch um 1900 waren von rund 170 000 Einwohnern der Stadt etwa 80 000 Juden.

Nach der Eroberung Thessalonikis durch Griechenland während des Ersten Balkankriegs im Oktober 1912 erließ Georg I. ein Dekret, nach dem die Juden zu gleichberechtigten griechischen Staatsbürgern wurden. Nennenswerte Probleme gab es auch weiterhin keine. Eine tiefe Zäsur bildete jedoch ein katastrophaler Großbrand, der im August 1917 im südlichen

Stadtzentrum Thessalonikis wütete, Tausende von Gebäuden zerstörte und zahlreiche Menschen, darunter auch fast 50 000 Juden, mit einem Schlag obdachlos machte. Folge war eine gigantische Emigrationswelle, teils nach Palästina, teils in die Vereinigten Staaten. Von diesem Aderlass hat sich die jüdische Gemeinde Thessaloniki nie mehr wirklich erholt, bis 1940 schrumpfte sie auf etwa 50 000 Mitglieder.

Hatten die Juden jahrhundertelang friedlich und unbehelligt mit der christlichen und muslimischen Bevölkerung zusammengelebt, so kam es Anfang der 1930er-Jahre in Griechenland zu ersten antisemitischen Ausschreitungen. Doch die wurden rasch unterbunden, denn auch wenn sich Ministerpräsident Metaxas stark an Deutschland orientierte, hieß er die antisemitische Politik des NS-Regimes keineswegs gut. Im Gegenteil, seine Freundschaft mit dem Großrabbiner von Thessaloniki Zvi Koretz war ein klares Zeichen für seine Solidarität mit der jüdischen Bevölkerung.

Alles änderte sich mit dem deutschen Überfall auf Griechenland. Anfang Mai 1941 traf ein Sonderkommando des Einsatzstabs Reichsleiter Rosenberg in Thessaloniki ein, führte Razzien bei den Juden durch, raubte wertvolle Bücher und andere Kunstgegenstände und sammelte vielleicht schon die nötigen Informationen für eine spätere Deportation der jüdischen Bevölkerung. Nur etwa 1200 Juden war es gelungen, die Stadt bereits vor dem Beginn der deutschen Besatzung am 9. April 1941 zu verlassen und sich in Sicherheit zu bringen.

Von den Razzien abgesehen, blieb die jüdische Gemeinde Thessaloniki anfangs noch weitgehend unbehelligt. Im Herbst 1941 wurde jedoch im Führerhauptquartier Wolfsschanze im fernen Ostpreußen über das weitere Vorgehen beraten, und konkrete Vorbereitungen für die Deportation wurden getroffen. Am 6. Februar 1943 begann mit der Ankunft des »Sonderkommandos der Sicherheitspolizei für Judenangelegenheiten« das Verbrechen an den griechischen Juden. Künftig mussten auch sie einen Judenstern tragen, ihre Geschäfte und Wohnungen damit kennzeichnen, anschließend ins Getto umziehen. Ihr Vermögen wurde beschlagnahmt, woran sich auch Kollaborateure bereicherten, die sich den Deutschen bereitwillig als Übersetzer oder sonstige Handlanger zur Verfügung stellten. Wenige Wochen später begann die Deportation der jüdischen Bevölkerung. Ab dem 20. März 1943 wurden fast 50 000 griechische Juden nach Treblinka und Auschwitz-Birkenau gebracht, wo sie gleich nach ihrer Ankunft in den Gaskammern ermordet wurden. Nur ein Bruchteil der jüdischen Bevölkerung Thessalonikis, etwa 2000 Menschen, überlebte die Judenvernichtung durch die deutschen Besatzer. Darunter befanden sich auch mehrere Mitglieder der Familie Cohen, denen Alice das Leben gerettet hatte.

Selbstlose Hilfe für die Familie Cohen

Zahlreiche Juden waren damals von Thessaloniki nach Athen geflohen, wo die deutsche Besatzung weniger Präsenz zeigte. Die griechisch-orthodoxe Gemeinde der Stadt tat alles, um diese Menschen zu retten, und organisierte unter anderem falsche Papiere. In Griechenland gab es keinen latenten Antisemitismus, und die Verfolgung der Juden durch die SS stieß daher bei der Bevölkerung auf völliges Unverständnis. Sowohl die orthodoxe Kirche als auch die Regierung in Athen äußerten ihren ausdrücklichen Protest, natürlich vergebens. Doch der griechischen Volksbefreiungsarmee ELAS gelang es immerhin, zahlreiche jüdische Flüchtlinge nach Palästina zu schleusen, und selbst die italienischen Behörden stellten verfolgten Juden bereitwillig Pässe aus, die sie als ihre eigenen Staatsbürger schützten. Zwar wurden auch im faschistischen Italien Juden ausgegrenzt und verfolgt, doch hier handelte es sich eher um einen »staatlich verordneten Antisemitismus«, dem sich viele verweigerten. Wirklich gefährlich wurde es für die jüdische Bevölkerung erst nach dem Sturz Mussolinis im Juli 1943, als NS-Deutschland weite Teile Italiens besetzte.

Trotz vielfältiger Hilfe funktionierte die Deportation der Juden aus Thessaloniki in die deutschen Vernichtungslager mit erschreckender Präzision, ein Großteil der jüdischen Bevölkerung Griechenlands wurde Opfer des Holocaust.

Unter den Flüchtlingen, die von Thessaloniki nach Athen gekommen waren, befand sich auch die Familie Cohen. Haimaki Cohen war der Sohn eines Parlamentsabgeordneten, der mit der griechischen Königsfamilie freundschaftlich verbunden gewesen war, nachdem er ihr 1912 während des Balkankriegs sein Haus in Trikala/Thessalien zur Verfügung gestellt hatte. Georg I. hatte ihm damals versprochen, wann immer er Hilfe benötige, solle er sich getrost an ihn wenden. Inzwischen waren mehr als 30 Jahre vergangen, sowohl der alte Cohen als auch Georg I. waren längst tot, auch Haimaki starb 1943. Doch der Kontakt zwischen den Familien war nie ganz abgerissen, das königliche Versprechen unvergessen. Und jetzt benötigten die Cohens tatsächlich Hilfe, Haimakis Witwe Rahel, Tochter Tilde sowie die vier Söhne Ellie, Freddy, Jacques und Michel.

Sie hatten nach ihrer Flucht aus Thessaloniki zunächst auf einem Bauernhof in der Nähe Athens Unterschlupf gefunden, dann aber festgestellt, dass sie offenbar beobachtet wurden. Auch wenn der Großteil der Griechen den jüdischen Mitbürgern wohlgesinnt war, so gab es doch immer wieder Kollaborateure, die bereit waren, mit den Deutschen zusammenzuarbeiten, vor allem ihres eigenen Vorteils wegen. Die Cohens brauchten somit dringend ein neues Versteck. Rechtsanwalt Freddy Cohen, nach dem Tod seines Vaters neues Familienoberhaupt, machte sich daher auf die Suche nach einer sicheren Bleibe in Athen. Natürlich erinnerte er sich auch an das alte Versprechen Georgs I., doch die meisten Mitglieder der griechischen Königsfamilie hatten das Land inzwischen verlassen. Prinzessin Alice, die Schwiegertochter des alten Königs, war aber in Athen geblieben. Schließlich gelang es Freddy Cohen, Alice aufzuspüren und um Hilfe zu bitten.

Alice zögerte keine Sekunde, sie war sofort bereit, die Verfolgten in ihrem Haus aufzunehmen und ihnen im ersten Stock zwei Zimmer mit Küche zur Verfügung zu stellen. Doch alles musste in größter Heimlichkeit vonstattengehen. Im Schutz der Dunkelheit schlichen sich die Flüchtlinge am Abend des 15. Oktober 1943 in ihr sicheres Asyl, zunächst nur Rachel und ihre Tochter. Gegenüber dem Personal behauptete Alice, Rahel sei eine alte Gouvernante, die in der Zeit des schweizerischen Exils für sie gearbeitet habe. Nun sei sie aus Angst vor Hitler geflohen. Das wurde nicht weiter hinterfragt. Einen Monat später fand auch Michel, der jüngste der Cohen-Brüder, Unterschlupf bei Alice, während es den drei älteren inzwischen gelungen war, über die Ägäis die Türkei zu erreichen und sich von dort aus in Ägypten in Sicherheit zu bringen.

Rahel Cohen und ihre beiden Kinder konnten sich bei Alice sicher und geborgen fühlen. Dass sie das Haus nicht verlassen durften, nahmen sie gerne in Kauf. Ihre liebenswürdige Gastgeberin war rührend um sie besorgt, lud sie am Nachmittag zum Tee ein und führte mit ihnen interessante Gespräche. Im Austausch mit den Cohens erfuhr Alice, der religiöse Themen ohnehin am Herzen lagen, viel über jüdische Sitten und Gebräuche, mit denen sie sich zuvor nur flüchtig beschäftigt hatte.

Als gebürtige deutsche Prinzessin hatte Alice zunächst keine Probleme mit den Besatzern. Dennoch war Vorsicht angebracht, nachdem sie seinerzeit einen Offizier so barsch abgefertigt und gefordert hatte, die deutschen Truppen sollten Griechenland verlassen. Seitdem beobachtete man sie mit einem gewissen Misstrauen. Tatsächlich bekam sie mehrmals Besuch von der Gestapo, die ihr unangenehme Fragen stellte. Doch Alice schaffte es, aus der Not eine Tugend zu machen, indem sie ihre Schwerhörigkeit vorschob. Sie könne die Herren leider nicht verstehen und habe keine Ahnung, was man von ihr wolle. Das zeigte Wirkung, auch wenn die Männer sie offenbar für etwas schwachsinnig hielten. Immerhin ließen sie die »verrückte deutsche Prinzessin« künftig in Ruhe. Die Cohens waren weiterhin in Sicherheit. (In welcher Gefahr sich Alice damals möglicherweise befand, beweist das Beispiel Mafaldas von Hessen-Kassel [1902–1944], Tochter des italienischen Königs und Ehefrau von Philip von Hessen-Kassel, einem Bruder Christophs, Sophies ersten Ehemanns. Aus Rache für den Abfall Italiens ließ Hitler Mafalda im September 1943 ins KZ Buchenwald deportieren. Hier starb sie an den schweren Verletzungen, die sie bei der Bombardierung des Lagers durch US-Luftstreitkräfte erlitten hatte.)

Es ist typisch für Alice, dass sie auch später niemals über diese gefährliche Zeit gesprochen hat. Immerhin riskierte sie in diesem Jahr auch ihr eigenes Leben, indem sie die drei Cohens in ihrem Haus versteckt hielt. Als sich Jacques Cohen, einer der vier Brüder, später bei ihr bedanken wollte, sagte sie nur, sie habe lediglich ihre Pflicht getan, und man kann davon ausgehen, dass sie es genau so gemeint hat. Jegliche Art von Rassismus und Intoleranz war ihr von jeher völlig fremd. Für sie zählte nur der Mensch, und wenn jemand ihrer Hilfe bedurfte, dann spielte es keine Rolle, ob es sich um verwundete Soldaten, hungernde Kinder oder verfolgte Juden handelte. Humanität war für Alice mehr als nur ein Wort.

»Gerechte unter den Völkern«

Natürlich sorgte sich Alice auch um ihre in Deutschland lebenden Töchter. Sophies Ehemann Christoph war im Oktober 1943 bei einem Flugzeugabsturz in Italien ums Leben gekommen, und nun musste sie sich mit ihren vier Kindern allein durchschlagen. Obendrein war sie erneut schwanger. Im Januar 1944 beschloss Alice daher, nach Deutschland zu reisen, um Sophie, die sich jetzt auf Schloss Friedrichshof in Kronberg/Taunus aufhielt, ein wenig unter die Arme zu greifen. So war sie an ihrer Seite, als am 6. Februar 1944 ein kleines Mädchen zur Welt kam, das auch nach seiner Großmutter benannt wurde: Clarissa Alice.

Mittlerweile konnten die Griechen aufatmen, die deutsche Besatzung näherte sich ihrem Ende. Die Rote Armee drang über Rumänien und Bulgarien vor, Briten und Amerikaner landeten in Italien. Der deutsche Rückzug war damit unvermeidlich geworden. Am 12. Oktober 1944 war Athen geräumt, am 2. November verließen die letzten deutschen Einheiten das griechische Staatsgebiet. Für Griechenland war der Zweite Weltkrieg damit zu Ende, eine schreckliche Zeit, gekennzeichnet durch die systematische Verfolgung und Vernichtung der griechischen Juden, heftige Repressionen und grausame Vergeltungsmaßnahmen gegen die Zivilbevölkerung sowie einen dramatischen Mangel an Lebensmitteln, der Tausende Menschenleben gekostet hatte. Die Cohens, die Alice ein knappes Jahr lang bei sich versteckt hatte, waren endlich wieder frei und konnten schließlich ein neues Leben in Frankreich beginnen.

Alice hatte, wie sie selbst meinte, nur eine humanitäre Pflicht erfüllt. Die Cohens aber waren ihr zeitlebens dankbar für ihren couragierten und selbstlosen Einsatz, der die Familie vermutlich vor dem sicheren Tod bewahrt hatte. Deshalb geriet das, was Alice getan hatte, auch nicht völlig in Vergessenheit.

Als nach dem Zweiten Weltkrieg die Verbrechen der Nationalsozialisten, insbesondere der Holocaust, ans Licht kamen, beschloss der 1948 neu gegründete Staat Israel, auch an die Menschen zu erinnern, die das Schicksal der Juden nicht gleichgültig hingenommen, sondern versucht hatten, ihnen auf vielfältige Weise zu helfen, und dabei selbst persönliche Risiken und Nachteile in Kauf nahmen. Diese positiven Beispiele sollten ebenso wie die Verbrechen der Nationalsozialisten der Nachwelt überliefert werden – eine Mahnung an die Nachgeborenen, auch in dunklen Zeiten Zivilcourage zu zeigen.

1953 verabschiedete die Knesset ein Gesetz zum Gedenken an die Opfer des Holocaust, aber auch an diejenigen, die den verfolgten Juden geholfen hatten. Die im selben Jahr in Jerusalem gegründete Gedenkstätte Yad Vashem erhielt den Auftrag, eine Gedenkabteilung für die »Gerechten unter den Völkern« einzurichten. Dieser Ehrentitel ist denjenigen vorbehalten, die nachweislich jüdischen Mitmenschen geholfen haben, was durch entsprechende Dokumente, die Yad Vashem von Holocaust-Überlebenden oder anderen Zeitzeugen mündlich oder schriftlich vorgelegt wurden, bestätigt werden muss.

Diejenige Person, die als »Gerechte(r) unter den Völkern« geehrt wird, erhält eine besondere Medaille mit eingeprägtem Namen und dem Thora-Zitat: »Wer immer ein Menschenleben rettet, hat damit gleichsam eine ganze Welt gerettet.«

Im Januar 2019 trugen 27362 Menschen aus 51 Nationen diese Ehrenbezeichnung. Unter den 355 geehrten Griechen befindet sich auch ein prominenter Name: Alice von Battenberg. Sie selbst hat die späte Ehrung nicht mehr erlebt. Im Jahr 1988, knapp 20 Jahre nach ihrem Tod, hatte Freddy Cohen die Initiative ergriffen, damit Alice mit der Auszeichnung »Gerechte unter den Völkern« geehrt wurde. Als er ein Jahr später starb, gelang es seiner Witwe, die Bemühungen zu Erfolg zu bringen, sodass Alice von Battenberg 1993 in die Liste aufgenommen wurde. Am 31. Oktober 1994 reisten ihr Sohn Philip und ihre Tochter Sophie nach Jerusalem, um die postume Ehrung ihrer Mutter entgegenzunehmen. Anschließend pflanzten sie auf der »Allee der Gerechten«, die zur Gedenkstätte Yad Vashem gehört, einen Baum, jene Geste, die ebenfalls zur Auszeichnung gehört. Als Alices Urenkel Prinz William 2018 nach Jerusalem kam, um Yad Vashem sowie das Grab seiner Urgroßmutter zu besuchen, traf er auch mit den Nachkommen der Familie von Haimaki und Rahel Cohen zusammen, die erneut ihre große Dankbarkeit zum Ausdruck brachten.

Stille Trauer um Andreas

Nach der Befreiung von der deutschen Besatzung im Herbst 1944 gestaltete sich die Situation in Griechenland erneut chaotisch. Aufgrund unterschiedlicher Vorstellungen von der künftigen Staatsform sowie der Entwaffnung der Partisanenverbände, die gegen die Besatzer gekämpft hatten, brach noch im Dezember ein Bürgerkrieg aus, der nur dank einer britischen Intervention beendet werden konnte.

Überhaupt spielte Großbritannien noch immer eine wichtige Rolle in der Region. Winston Churchill (1874–1965), seit 1940 englischer Premierminister, behielt Griechenland fest im Blick, weil er das Land als wichtigen Bestandteil zur Sicherung des Seewegs nach Indien betrachtete. Deshalb sollte Griechenland auch nach dem Krieg unbedingt im britischen Einflussbereich gehalten werden. Dazu schien es unabdingbar, die Monarchie unter König Georg II. beizubehalten, anderenfalls fürchtete Churchill die Konstituierung einer sozialistischen Volksrepublik unter dem Einfluss der Sowjetunion. Aber die Meinung der Griechen selbst dazu war geteilt. Erst im September 1946 sprachen sich in einer Volksabstimmung 68 Prozent für die Monarchie aus, sodass Georg II. wenig später aus dem Exil zurückkehren konnte. Doch ihm waren nur noch wenige Monate vergönnt, er starb bereits am 1. April 1947 im Alter von 56 Jahren. Neuer König wurde sein jüngerer Bruder Paul (1901–1963).

Am 5. Dezember 1944 erreichte Alice ein Telegramm mit der traurigen Nachricht, dass ihr Noch-Ehemann Andreas zwei Tage zuvor in Monte Carlo an einem Herzinfarkt gestorben war.

Er wurde 62 Jahre alt. Zwar war der Kontakt bereits fünf Jahre zuvor abgerissen, aber schließlich hatte Alice ihren Mann einmal sehr geliebt, und die fünf gemeinsamen Kinder hatten sie auch weiterhin verbunden. Seiner langjährigen Lebensgefährtin, der Schauspielerin Andrée Lafayette, war es offenbar nicht gelungen, die Leere im Leben des früheren griechischen Prinzen auszufüllen. Er hatte sich in den Alkohol geflüchtet, was ihm massive gesundheitliche Probleme bescherte und vermutlich auch zu seinem Tod führte. Alice war wegen der neuen Frau in seinem Leben keineswegs verbittert oder nachtragend, im Gegenteil. Ihr ehrliches Mitgefühl galt Andrée Lafayette, die Andreas viele Jahre lang eine treue Gefährtin gewesen war.

Als Alice im Februar 1945 nach England reiste, um gemeinsam mit ihrer Mutter, die sie seit Kriegsbeginn nicht mehr gesehen hatte, ihren 60. Geburtstag zu feiern, hoffte die Familie vermutlich, Alice würde sich jetzt in London niederlassen. Doch sie erklärte kategorisch, auch künftig in Griechenland bleiben zu wollen, der unsicheren politischen und wirtschaftlichen Lage zum Trotz. Insgeheim hatte Alice nämlich bereits feste Pläne, wie ihr künftiges Leben auszusehen hatte.

Kapitel 8
»Angenehm, aber seltsam, absolut seltsam« – die Schwiegermutter der Queen

Ein »bürgerlicher« Prinz

Von Griechenland aus hielt Alice auch weiter engen Kontakt zu ihren Töchtern. Die Familien von Margarita und Theodora waren von den Schrecken des Krieges weitgehend verschont geblieben, zumal Schloss Langenburg bzw. Salem abseits der Kampfgebiete lagen. Gottfried zu Hohenlohe-Langenburg, der an der Ostfront gedient hatte, wurde, wenngleich Mitglied der NSDAP, 1944 »wegen staatsgefährdender Bindungen zum Ausland« aus der Wehrmacht entlassen.

Einzig Sophie hatte ihren Mann verloren. Die letzten Kriegsmonate verbrachte sie zusammen mit ihren Kindern auf Schloss Friedrichshof in Kronberg/Taunus, wo Alice sie im Februar 1945 besucht hatte. Dann aber war der Prachtbau nach der Besetzung Kronbergs von der US-Armee beschlagnahmt und zunächst als Truppenunterkunft, später als Offiziersclub und Residenz von Dwight D. Eisenhower genutzt worden, dem US-Oberkommandierenden in Europa. (Seit 1953 befindet sich Schloss Friedrichshof in Besitz der Hessischen Hausstiftung und dient heute als Hotel). Sophies neues Zuhause wurde vorübergehend Schloss Wolfsgarten, einer der Wohnsitze der ehemals großherzoglichen Familie. Aber auch sie musste sehen, wie sie in der schwierigen Nachkriegszeit mit ihren Kindern über die Runden kam, was ein Brief an Lady Isabella

Geddes (1879–1962) beweist, die Schwiegermutter Ludwigs von Hessen. Am 10. Oktober 1945 schrieb ihr Sophie: »Ich habe schon viel zu lange gewartet, um Ihnen aus ganzem Herzen zu danken für die hübschen Kinderkleider, die Sie mir geschickt haben. Ich möchte Ihnen sagen, dass das eine große Hilfe ist. Sie alle wachsen so entsetzlich schnell …« Abschließend fügte sie noch hinzu: »Meine Mutter schrieb mir aus Athen, dass sie im Oktober bei meiner Großmutter in London sein wird. Sie kommt zu Patricia Mountbattens Hochzeit.«

Überall waren die Folgen des Krieges sichtbar. Darmstadt hatte durch die alliierten Luftangriffe schwere Schäden davongetragen. Der Stadtkern mit der alten Residenz war nahezu völlig zerstört, auch das Alte Palais, in dem Alice und Andreas 1903 geheiratet hatten, war den Bomben zum Opfer gefallen. Schloss, Stadtkirche, Rathaus und Landesmuseum wurden in der Nachkriegszeit wiederaufgebaut.

Lange musste Sophie nicht allein bleiben. Schon bald lernte sie Georg Wilhelm von Hannover (1915–2006) kennen, einen Enkel Wilhelms II. und Neffen des letzten Reichskanzlers Max von Baden. (Georg Wilhelms Tante Maria Luise war mit Max von Baden verheiratet.) Die beiden verlobten sich im Januar 1946 und heirateten am 23. April des gleichen Jahres in Salem. Georg Wilhelm, der in engem Austausch mit dem inzwischen in Schottland lebenden Kurt Hahn stand, trat wenig später in dessen Fußstapfen und leitete das Internat Salem zwischen 1948 und 1959.

Vorerst plante Alice jedoch nicht, ihre Töchter in Deutschland zu besuchen. Als nach Kriegsende die fürchterlichen Verbrechen der Nationalsozialisten in vollem Umfang ans Tageslicht kamen, empfand sie nur noch tiefe Verachtung für das Land, in dem sie so viele schöne Kindertage verbracht hatte. Später hat sich das allerdings wieder geändert.

Nachdem ihre drei noch lebenden Töchter längst verheiratet waren und eine Familie gegründet hatten, kam jetzt auch die

Hochzeit des »Nesthäkchens« Philip in Sicht. Es sah so aus, als würde ihr Sohn die »beste Partie« machen. Während seiner Ausbildung am Dartmouth Navy College hatte er im Sommer 1939 die englische Prinzessin und Thronfolgerin Elizabeth (*1926) kennengelernt, als die mit ihren Eltern und der jüngeren Schwester Margaret dem College einen Besuch abstattete. Diese Begegnung war keineswegs ein Zufall gewesen, sondern geschickt von Onkel Louis Mountbatten arrangiert worden, der seinem Neffen unbedingt den Weg in die englische Königsfamilie ebnen wollte. Doch auch wenn Philip und Elizabeth seitdem regelmäßig korrespondierten, schienen Louis' ehrgeizige Heiratspläne mit dem Ausbruch des Zweiten Weltkriegs nur noch Makulatur zu sein. Elizabeths Eltern, Georg VI. und seine Gemahlin Elizabeth, später allgemein bekannt als Queen Mum, schlossen eine Ehe mit dem »Hunnen« kategorisch aus, obwohl der junge Marineoffizier doch auf der Seite Englands gegen die Deutschen kämpfte. Stattdessen suchte man für die Tochter einen passenden Ehemann aus der englischen Aristokratie.

Doch Onkel Louis ließ einfach nicht locker, wohl wissend, dass auch sein heimatloser Neffe nicht ganz abgeneigt war und sich nach ein wenig Familienanschluss sehnte. Schließlich schaffte er es sogar, dass Philip das Weihnachtsfest 1943 bei der englischen Königsfamilie verbringen durfte. Schon damals war nicht zu übersehen, dass sich die inzwischen 17-jährige Elizabeth ernsthaft in den »Hunnen« verliebt hatte. Während sie die englischen Adligen, die ihr die Eltern ans Herz legten, eher »aufgeblasen, muffig und langweilig« fand, war sie fasziniert von Philip, der sie mit seiner unkonventionellen Art und dem schon damals einzigartigen Humor immer wieder zum Lachen brachte. Doch noch herrschte Krieg; auf Philip, der im Oktober 1942 zum jüngsten Lieutenant der Royal Navy befördert worden war, wartete bereits der nächste Militäreinsatz. Deshalb hoffte das Königspaar, Elizabeth würde Philip mit der Zeit schon vergessen.

Doch es kam anders, auch wenn es knapp drei Jahre dauerte, bis sich die beiden wiedersahen. Die Eltern waren anscheinend machtlos gegenüber den Gefühlen ihrer Tochter und mussten wohl oder übel zustimmen, als Elizabeth ihren Prinzen im August 1946 zu einem Familientreffen ins schottische Balmoral einlud. Dieser Besuch endete mit der Verlobung des Paars, die auf Wunsch der königlichen Eltern vorerst jedoch geheim bleiben sollte.

Vor der Hochzeit, die auf den 20. November 1947 festgelegt wurde, galt es jedoch, noch einige Hindernisse aus dem Weg zu räumen, damit Elizabeths Eltern, wenn auch zähneknirschend, ihre Zustimmung geben konnten: Philip musste auf seine königlichen Titel Prinz von Griechenland und Dänemark verzichten und die britische Staatsangehörigkeit annehmen. Am 28. Februar 1947 verzichtete er auf seine Rechte auf den griechischen Thron. In den Rang eines Bürgerlichen zurückgefallen, nannte er sich jetzt Philip Mountbatten, wobei Onkel Louis bereits heimlich davon träumte, dass eines Tages »die Mountbattens auf dem Thron sitzen« würden, eine Hoffnung, die sich vorerst nicht erfüllte. Doch bürgerlich blieb Philip nur kurz. Einen Tag vor seiner Hochzeit verlieh ihm Georg VI. den Titel eines Herzogs von Edinburgh, mit voller Bezeichnung »Baron Greenwich, of Greenwich in the County of London, Earl of Merioneth and Duke of Edinburgh«. Außerdem wurde ihm die Ehre zuteil, mit »Königliche Hoheit« angeredet zu werden.

Überdies musste Philip, der im griechisch-orthodoxen Glauben getauft worden war, konvertieren und Mitglied der Church of England werden. Damit war seine Zukunft vorgezeichnet. Für Alice mag es schmerzlich gewesen sein, dass ihre Träume von Philips griechischer Thronbesteigung nun endgültig geplatzt waren. Allerdings hatte sie in der Zwischenzeit einsehen müssen, dass es dazu ohnehin nie gekommen wäre: 1940 war Konstantin geboren, und König Paul hatte somit einen Sohn und Thronfolger. Davon abgesehen, konnte Alice keine Einwände erheben gegen Philips Einheirat in die englische Königsfamilie, von der sie als Urenkelin Queen Victorias schließlich selbst abstammte.

Bei der Planung der Hochzeitsfeierlichkeiten hatte Philip allerdings nichts mitzureden, schließlich handelte es sich dabei nicht um eine Privatsache, sondern um eine Staatsangelegenheit, bei der die Monarchie im Mittelpunkt des öffentlichen Interesses stand. Das betraf auch und vor allem die Gästeliste. Philips Schwestern und ihre Ehemänner, die das Hitler-Regime teilweise unterstützt hatten, konnten zwei Jahre nach Kriegsende unmöglich eingeladen werden. Das mussten Margarita, Theodora und Sophie hinnehmen. Sie trafen sich am Hochzeitstag ihres Bruders auf Schloss Marienburg, dem Familiensitz des Hauses Hannover, verfolgten die Feierlichkeiten am Radio und gratulierten Philip telefonisch.

Gnade vor den strengen Augen der Königin fand jedoch Philips Mutter, auch wenn sie Alice als »angenehm, aber seltsam, absolut seltsam« empfand. In ihren Augen war Alice exzentrisch und übertrieben religiös. Dass sich Philips Mutter während der deutschen Besatzung Griechenlands heldenhaft für die Rettung der verfolgten jüdischen Familie Cohen eingesetzt hatte, war dem englischen Königshaus natürlich nicht bekannt. Aber man konnte ihr beim besten Willen auch keine Nähe zu den Nationalsozialisten vorwerfen. So wurde Alice als einzige Verwandte des Bräutigams zur Hochzeit eingeladen.

Am 20. November 1947 erschien Alice in Westminster Abbey in einem schlichten Seidenkleid mit Hut, was der Königin den Kommentar »sehr hübsch und passend« entlockte. Ansonsten fiel sie nicht weiter auf und hielt sich ihrem zurückhaltenden Naturell entsprechend eher im Hintergrund. Die Hochzeitsfeierlichkeiten aber gestalteten sich zu einem glänzenden Fest, das Winston Churchill als »hellen Farbstrahl auf unserem steinigen Weg« bezeichnete. Großbritannien mochte zu den Gewinnern des Zweiten Weltkriegs zählen, doch die Bevölkerung litt noch massiv unter dessen Folgen. Die im Krieg eingeführte Rationierung von Lebensmitteln und Kleidung wurde noch mehrere Jahre beibehalten.

Nach der Hochzeit konnte Philip seine Karriere bei der Navy noch einige Jahre fortsetzen. Er und Elizabeth verbrachten eine unbeschwerte Zeit auf Malta, wo Philip von Ende 1949 bis 1951 stationiert war. Schon vorher war das erste Kind zur Welt gekommen; Thronfolger Prinz Charles wurde am 14. November 1948 im Londoner Buckingham-Palast geboren. Hatte Onkel Louis geglaubt, eines Tages würden »die Mountbattens« auf dem Thron sitzen, so sah er sich jetzt bitter enttäuscht. Eine breite Front, die sich von Winston Churchill über das Parlament bis in die englische Königsfamilie erstreckte, sprach sich strikt dagegen aus. Aber auch Philip litt darunter, dass seine Nachkommen den Namen Windsor tragen sollten. Er sei doch nur »eine verdammte Amöbe«, allein benötigt zur Zeugung von Erben und der einzige verheiratete Mann im Land, der seinen Kindern nicht den eigenen Familiennamen weitergeben dürfe, schimpfte er verärgert. Im April 1952 – inzwischen war auch Prinzessin Anne (*1950) zur Welt gekommen – gab der Kronrat vorerst endgültig bekannt, Elizabeths Familie werde auch künftig den Namen Windsor führen. Immerhin erhielt Philip 1957, also zehn Jahre nach der Hochzeit, den Titel eines Prinzen des Vereinigten Königreichs, weswegen man seitdem auch von »Prinz Philip« spricht.

Doch auch in der Namensfrage zeichnete sich 1960, als das dritte Kind, Andrew, unterwegs war, ein Kompromiss ab, vielleicht weil eine schwere Ehekrise vorausgegangen war. Am 9. Februar 1960 bestimmte die Königin, dass die Kinder der nicht in direkter Thronfolge Stehenden sich künftig Mountbatten-Windsor nennen dürften. Wie ein Sprecher des Buckingham-Palasts diplomatisch erläuterte: »Die Königin wollte schon immer den Nachnamen ihres Gemahls mit ihren Nachkommen verbinden; sie hat sich lange mit dieser Absicht getragen, die ihr am Herzen liegt.« Vorerst jüngster Träger des Namens ist der im Mai 2019 geborene Archie Mountbatten-Windsor, Sohn von Prinz Harry und seiner Frau Meghan, Herzogin von Sussex.

»Jetzt wird sie Nonne!« – Gründung einer karitativen Schwesternschaft

Nach Philips Hochzeit im November 1947 reiste Alice zurück nach Athen und suchte sich wieder eine eigene Wohnung. Viel Platz für sich selbst würde sie in Zukunft nicht benötigen, denn sie dachte bereits intensiv über ein größeres Projekt nach, das sie – nach dem Vorbild ihrer Tante Ella – ins Leben rufen wollte. Was ihr vorschwebte, war nicht der Eintritt in einen geschlossenen Orden oder gar dessen Gründung, vielmehr wollte sie nach dem Vorbild der Diakonissen eine karitative Schwesternschaft etablieren, ein Heim sowie eine Schule für religiös geprägte Krankenschwestern. Ganz neu war diese Idee nicht. Schon während ihres Aufenthalts in Kreuzlingen hatte sie mit dem Gedanken gespielt, Ellas Beispiel zu folgen, aber damals gab es keinerlei Chancen für die Realisierung ihres Plans. Das schien sich inzwischen geändert zu haben. Trotz gesundheitlicher Einschränkungen – als starke Raucherin erkrankte sie immer wieder an Bronchitis – waren ihre Energie und der Wunsch, den Ärmsten der Armen zu helfen, ungebrochen.

So schrieb Alice am 17. Juli 1948 ihrem Sohn Philip: »Ich glaube, ich habe Dir schon von der Schwesternschaft Maria und Martha erzählt. Ich möchte das fortsetzen, was Tante Ella in Moskau angefangen hat. Jetzt, wo auch das letzte meiner Kinder verheiratet ist, brauche ich eine Vollzeit-Arbeit, die mich ausfüllt.«

In diesem Sommer reiste Alice erstmals nach Jerusalem, um

das Grab ihrer Tante zu besuchen, die in der russisch-orthodoxen Maria-Magdalena-Kirche ihre letzte Ruhe gefunden hatte. Vielleicht entstand damals bereits der Wunsch, eines Tages auch selbst hier begraben zu werden.

Doch im Gegensatz zu Ella, die über reichlich finanzielle Mittel verfügt hatte, fehlte Alice das nötige Kapital für solch eine karitative Einrichtung. Was sie besaß, brauchte sie für ihre persönlichen Bedürfnisse, wenn sie es nicht gerade an Bedürftige verschenkte. Von Edwina bekam sie weiterhin 30 Pfund im Monat (wobei 1 Pfund bis 1949 4 Dollar entsprach), ihre schwedische Schwester Louise steuerte 10 Pfund bei, und daneben bezog sie inzwischen auch eine Pension als griechische Generalswitwe. Doch das reichte bei Weitem nicht aus, um ein derart aufwendiges Projekt wie die geplante Schwesternschaft langfristig zu finanzieren. Folglich bat sie Philip, ihr mit 2000 Pfund unter die Arme zu greifen. Als sich der Sohn daraufhin genauer mit der pekuniären Situation seiner Mutter beschäftigte, musste er feststellen, dass Alices finanzielle Lage ziemlich desaströs war und sie bereits erhebliche Schulden aufgehäuft hatte. Daraufhin regelte er stillschweigend die Finanzen seiner Mutter, bezahlte ihre Schulden und kaufte obendrein noch ein Haus in Athen, sodass sie auf jeden Fall ein Dach über dem Kopf haben würde. Für Alice war und blieb Philip der Fels in der Brandung, der Anker, auf den sie sich immer wieder würde verlassen können.

Schon in jenem Sommer 1948 legte Alice ihre zivile Kleidung endgültig ab und trug von nun an nur noch ein hochgeschlossenes graues Nonnenhabit mit Kreuz an einer Halskette. Ihre Nichte Alexandra (1921–1993), die Tochter des früh verstorbenen griechischen Königs Alexander I. und seiner Frau Aspasia Manos, erinnerte sich später an ihre Tante, die gemeinsam mit einer Gesellschafterin und einer Haushaltshilfe zurückgezogen in ihrer kleinen Wohnung im Zentrum Athens lebte: »Ich sehe Tante Alice noch vor mir, wie sie immer wieder auf die Uhr blickte, wenn Philip erwartet wurde. Bei diesen verhältnismäßig seltenen Gelegenheiten wurde immer ein großes Begrüßungsmahl bereitet … Ich saß dann in den mit altmodischem Mobiliar zugestopften Zimmern, in denen überall signierte Fotografien zahlloser Battenbergs prangten … Tante Alice hat nur selten die religiöse Tracht abgelegt, die sie seit vielen Jahren trägt. Schon lange bevor sie auf Tinos ihren eigenen Pflegeorden gründete, versuchte sie es mit einer Kleidung von angemessener Schlichtheit, unbekümmert um die stille Heiterkeit, die sie damit erregte.«

Alice hatte vor, ihr Schwesternschaft-Projekt auf der zu den Kykladen gehörenden Insel Tinos zu realisieren, wo sie in Begleitung einer griechisch-orthodoxen Nonne im Spätsommer 1948 ein altes zweistöckiges Haus bezog, das der Kirche gehörte. Es sollte nun als eine Art Kloster dienen. Warum sie sich ausgerechnet für diesen abgelegenen Ort entschied, lässt sich nur vermuten. Sicherlich spielten auch finanzielle Überlegungen eine Rolle, denn hier war das Leben preiswerter als in der Hauptstadt. Tinos strahlte zudem eine ganz besondere mystische Atmosphäre aus. Die Insel galt als heilig, nachdem in Tinos-Stadt am 30. Januar 1823 ein Marienbild ausgegraben worden war. Dem Fund wurde eine wundertätige Wirkung zugeschrieben, zumal man den Sieg über die Türken im griechischen Freiheitskampf mit dem Auftauchen des Marienbildes in Verbindung brachte. Noch heute ist Tinos ein wichtiger Marien-Wallfahrtsort, der gleichsam als »griechisches Lourdes« gilt. Am 15. August, dem in Griechenland hohen Feiertag Mariä Himmelfahrt, strömen alljährlich Zehntausende Pilger in die über dem Fundort errichtete Wallfahrtsbasilika, um das wundertätige Marienbild zu verehren.

Auch wenn sich Alice eigentlich »aus der Welt zurückziehen« wollte, so stand die Prinzessin als Schwiegermutter der künftigen Königin von England doch weiterhin im Fokus des öffentlichen Interesses. Anfang 1949 erschienen in den englischen Zeitungen reißerische Schlagzeilen wie: »Philips Mutter – jetzt wird sie Nonne!«, auch wenn das nur der halben Wahrheit entsprach. Selbst das deutsche Nachrichtenmagazin *Der Spiegel* informierte seine Leser am 22. Januar 1949: »Alice von Battenberg, die 63-jährige Mutter des Prinzen Philip von Edinburgh und Großmutter des kleinen Prinzen Charles, hat den grauen Schleier der griechisch-orthodoxen Schwestern genommen. Schon im vergangenen Jahr zog sich die Prinzessin auf die Insel Tinos im Ägäischen Meer zurück. Mit einer Mitschwester bewohnt sie jetzt vier Räume und hat nach der Ordensregel vier Wochen Urlaub im Jahr. In diesem Jahr will die ehemalige Prinzessin ihren Urlaub in London verleben.«

Es ist unklar, aus welcher Quelle die Journalisten ihre Informationen erhielten, um ihr (Halb-)Wissen mit der Öffentlichkeit zu teilen. Alice selbst ist es mit Sicherheit nicht gewesen. Als ein Reporter der *Daily Mail* sie um ein Interview bat, beschied sie ihn klipp und klar mit den Worten: »Ich bin keine Politikerin und kein Filmstar.« Sie wollte einfach nur in Ruhe ihre Arbeit machen.

Eine Nonne ist Alice natürlich nicht geworden, auch wenn sie sich als solche kleidete. Den Erfolg ihrer Tante Ella vor Augen, war sie voller Hoffnung, tatsächlich in deren Fußstapfen treten zu können. Doch bei der Umsetzung des Projekts zeigten sich immer wieder neue Schwierigkeiten. Vor allem fehlte das Geld an allen Ecken und Enden, auch wenn sich Alice redlich bemühte, Spenden zu sammeln. Doch das reichte hinten und vorne nicht. Zwar kamen ein paar junge Mädchen nach Tinos, die sich zu Krankenschwestern ausbilden lassen wollten. Doch die primitiven Verhältnisse des Wohnheims, dessen Stromversorgung immer wieder unterbrochen wurde, scheint viele von ihnen abgeschreckt zu haben. Unklar blieb auch, wer ihre fachliche Ausbildung vornehmen sollte.

Zudem hatte Alice ihre eigenen Kräfte überschätzt, körperlich und mental. Sie selbst hielt sich nämlich bei allem guten

Willen nicht an die Regeln, die für die Schwesternschaft gelten sollten. Zwar stand sie jeden Morgen zeitig auf und besuchte die Messe, doch gegen die »Regel«, nur vier Wochen Urlaub im Jahr zu machen, verstieß sie immer wieder. Aber wenn ihr Projekt auch nur die geringste Aussicht auf Erfolg hätte haben sollen, wäre ihre permanente Anwesenheit als spirituelles Vorbild und Autoritätsperson unabdingbar gewesen. Stattdessen war Alice – wenn auch im Nonnenhabit – häufig auf Reisen und hielt sich überwiegend in Athen auf. Im Juli 1949 fuhr sie, wie vom *Spiegel* angekündigt, für längere Zeit nach London, um ihren kleinen Enkel Charles kennenzulernen. Die Schwesternschaft, sofern sie überhaupt noch existierte, blieb sich selbst überlassen. Alices Familie war von dem Projekt ohnehin nicht begeistert: »Was soll man von einer Nonne halten, die raucht und Canasta spielt«, spottete ihre Mutter Viktoria. Der gute Wille allein reichte nicht aus. Als Alice im September 1949 nach Tinos zurückkehrte, hatte sich die Schwesternschaft aufgelöst. Alle Versuche, dem ambitionierten Projekt wieder neues Leben einzuhauchen, waren zum Scheitern verurteilt, sodass Alice schließlich wieder ganz nach Athen zurückkehrte. Ihr Nonnenhabit legte sie jedoch auch in Zukunft nicht ab.

Krönungsfeierlichkeiten in London

Seit dem Ende des Zweiten Weltkriegs waren fünf Jahre vergangen, und auch wenn das Grauen des Nationalsozialismus wie ein dunkler Schatten über Deutschland lag, so blickten die meisten Menschen doch wieder hoffnungsvoll in die Zukunft. Auch Alice hatte ihre Weigerung, nie wieder deutschen Boden zu betreten, inzwischen aufgegeben. Im Sommer 1950 besuchte sie erneut ihre Töchter und machte auch einen Abstecher nach Breibach, um ihre alten Freunde wiederzusehen. Die Markwitz' nahmen sie mit offenen Armen bei sich auf, und Alice fühlte sich auf ihrem Landgut so wohl, dass sie bis 1956 immer wieder zu einem kleinen Erholungsurlaub dorthin zurückkehrte. Anschließend reiste sie weiter nach London, wo Elizabeths und Philips Tochter Anne am 15. August 1950 das Licht der Welt erblickt hatte.

Während sich Alice auf das Wiedersehen mit ihrem Sohn ungemein freute, blieb das Verhältnis zu Schwiegertochter »Lilibet« eher distanziert, was sicherlich auch an Alices etwas eigentümlichem Auftreten lag. So schrieb jedenfalls ihre Schwester Louise: »Arme Alice, sie ist oft problematisch. Ich hoffe, Lilibet wird ihr gegenüber nicht zu schüchtern sein. Es ist schade, dass sie keinen Kontakt haben, denn ich denke, sie könnten gut miteinander auskommen.«

Doch Alice hatte ohnehin ganz andere Sorgen. Ihre Mutter Viktoria, die nach wie vor im Kensington-Palast lebte, war sichtlich gealtert, zunehmend verwirrt und gebrechlich geworden. Einer schweren Bronchitis hatte ihr geschwächter Körper nichts mehr entgegenzusetzen. Viktoria starb am 28. September 1950 im Alter von 87 Jahren und wurde neben ihrem Mann Louis auf der Isle of Wight beigesetzt.

Zurück in Athen, erfuhr Alice, dass ihre Schwester Louise an der Seite ihres Mannes, des nunmehrigen Gustav VI. Adolf, Königin von Schweden geworden war. Alice, die auch nach dem Tod der Mutter in engem Kontakt zu ihren Geschwistern stand, wird sich über Louises Standeserhöhung gefreut haben, auch wenn sie sich selbst von der glamourösen Welt der Adels- und Königshäuser längst verabschiedet hatte. Ihr letzter öffentlicher Auftritt fand bei der Krönung Elizabeths II. am 2. Juni 1953 statt, die mit großem Pomp zelebriert wurde.

Die Gesundheit des englischen Königs Georg VI. war schon seit Längerem angriffen gewesen, trotzdem rechnete kaum jemand mit seinem baldigen Tod. So starb er völlig überraschend am 6. Februar 1952, während sich Elizabeth und Philip gerade auf einer Reise durch Afrika befanden. Sie kehrten daraufhin unverzüglich nach England zurück, denn jetzt war die junge Prinzessin als Elizabeth II. Englands neue Königin geworden.

Die Thronbesteigung seiner Gemahlin bedeutete auch für Philips Leben eine tief greifende Zäsur. Zu seinem großen Bedauern musste er seine erfolgreiche Karriere bei der Marine umgehend beenden, um als Prinzgemahl künftig nur noch der »Mann an ihrer Seite« zu sein und zwei, drei Schritte hinter der Queen zu gehen, wie das Protokoll es vorschreibt.

Bei den Krönungsfeierlichkeiten in Westminster Abbey durften neben Alice diesmal auch ihre Töchter mit ihren Ehemännern teilnehmen. Alle Gäste hatten ihre feinste Garderobe angelegt, doch es war ausgerechnet Alice, die alle Blicke auf sich zog. Vermutlich ahnten nur die wenigsten, dass es sich bei der älteren Dame, die hinter der eleganten Queen Mum in der königlichen Loge saß, um die Schwiegermutter Elizabeths II. handelte. Alice war in ihrem einfachen Nonnenhabit erschienen.

Einsam in Athen

Philip war auch weiterhin sehr um seine Mutter besorgt. Am liebsten hätte er es gesehen, wenn Alice gleich in London geblieben wäre. Doch alle Überredungskünste mussten an ihre Grenzen stoßen: Die 68-Jährige wollte unbedingt zurück nach Athen, obwohl sie dort ziemlich allein sein würde und sich Griechenland zudem wieder einmal in einem kritischen Zustand befand.

Inzwischen hatte sich Großbritannien aus Griechenland zurückgezogen und die Rolle als Schutzmacht 1947 den USA überlassen müssen. Der Kalte Krieg hatte damit auch Hellas erreicht. Im selben Jahr war die Truman-Doktrin verabschiedet worden, die allen Ländern Unterstützung versprach, die von der kommunistischen Sowjetunion bedroht schienen.

Aufgrund der geografischen Lage an der Grenznaht von Ost und West und der inneren Spannungen traf das auch auf Griechenland zu. Die USA schickten Kriegsmaterial und Militärberater nach Athen, während das Land zwischen 1946 und 1949 wieder einmal von einem Bürgerkrieg zerrissen wurde, den die linke Volksfront gegen die konservative Regierung führte. Am Ende lag Griechenland politisch und wirtschaftlich am Boden, erhielt jedoch von der Schutzmacht USA dringend benötigte Finanzspritzen.

Als Griechenland 1952 Mitglied der NATO wurde, hatte sich die wirtschaftliche Situation – auch aufgrund der allgegenwärtigen Korruption – noch nicht spürbar verbessert. Auch innenpolitisch erlebte das Land eine bleierne Zeit, die noch bis in die 60er-Jahre andauerte. Zwar besaß Griechenland dem Anschein nach eine parlamentarische Demokratie, tatsächlich aber herrschte ein totalitäres System. Militär, Polizei und Geheimdienst arbeiteten eng zusammen und bildeten gleichsam einen »Nebenstaat«, der die Schalthebel der Macht faktisch in den Händen hielt. Die Bevölkerung aber litt unter einer hohen Arbeitslosigkeit, sodass sich damals viele Menschen entschlossen, ihr Land zu verlassen, um als »Gastarbeiter« in Mitteleuropa oder Australien ihr Geld zu verdienen.

Alice aber fühlte sich in Athen trotz allem zu Hause, obwohl es zunehmend einsamer um sie wurde. Ihre Schwägerin Ellen starb im März 1957 in Athen, ihr Schwager Georg, inzwischen von Marie Bonaparte geschieden, wenige Monate später in Saint-Cloud. Damit war Alice die letzte Überlebende der Kinder und Schwiegerkinder Georgs I. Inzwischen saß mit König Paul und seiner Frau Friederike (1917–1981) eine neue Generation auf dem griechischen Thron, zu der Alice jedoch ein ausgesprochen schwieriges Verhältnis hatte. Im Gegensatz zu der zurückhaltenden Alice besaß die Tochter des Herzogs Ernst August (III.) von Braunschweig-Lüneburg (1887–1953) und dessen Gemahlin, Kaisertochter Viktoria Luise (1892–

1980), enormen politischen Ehrgeiz. Geboren in Blankenburg im Harz, war ihre Familie nach dem Ende des Hohenzollernreichs ins österreichische Gmunden am Traunsee gezogen. Bei einem Sprachstudium in Florenz hatte Friederike den griechischen Thronfolger Paul kennengelernt. Die beiden heirateten im Januar 1937 in Athen und verbrachten die Jahre des Zweiten Weltkriegs im südamerikanischen Exil.

Nachdem Paul am 1. April 1947 inmitten der Wirren des Bürgerkriegs neuer König von Griechenland geworden war, machte sich Friederike bei der Bevölkerung zunächst beliebt, indem sie sich sozial engagierte, Ausbildungsstätten für Krankenschwestern einrichten ließ und – etwas fragwürdige – Projekte für Flüchtlingskinder ins Leben rief. Und ihre Aktivitäten beschränkten sich nicht auf den sozialen Bereich, sie nahm auch auf recht dubiose, oft als verfassungswidrig bezeichnete Weise Einfluss auf die Politik. 1951 brachte sie König Paul dazu, anstelle des populären Marschalls Alexander Papagos, der sich im Zweiten Weltkrieg bewährt hatte, selbst den Oberbefehl über das Heer zu übernehmen. Mit einer mit Charme und Intelligenz gepaarten Hartnäckigkeit erlangte sie bald derart starken Einfluss auf den König, dass sie, wie der *Daily Express* schrieb, »das Land über Paul regierte«.

Immer wieder versuchte Alice, ihre Schwesternschaft zu reaktivieren, aber sie besaß einfach nicht die nötigen finanziellen Mittel und auch nicht genügend Kraft und Durchhaltevermögen. Mit der Zeit wirkte sie auf ihre Umgebung immer exzentrischer, isoliert auch durch ihre Schwerhörigkeit. Die Religiosität trat wieder verstärkt in den Vordergrund, möglicherweise das Anzeichen für einen neuen Schub ihrer Krankheit. Ihr Sohn Philip hatte jedenfalls den Eindruck, dass seine Mutter dringend professionelle medizinische Unterstützung benötigte, aber davon wollte sie nichts wissen. So war und blieb sie einfach die unkonventionelle kettenrauchende Prinzessin im Nonnenhabit.

Einladung nach Indien

Gleichwohl blieb Alice stark an sozialen Themen interessiert. So schätzte sie sich überglücklich, als sie 1959 die Einladung erhielt, an einer vom Roten Kreuz organisierten Konferenz in Indien teilzunehmen, wo sie noch nie zuvor gewesen war. Vermutlich haben ihr Louis und Edwina diese Reise vermittelt, denn beide hatten 1947 vorübergehend auf dem Subkontinent gelebt, wenn auch eher widerwillig. In diesem Jahr nämlich war Louis, der sich eigentlich auf den Weltmeeren zu Hause fühlte und nicht in der Politik, zum Vizekönig und Generalgouverneur Indiens ernannt worden. Seine Aufgabe bestand darin, die britische Herrschaft in Indien zu beenden und den Menschen das Selbstbestimmungsrecht und die politische Unabhängigkeit zu geben.

Zu diesem Zeitpunkt blickte Indien auf fast 300 Jahre britischer Herrschaft zurück. Nach einer wechselvollen Geschichte mit früher Glanzzeit hatte im 18. Jahrhundert der Niedergang begonnen. Damals machten sowohl Frankreich als auch Großbritannien ihre Ansprüche auf den Subkontinent geltend, doch 1763 gelang es den Briten, sich durchzusetzen. Im Namen der englischen Ostindienkompanie herrschte jetzt ein Generalgouverneur von Bengalen aus über die neuen Besitzungen. Die wurden in der ersten Hälfte des 19. Jahrhunderts zunehmend erweitert, bis praktisch ganz Indien unter direkter oder indirekter Herrschaft Großbritanniens stand. Es kam zu ersten Aufständen, die die Briten zwar noch niederschlugen, die aber die Auflösung der Ostindienkompanie zur Folge hatten. Jetzt wurde Indien direkt der englischen Krone unterstellt, vertreten durch einen Vizekönig. Doch der zunehmende europäische Einfluss vor allem auf die indische Oberschicht hatte Ende des 19. Jahrhunderts eine Unabhängigkeitsbewegung ins Leben gerufen, die nach dem Ersten Weltkrieg immer mächtiger wurde. Ihre Leitfigur war der Rechtsanwalt Mahatma Gandhi.

1869 in Indien geboren, hatte er in London studiert und war zunächst nach Südafrika gegangen, wo er die Rechte der indischen Einwanderer vertrat. 1914 kehrte er in sein Geburtsland zurück und wurde zu einem führenden Mitglied der Unabhängigkeitsbewegung. Gewalt als politisches Mittel lehnte Gandhi strikt ab und setzte auf zivilen Ungehorsam, mit dem er Indien schließlich in die Unabhängigkeit führte, bevor er 1948 von einem fanatischen Hindu erschossen wurde.

Am 22. März 1947 trafen Louis Mountbatten und Edwina in Neu-Delhi ein. Auch wenn sie hier in luxuriösen Verhältnissen lebten, so waren sie doch fest entschlossen, nicht nur zu den führenden indischen Persönlichkeiten Kontakt zu halten, sondern sich auch um das Wohlergehen der einfachen Bevölkerung zu kümmern. Dafür setzte sich vor allem Edwina mit dem für sie typischen Engagement ein. Insbesondere als die Abspaltung des überwiegend muslimischen Pakistan im August 1947 eine Welle von Unruhen und Massakern zwischen Muslimen und Hindus auslöste, stand Edwina an der Spitze eines Notstandsausschusses und reiste Tausende Kilometer kreuz und quer durch das Land, um Hilfe für hungernde und heimatlos gewordene Menschen zu organisieren.

Dabei hatte sie auch Kontakt zu Gandhi. Ein veröffentlichtes Foto zeigt beide zusammen, wobei Gandhi Edwina lässig die Hand auf die Schulter legt. Solche spontanen Freundschaftsbekundungen machten großen Eindruck auf die Bevölkerung und verstärkten die Sympathie für die Ehefrau des letzten Generalgouverneurs und Vizekönigs.

Beim letzten Staatsakt des Generalgouverneurs in Neu-Delhi wandte sich der neue Ministerpräsident Nehru (1889–1964), gleichsam der Architekt des modernen indischen Nationalstaats, in seiner Rede auch an Edwina. Auch wenn er fast sein ganzes Leben lang die britische Herrschaft bekämpft hatte, so war er doch voll des Lobes: »Die Götter oder eine gute Fee haben Ihnen Schönheit und Klugheit in die Wiege gelegt,

Güte, Liebreiz und Tatkraft ... aber sie haben Ihnen noch etwas Größeres verliehen – menschliches Empfinden, Menschenliebe, den Drang, den Leidenden und Kummerbeladenen zu helfen ... Sie haben überall Trost gebracht, Hoffnung und Zuspruch. Ist es darum überraschend, dass das indische Volk Sie liebt und Sie als eine der Ihren ansieht? Hunderttausende haben Sie in Lagern und Krankenhäusern persönlich gesehen und Hunderttausende werden trauern bei der Nachricht, dass Sie uns verlassen haben.«

Louis Mountbatten hingegen war heilfroh, seine Aufgabe erledigt zu haben: »Gott sein Dank, dass die Politik jetzt hinter mir liegt«, gestand er einem Freund. Die nächsten Jahre verbrachte das Paar auf Malta und in London, wo Louis' Karriere bei der Royal Navy weiter an Fahrt aufnahm. 1949 wurde er zum Vizeadmiral befördert, dann erfolgte die Ernennung zum Oberbefehlshaber der Mittelmeerflotte und 1952 zum Oberbefehlshaber der NATO-Streitkräfte im Mittelmeer. Glanzpunkt seiner Karriere aber war die Beförderung 1955 zum Ersten Seelord – jenes Amt, das schon sein Vater innegehabt hatte, im Ersten Weltkrieg aber wegen seiner deutschen Wurzeln hatte aufgeben müssen.

»Manchmal macht sie merkwürdige Dinge« – Alice in Indien

Tatsächlich erfolgte Alices Einladung zur Rot-Kreuz-Konferenz durch Amrit Kaur (1889–1964), die ehemalige indische Gesundheitsministerin und gute Freundin von Louis und Edwina Mountbatten. Sie hatte Alice nach Indien eingeladen, damit sie die dortige soziale Frauenarbeit kennenlernen konnte.

Amrit Kaur selbst war als Tochter eines Radscha-Fürsten in privilegierten Verhältnissen aufgewachsen und hatte ihre Ausbildung auf englischen Schulen erhalten. Am Hof ihres Vaters lernte die junge Frau schließlich die großen Führer der indischen Unabhängigkeitsbewegung kennen, allen voran Mahatma Gandhi, mit dem sie künftig eng zusammenarbeitete. Amrit Kaur setzte sich vornehmlich für Frauenrechte ein, war eines der Gründungsmitglieder des All-Indischen Frauenkomitees und eine energische Verfechterin der allgemeinen Gleichberechtigung der indischen Frauen. Sie wusste jedoch, dass es ein langer Weg war, wollte man die Inderinnen aus ihrer traditionellen Rolle zu Emanzipation und Selbstbewusstsein führen. Dieses Ziel konnte letztlich nur durch umfassende Bildung erreicht werden. In ihren Büchern *Aufruf an die Frauen* und *Für Frauen* legte Amrit Kaur ihre Gedanken zur Frauenbildung nieder. Von 1947 bis 1957 saß sie als Gesundheitsministerin im indischen Kabinett, vertrat ihr Land in der UNESCO sowie in der 1948 gegründeten Weltgesundheitsorganisation WHO, der sie eine Zeit lang auch als Präsidentin vorstand.

Im Januar 1960 reiste die inzwischen knapp 75-jährige Alice nach Neu-Delhi, um Amri Kaur kennenzulernen und sich auf der Konferenz des Roten Kreuzes über die karitative Arbeit der indischen Frauen zu informieren. Dabei erwies sich Amri Kaur als freundliche Gastgeberin, die Alice drei Wochen lang in ihrem Haus aufnahm. Zunächst ging auch alles gut. Edwina, die zu dieser Zeit ebenfalls in Indien war, schrieb an ihren Mann Louis: »Nachdem ich heute Morgen hier angekommen bin, habe ich Alice getroffen – sehr glücklich und zufrieden, und ich glaube, es gefällt ihr ausgesprochen gut. Sie unterhält sich mit verschiedenen Gruppen, darunter Studenten und ist fasziniert von Indien, den Indern und all den verschiedenen Religionen, Kulturen und Sprachen. Sie sagt, die Leute seien einfach wunderbar zu ihr und Amrit ein wahrer Engel. Ich habe mit den beiden zu Mittag gegessen … Alice wird nächste Woche nach Kalkutta fahren.«

Doch irgendetwas muss vorgefallen sein, denn daraus wurde

nichts. Angeblich fühlte sich Alice wegen einer Bronchitis nicht in der Lage, die Reise anzutreten, aber vermutlich hatte sie gemerkt, dass sie sich damit nicht nur gesundheitlich überfordern würde. Etwas anderes kam hinzu. Offenbar hatte es Meinungsverschiedenheiten zwischen ihr und Amrit Kaur gegeben. Jedenfalls verschwand Alice plötzlich aus deren Haus und mietete sich ein Hotelzimmer. Edwina fand das Verhalten ihrer Schwägerin etwas befremdlich, wie sie an Louis schrieb: »Ich habe sie wirklich sehr gern, aber manchmal macht sie merkwürdige Dinge. Sie war nicht ernsthaft krank, wie sie behauptet. Aber sie fühlte sich nicht gut und hat es wohl geglaubt. Ach du liebe Güte!«

Während Alice umgehend nach Athen zurückkehrte, setzte Edwina ihre Reise nach Malaysia und Singapur fort, um karitative Einrichtungen zu besichtigen. Die beiden Frauen haben sich nicht mehr wiedergesehen. Edwina starb am 18. Februar 1960 völlig überraschend während ihres Aufenthalts in Nord-Borneo, einer ehemaligen britischen Kronkolonie. Sie war nur 58 Jahre alt geworden. Ihr Leichnam wurde nach England überführt und auf Edwinas eigenen Wunsch im Ärmelkanal bestattet.

Zwischen London und Athen

Selbstverständlich reiste Alice sofort nach England, um an der Seebestattung ihrer Schwägerin teilzunehmen und in stiller Dankbarkeit jener Frau zu gedenken, die ihr viele Jahre so selbstlos geholfen hatte, nicht nur in finanzieller Hinsicht. Doch in die Trauer um Edwina mischte sich auch die Freude über die Geburt eines weiteren Enkelkindes. Am 19. Februar 1960 hatte Andrew das Licht der Welt erblickt, der zweite Sohn von Philip und Elizabeth, der den Namen von seinem verstorbenen griechischen Großvater erhalten hatte. Alice nutzte die

Gelegenheit zu einem längeren Aufenthalt in London, auch um in Philips Nähe zu sein und ihre inzwischen neunjährige Enkelin Anne ein wenig besser kennenzulernen. Charles besuchte zu diesem Zeitpunkt bereits das Internat im schottischen Gordonstoun, wie schon sein Vater.

Alice und Anne scheinen sich von Anfang an gut verstanden zu haben. Während die meisten anderen Enkelkinder, die ihre Großmutter nur hin und wieder auf Familienfeiern sahen, die im Nonnenhabit auftretende und kettenrauchende Alice eher ein wenig seltsam und Respekt einflößend fanden, hatte Anne keinerlei Berührungsängste, im Gegenteil. Sie unterhielt sich ausgesprochen gern mit der ungewöhnlichen Großmutter, die mitunter von seltsamen Dingen berichtete. So erzählte Alice ihrer kleinen Enkelin, dass sie in Indien eine sogenannte *out of body* oder außerkörperliche Erfahrung gemacht habe. Dabei hat der Betreffende das Gefühl, den eigenen Körper zu verlassen, dann aber wieder zurückzukehren. Wie genau diese ungewöhnliche Form der Wahrnehmung entsteht, gibt den Forschern nach wie vor Rätsel auf. Bislang vermuten Experten, dass außerkörperliche Erfahrungen vor allem dann auftreten, wenn das Gehirn die verschiedenen Eindrücke nicht richtig verarbeiten kann. Möglicherweise könnte Alices Erlebnis, das mit einer Nahtoderfahrung vergleichbar ist, auch ein Symptom ihrer früheren Krankheit gewesen sein, der paranoiden Schizophrenie. Vielleicht hat Alice aber auch nur ein wenig geflunkert und lediglich von den Erfahrungen indischer Yogis berichtet, von denen sie während ihres Aufenthalts in Indien gehört oder gelesen hatte. Aber was auch immer geschehen sein mag – für Anne waren solche Unterhaltungen mit der Großmutter gewiss ebenso spannend wie ungewöhnlich, denn es ist kaum vorstellbar, dass Esoterik und mystische Erfahrungen damals am englischen Königshof ein Thema waren.

Zu keinem anderen ihrer zahlreichen Enkelkinder entwickelte Alice eine solch enge Beziehung wie zu Anne. Das lag sicher auch daran, dass sich die beiden am häufigsten sahen, zumal Alice seit 1967 im Buckingham-Palast lebte. Doch auch Sophies jüngste Kinder aus ihrer zweiten Ehe mit Georg Wilhelm von Hannover erinnern sich noch recht gut an ihre »griechische« Großmama, die die Familie des Öfteren im bayerischen Neuhaus in der Nähe des Schliersees besuchte, wo Sophie mit Mann und Kindern 1958 endlich ein dauerhaftes Zuhause gefunden hatte. Die Kinder nannten Alice »Yaya« (griechisch für Oma, von ihr selbst vorgeschlagen, zur Unterscheidung von der deutschen Großmutter). Der 1949 geborene Georg von Hannover erzählt, für ihn sei Yaya eine imposante Erscheinung gewesen, die Respekt einflößte. Er habe sich gefragt: »Wieso ist meine Großmutter Nonne? Sind Nonnen nicht normalerweise kinderlos?« Sie danach zu fragen hat er allerdings nicht gewagt. Andererseits sei Yaya aber auch immer sehr freundlich gewesen und habe ihm viele Dinge erklärt. Von ihr habe er gelernt, woran man erkennt, ob der Mond zu- oder abnimmt.

Auf Georgs Schwester, die 1954 geborene Friederike, machte Yaya ebenfalls einen tiefen Eindruck: »Ich war zwar noch sehr klein, aber ich kann mich noch gut an meine Großmutter Yaya erinnern. Sie kam uns in Neuhaus besuchen, als ich so zwischen drei und vier Jahre alt war. Ich erinnere mich, dass ich fasziniert war von ihrer Erscheinung und der ernsten Würde, die sie ausstrahlte. Die etwas strenge Ordenskleidung und das Kreuz, das sie immer trug, haben sie von allen anderen Erwachsenen, die ich kannte, abgegrenzt. Nachts hatte sie manchmal schlimme Albträume. Ich hörte laute Stimmen und Weinen und fand meine Mutter, wie sie ihre Mutter liebevoll tröstete. Yaya war im Nachthemd und mit langen heruntergelassenen weißen Haaren. Sie so zerbrechlich zu sehen, hat mir großen Eindruck gemacht und brachte sie mir viel näher als Mensch.« Welche furchtbaren Erinnerungen mögen Alice in diesen schlimmen Nächten wohl gequält haben?

Auch die Tatsache, dass ihre Yaya nahezu taub war, ging der jungen Friederike sehr nahe und war ganz offenbar ausschlaggebend für die berufliche Richtung, die sie später einschlagen würde: Nachdem sie in Kanada geheiratet hatte, arbeitete sie bis zu ihrer Pensionierung an einer Schule für gehörlose Kinder in Vancouver.

Skandal in der griechischen Hauptstadt

Zurück in Athen, führte Alice ihr ruhiges Leben weiter, unbeeindruckt von dem öffentlichen Skandal, der wenig später die griechische Königsfamilie heimsuchte. Anlässlich der Hochzeit der 23-jährigen Prinzessin Sophia mit dem spanischen Thronfolger Juan Carlos im Mai 1962 hatte sich deren Großmutter, Herzogin Viktoria Luise von Hannover, in einem Interview zu Wort gemeldet. Dabei ging es allerdings nicht um die junge Braut, vielmehr beklagte sie sich lautstark über ihre Kinder, Königin Friederike und deren Brüder. Eine Athener Zeitung veröffentlichte daraufhin die Geschichte der »verbitterten Mutter«, die »durch ihre Kinder grausam und listig von ihren Schlössern und Gütern verdrängt und zu einem Leben in Armut verurteilt« sei. Ihre Tochter und die drei Söhne hätten sie angeblich gezwungen, »in einer traurigen Braunschweiger Wohnung« zu leben, anstatt, wie es ihr zukäme, auf Schloss Marienburg bei Hannover. Nun waren Friederike und ihre verwitwete Mutter schon seit Jahren zerstritten, doch dass dieser Familienkrach nun öffentlich gemacht wurde, wollte das griechische Königshaus nicht hinnehmen und strengte gegen die betreffenden Journalisten ein Strafverfahren wegen Beleidigung an. Tatsächlich wurden der Herausgeber und der Chefredakteur des Blatts verhaftet und zu einer 15-monatigen Gefängnisstrafe verurteilt.

Die durch und durch bescheidene Alice wird sicherlich nur

den Kopf geschüttelt haben, als sie diese Geschichte hörte. Vermutlich aber waren ihr Viktoria Luises Schrullen nicht unbekannt, schließlich war ihre Tochter Sophie mit deren zweitältestem Sohn Georg Wilhelm verheiratet. Aber Sophies eigener Familie, die sich inzwischen um drei Kinder vergrößert hatte – Welf Ernst (1947–1981), Georg und Friederike –, ging es gut. Anders sah es bei Margarita und Theodora aus. Margaritas Mann, Gottfried zu Hohenlohe-Langenburg, war im Mai 1960 im Alter von 63 Jahren gestorben, und am 27. Oktober 1963 erlag Theodoras Ehemann Berthold den Folgen eines Herzinfarkts, den er während einer Autofahrt nach Salem erlitten hatte. Er war nur 57 Jahre alt geworden. Auch Theodora selbst hatte gesundheitliche Probleme, die ihr nun zunehmend zu schaffen machten.

Das Ende der Monarchie in Griechenland

Unterdessen kamen auf Griechenland wieder einmal unruhige Zeiten zu. Am 6. März 1964 starb König Paul an den Folgen einer Krebserkrankung. Nachfolger wurde sein erst 23-jähriger Sohn Konstantin II., der jedoch nur wenige Jahre auf dem Thron sitzen würde. Im Februar des Jahres hatte Georgios Papandreou (1888–1968) von der liberalen Zentrumsunion die Parlamentswahlen gewonnen und als neuer Ministerpräsident demokratische Reformen eingeleitet. Gleichwohl lag ihm viel an einem guten Verhältnis zu König Konstantin II., der jedoch ganz unter der Fuchtel seiner ehrgeizigen Mutter stand. Die verwitwete Königin Friederike konnte sich einfach nicht damit abfinden, dass ihre Aufgabe ein Ende gefunden hatte. Schließlich war sie in den 17 Jahren, in denen Paul auf dem Thron saß, zur faktischen Mitregentin geworden. In ihrer Halsstarrigkeit ähnelte sie auffallend ihrer Mutter Viktoria Luise, die sich nach dem Tod ihres Mannes 1954 ebenfalls geweigert hatte, die repräsentativen Pflichten ihrem Sohn und dessen Frau zu überlassen.

Friederikes Festhalten an der Macht und ihre Absicht, auch weiterhin Einfluss auf ihren königlichen Sohn zu nehmen, lösten eine Krise aus. Papandreou hatte ihr aus guten Gründen nahegelegt, mit einer jährlichen Staatsrente von umgerechnet etwa 400 000 DM künftig in Österreich zu leben, in Gmunden am Traunsee, wo die Braunschweiger Familie über mehrere Wohnsitze verfügte. Doch Friederike weigerte sich strikt, sich ins Salzkammergut zurückzuziehen, und lehnte das großzügige Rentenangebot ab: »Ich habe nicht die Absicht, unser Land zu verlassen, dem mein Mann und ich in Treue zu unserem geliebten Volk gedient haben.«

So blieb Papandreous Verhältnis zum Königshof angespannt, und sein liberaler Reformkurs stieß auch beim Militär auf Ablehnung. Es kam, wie es kommen musste. Im Juli 1965 trat die Regierung Papandreou nach Meinungsverschiedenheiten mit Konstantin II. zurück, und es folgten zwei unruhige Jahre, die durch Massenproteste und Demonstrationen gegen den König geprägt waren.

Alice ging es damals gesundheitlich gar nicht gut, wiederholt musste sie wegen einer schweren Bronchitis das Bett hüten. Zudem trauerte sie um ihre Schwester Louise, die schon seit Längerem an Herzproblemen gelitten hatte und am 7. März 1965 während einer Not-OP verstorben war. Sohn Philip im fernen England machte sich große Sorgen um seine inzwischen 80-jährige Mutter, die er am liebsten zu sich nach London geholt hätte. Noch aber wollte Alice um jeden Preis in Griechenland bleiben, auch wenn es nun schon wieder einem politischen Pulverfass glich. Doch das kannte sie schließlich zur Genüge, hier hatte sie den größten Teil ihres Lebens verbracht, hier war sie zu Hause. Allerdings ging sie auf Philips Vorschlag ein, eine kompetente Krankenschwester zu engagieren, die künftig ihr Wohlergehen im Blick haben sollte.

Derweil spitzte sich die politische Lage in Griechenland weiter zu, ein Militärputsch lag geradezu in der Luft. Doch auch die neue Regierung erwies sich als unfähig, der drohenden Gefahr Herr zu werden und durch entschlossenes Handeln das Schlimmste abzuwenden. Eigentlich waren für den 28. Mai 1967 Neuwahlen angesetzt, doch dazu kam es nicht mehr. In den frühen Morgenstunden des 21. April rollten Panzer über den Athener Syntagma-Platz, bewaffnete Einheiten besetzten das Parlamentsgebäude. Eine Offiziersclique unter der Führung von Georgios Papadopoulos (1919–1999) gab vor, einen angeblich unmittelbar bevorstehenden kommunistischen Umsturz verhindert zu haben. Die Militärjunta übernahm nun die Macht. Die wichtigsten Artikel der Verfassung wurden außer Kraft gesetzt, angeblich nur vorübergehend, bis im Land wieder klare Verhältnisse herrschten.

König Konstantin II. ließ die Putschisten vorerst gewähren. Nachdem er die von Papandreou eingeleiteten Reformmaßnahmen abgelehnt hatte, sah er in den Militärs das kleinere Übel. Es gab zwar ein paar kritische ausländische Stimmen, aber weil Papadopoulos als ehemaliger Chef des griechischen Geheimdienstes eng mit der CIA vernetzt war, tolerierte die neue Schutzmacht USA das Militärregime.

Doch schon bald zeigte die Diktatur ihre hässliche Fratze. Liberale Offiziere, Richter, Staatsbeamte und Universitätsprofessoren wurden entlassen, politische Parteien verboten, die Pressefreiheit aufgehoben. Oppositionelles Engagement hatte harte Konsequenzen. Der 1925 geborene Komponist Mikis Theodorakis, der auch die Filmmusik zu *Alexis Sorbas* (1964) geschrieben hatte, saß ebenso im Gefängnis wie die Schauspielerin Melina Mercouri (1920–1994), der wegen regimekritischer Äußerungen die griechische Staatsbürgerschaft entzogen wurde und die später vorübergehend ins französische Exil ging. Andere wurden gefoltert und ermordet.

Nachdem es den Obristen gelungen war, die gesamte politische und geistige Elite Griechenlands auszuschalten, machten sie sich an die Abschaffung der Monarchie. Erst jetzt wurde Konstantin II. klar, dass er gleichsam einen Pakt mit dem Teufel geschlossen hatte. Doch nun war es zu spät. Ein von ihm organisierter Gegenputsch war völlig unzureichend vorbereitet und scheiterte kläglich am 13. Dezember 1967. Jetzt musste die griechische Königsfamilie das Land in einer Nacht-und-Nebel-Aktion verlassen und sich in Italien in Sicherheit bringen: Konstantin II., seine dänische Frau Anne-Marie, die Kinder Alexia und Paul und nicht zuletzt Königin-Mutter Friederike, die an der ganzen Situation nicht völlig unschuldig war. Das Königreich Griechenland, das 1832 entstanden war, existierte nicht mehr. In den nächsten fünf Jahren saßen die Obristen fest im Sattel. Leider war es Alice nicht mehr vergönnt, ihr Ende im Sommer 1974 zu erleben.

Die letzten Jahre im Londoner Buckingham-Palast

Jetzt musste auch Alice ihrem geliebten Griechenland Lebewohl sagen. Nach dem Putsch war es ihr noch gelungen, Philip über die britische Botschaft eine Nachricht zukommen zu lassen, dass es ihr gut ginge. Doch als Mitglied der Königsfamilie befand sie sich in latenter Gefahr – ungeachtet ihrer großen Beliebtheit beim griechischen Volk. Philip setzte daher alle Hebel in Bewegung, um seine Mutter endlich zu sich zu holen. Letztlich willigte Alice ein, ihr Domizil in Athen aufzugeben und nach London zu gehen. Immerhin hatte die Queen sie ausdrücklich eingeladen, künftig im Buckingham-Palast zu wohnen.

Alice bezog zwei schöne helle Zimmer mit Blick auf das 26 Meter hohe Victoria Memorial am Ende der Mall. Anfangs fiel ihr das Leben in dem riesigen Palast nicht leicht, zumal sie seit beinahe 50 Jahren in eher überschaubaren Räumlichkeiten gewohnt hatte. Aber letztlich war sie doch froh, nicht mehr allein zu sein und zumindest einen Teil der Familie um sich zu wissen, der sich um sie kümmerte. Für den Fall, dass sie irgendeine Hilfe benötigte, war eigens eine Klingel installiert worden.

Das Personal im Buckingham-Palast gewöhnte sich bald an die neue Bewohnerin in Nonnentracht, man fand Alice »seltsam, aber liebenswert«, eine exzentrische alte Dame, die kaum etwas hörte, wie ein Schlot rauchte und nahezu ununterbrochen hustete. Hin und wieder musste sie wegen einer schweren Bronchitis ins Krankenhaus gebracht werden. Überhaupt wurde Alice zunehmend gebrechlicher und war schon bald auf den Rollstuhl angewiesen. Zuletzt kümmerten sich zwei Krankenschwester rund um die Uhr um die alte Schwiegermutter der Queen. In der Öffentlichkeit zeigte sich Alice überhaupt nicht mehr.

Am 16. Oktober 1969 starb ihre Tochter Theodora im Alter von 63 Jahren. Es ist unklar, ob man Alice die Todesnachricht überbracht oder verschwiegen hat, um sie nicht unnötig aufzuregen. Sie selbst war zu dieser Zeit bereits vom Tode gezeichnet und starb am 5. Dezember 1969 friedlich im Schlaf im Alter von 84 Jahren. Nachdem ihre Enkelin Anne Abschied von der verstorbenen Großmutter genommen hatte, sagte sie: »Sie sah sehr friedlich aus. Alle Falten waren aus ihrem Gesicht verschwunden und zum ersten Mal sah ich eine Ähnlichkeit mit dem Porträt von László.« Der in Budapest geborene Philip Alexius de László (1869–1937) war einer der bedeutenden britischen Porträtmaler seiner Zeit und hatte verschiedene Mitglieder der Königsfamilie auf die Leinwand gebannt. Auch Alice hatte ihm in jungen Jahren zweimal Modell gesessen, 1907 und 1922, beim letzten Mal bereits mit modisch schicker Kurzhaarfrisur.

Alice starb so bescheiden, wie sie gelebt hatte. Ihre gesamte persönliche Habe hatte sie in den vergangenen Jahren für karitative Zwecke aufgewendet. Nun hinterließ sie der Nachwelt lediglich die drei Morgenmäntel, die sie in den letzten Monaten getragen hatte. Ihr Leichnam wurde nach Windsor überführt und in der königlichen Gruft der St.-George's-Kapelle beigesetzt.

Das entsprach jedoch keineswegs Alices letztem Willen. Sie hatte nämlich testamentarisch verfügt, dass sie neben ihrer Tante Ella in der Maria-Magdalena-Kirche auf dem Jerusalemer Ölberg ihre ewige Ruhe finden wollte. Doch aufgrund religiöser, politischer und diplomatischer Differenzen sah sich die Familie (noch) nicht in der Lage, Alices letzten Wunsch zu erfüllen. Zum einen war Alice griechisch-orthodox gewesen, während es sich bei der Kirche um ein russisch-orthodoxes Gotteshaus handelte. Hinzu kam, dass Ost-Jerusalem seit dem Sechstagekrieg 1967 von Israel beansprucht wurde, was Großbritannien jedoch nicht anerkannte. Erst Jahre später, im August 1988, waren die diplomatischen Differenzen so weit beigelegt, dass Alices sterbliche Überreste nach Jerusalem überführt und in der Gruft der Maria-Magdalena-Kirche beigesetzt werden konnten.

Zu diesem Zeitpunkt war die Erinnerung an die Schwiegermutter der Queen in der Öffentlichkeit schon längst verblasst. Die bescheidene Alice von Battenberg hätte es mit Sicherheit auch so gewollt, schließlich hat sie sich nie besonders wichtig genommen. Ihre deutschen und englischen Nachfahren bewahren ihr jedoch ein ehrendes Andenken. Erst im Juni 2018 hat Prinz William bei einem Besuch in Israel das Grab seiner bemerkenswerten Urgroßmutter aufgesucht, die schon lange vor seiner Geburt verstorben war. Und im Oktober des gleichen Jahres fand auf Schloss Heiligenberg ein internationales Kolloquium zur weitverzweigten Familie Battenberg statt, auf dem auch Alices ungewöhnliches Leben, ihr Mut, ihre Toleranz und Hilfsbereitschaft gebührend gewürdigt wurden.

Nachwort

Zum Zeitpunkt von Alices Tod lebten noch drei ihrer fünf Kinder. Ihre älteste Tochter Margareta starb am 24. April 1981, kurz nach ihrem 76. Geburtstag, in Bad Wiessee. Sophie wurde 87 Jahre alt und starb am 24. November 2001 in Hausham/Schliersee. Prinz Philip wird am 10. Juni 2021 hoffentlich seinen 100. Geburtstag feiern können.

Alices jüngerer Bruder, der 1900 geborene Louis, wurde am 24. August 1979 Opfer eines abscheulichen Attentats. Die IRA (Irisch-Republikanische Armee), älteste Terrororganisation der westlichen Welt, kämpfte damals mit zahlreichen Bombenanschlägen für die Unabhängigkeit Irlands von Großbritannien. An diesem Tag hatte sich der 79-jährige Louis Mountbatten an Bord seines Schiffs aufgehalten, gemeinsam mit seiner Tochter Patricia, deren Ehemann sowie dessen Mutter und Patricias Zwillingssöhnen Nicholas und Timothy. Sie waren gerade im Hafen der irischen Halbinsel Mullaghmore, als die Bombe detonierte. Louis Mountbatten, sein Enkel Nicholas und ein angeheuerter irischer Bootsführer kamen bei der Explosion ums Leben. Patricia und ihr Mann wurden schwer verletzt, ihre 83-jährige Schwiegermutter starb nur einen Tag später.

Nicht nur Philip trauerte um seinen »Ersatzvater«, auch Prinz Charles verlor damals einen engen Vertrauten und Mentor.

Dank

Ich möchte mich ganz herzlich bei allen bedanken, die zum Entstehen dieses Buchs beigetragen haben, vor allem meiner Lektorin Catharina Stohldreier. Ihre Idee zu dem Projekt traf genau auf meinen Wunsch, eine Biografie über Alice von Battenberg zu verfassen. Danke auch für die äußerst angenehme und konstruktive Zusammenarbeit.

Das Gleiche gilt für Margret Trebbe-Plath, die dem Manuskript den letzten Schliff verliehen hat.

Herrn Dr. Rainer Maaß vom Hessischen Staatsarchiv Darmstadt danke ich für seine freundliche und geduldige Unterstützung sowie für die Bereitstellung der Fotos. Mein ganz besonderer Dank gilt Rainer von Hessen. Er hat sich nicht nur viel Zeit genommen, all meine Fragen zu beantworten, sondern mir auch mit vielen wertvollen Tipps und Informationen bei meiner Arbeit geholfen und mir die Einsicht in die Unterlagen des Großherzoglichen Familienarchivs ermöglicht. Vor allem hat er mir wichtiges Material zur Verfügung gestellt, das der Öffentlichkeit eigentlich nicht zugänglich ist. Neben den Lebenserinnerungen seiner Mutter Sophie von Hannover, einer geborenen Prinzessin von Griechenland, waren das vor allem die Krankenunterlagen und Berichte jener Ärzte, die seine Großmutter Alice von Battenberg während ihrer psychischen Erkrankung behandelt haben. Für sein in mich gesetztes Vertrauen bin ich überaus dankbar.

Anhang

Quellen und Literatur

Quellen

Mit freundlicher Überlassung durch Rainer von Hessen:

Unterlagen und Arztberichte zur psychischen Erkrankung von Alice von Battenberg

Tiny. Memories, Lebenserinnerungen der Sophie von Hannover (Privatdruck)

Hessisches Staatsarchiv Darmstadt:

Sign. O 3 Nr. 26: Leopold von Werner, Teilnahme an der Hochzeit (mit Programm, Menükarten, Sitzordnungen, Einladungen etc.)

Sign. O 8 Nr. 423: Zeitungsausschnittsammlung u.a. zur Hochzeit

Großherzogliches Familienarchiv:

D 24 Nr. 45/4: 33 Briefe Alices an ihre Tante Eleonore 1906–1926

D 24 Nr. 35/5: Briefe an Großherzog Ernst Ludwig 1918 von Alice, Louise, Marie zu Erbach-Schönberg und Franz Joseph, Brief Louis' von Battenberg an seinen Bruder Franz Joseph

D 26 Nr. 12/5: Einzelbriefe an Prinz Ludwig 1941–1946

D 26 Nr. 27/7: Briefe von anderen Mitgliedern der Familie Battenberg und Griechenland an Lady Isabella Geddes 1941–1946

Literatur

Alexandra von Jugoslawien, *Prince Philip, A Family Portrait*, London 1959

Alice Grand Duchesse of Hesse, *Letters to Her Majesty the Queen*, Volume II., Leipzig 1885

Aly, Götz, *Hitlers Raubstaat. Raub, Rassenkrieg und nationaler Sozialismus*, Frankfurt am Main 2005

Andreas von Griechenland, *Towards Disaster. The Greek Army in Asia Minor 1921*, London 1930

Barkowetz, Olga u. a., *»Peterhof ist ein Traum«. Deutsche Prinzessinnen in Russland*, Berlin 2001

Baßler, Moritz, Gruber, Martina, Wagner-Engelhaaf, Marina (Hg.), *Gespenster. Erscheinungen – Medien – Theorien*, Würzburg 2005

Beevor, Antony, *Der Zweite Weltkrieg*, München 2014

Benz, Wolfgang (Hg.), *Dimension des Völkermords. Die Zahl der jüdischen Opfer des Nationalsozialismus*, München 1996

Bertin, Celia, *Die letzte Bonaparte. Freuds Prinzessin. Ein Leben*, Freiburg 1981

Bowman, Steven B., *The Agony of Greek Jews 1940–1945*, Stanford 2009

Bradford, Sarah, *A Biography of Her Majesty the Queen*, London 1996

Brandreth, Gyles, *Philip and Elizabeth. Portrait of a Marriage*, London 2004

Bryner, Erich, *Die Ostkirchen vom 18. bis zum 20. Jahrhundert*, Leipzig 1996

Butenschön, Marianna, *Die Hessin auf dem Zarenthron. Maria, Kaiserin von Russland*, Darmstadt 2017

Christ, Alexa-Beatrice, *»Die Wahl ist getroffen …« Darmstädter Prinzessinnen in St. Petersburg*, Darmstadt 2015

Christoph von Griechenland, *Memoirs*, London 1938

Clogg, Richard, *Geschichte Griechenlands im 19. und 20. Jahrhundert*, Köln 1997

Cookridge, E. H., *Die Battenbergs. Geschichte einer europäischen Familie*, München 1967

Doering-Manteuffel, Sabine, *Okkultismus. Geheimlehren, Geisterglaube, magische Praktiken*, München 2011

Erbach-Schönberg, Marie Fürstin zu, *Memoiren 1852–1923*, Bensheim 1991

dies., *Erlebnisse und Erkenntnisse*, 3 Bde: *Entscheidende Jahre. Aus meiner Kindheit und Mädchenzeit*, Darmstadt 1921; *Aus stiller und bewegter Zeit*, Darmstadt 1921; *Erklungenes und Verklungenes*, Darmstadt 1923

Erdtmann, Karin M., *Prinzessin Alice zu Gast in Kürten-Breibach*, in: Rheinisch-Bergischer Kalender, 62/1992, Bergisch Gladbach

Euler, Friedrich Wilhelm, *Die geheimnisvolle und interessante Abstammung der Battenbergs*, Hessische Familienkunde 20 1990/91

Franz, Eckhart (Hg.), *Das Haus Hessen. Biografisches Lexikon*, Darmstadt 2012

ders. *Das Haus Hessen. Eine europäische Familie*, Stuttgart 2005

Gahlings, Ute, *Hermann Graf Keyserling. Ein Lebensbild*, Darmstadt 1996

Häfner, Heinz, *Das Rätsel Schizophrenie. Eine Krankheit wird entschlüsselt*, München 2017

Hardenberg, Kuno von, *Meine Reise um die Erde. Tagebücher aus dem Jahr 1901*, Göttingen 2009

Herzog, Max, *Weltentwürfe. Ludwig Binswangers phänomenologische Psychologie*, Berlin 1994

Hessen, Rainer von, *Die Hessens. Geschichte einer europäischen Familie erzählt von Rainer von Hessen*, Petersberg 2016

Horn, Joachim et al. (Hg.), *Die Battenbergs. Eine europäische Familie*, Wiesbaden 2019

Hugh, Richard, *Louis and Victoria, Family History of the Mountbattens*, London 1984

Institut Mathildenhöhe (Hg.), *Künstlerkolonie Mathildenhöhe Darmstadt*, Darmstadt 1999

Kershaw, Ian, *Hitlers Macht. Das Profil der NS-Herrschaft*, München 1992

ders., *Höllensturz, Europa 1914–1949*, München 2008

Keyserling, Hermann Graf von, *Das Gefüge der Welt. Versuch einer kritischen Philosophie*, München 2006

Kielinger, Thomas, *Elizabeth II. Das Leben der Queen*, München 2011

Knodt, Manfred, *Ernst Ludwig. Großherzog von Hessen und bei Rhein*, Darmstadt 1978

Kroll, Franz-Lothar, *Geschichte Hessens*, München 2006

Larese, Dino (Hg.), *Philosophen am Bodensee*, Friedrichshafen 1999

Lee, Gould, *Die Royal House of Greece*, London 1948

Longerich, Peter, *Die Wannseekonferenz vom 20. Januar 1942*, München 2016

Massie, Robert K., *Die Romanows. Das letzte Kapitel*, München 1998

Möhle, Sebastian, *Die erste Generation der deutschen Psychosomatik. Frühe psychoanalytische Ansätze und Entwicklungen*, Hamburg 2010

Morgan, Janet, *Edwina Mountbatten*, New York 1991

Nikolaus von Griechenland, *My Fifty Years*, London o. J.

Oeldemann, Johannes, *Die Kirchen des christlichen Ostens*, Regensburg 2006

Rattner, Josef, *Klassiker der Tiefenpsychologie*, München 1990
Rothermund, Dietmar, *Geschichte Indiens. Vom Mittelalter bis zur Gegenwart*, München 2011
Schieder, Wolfgang, *Faschistische Diktaturen. Studien zu Italien und Deutschland*, Göttingen 2008
Schuré, Edouard, *Die großen Eingeweihten. Geheimlehre der Religionen*, Köln 2006
Seidl, Wolf, *Bayern in Griechenland*, München 1970
Simmel, Ernst, *Kriegs-Neurosen und »Physisches Trauma«*, München/Leipzig 1918
Tuchtenhagen, Ralph, *Kleine Geschichte Schwedens*, München 2008
Urbach, Karina, *Queen Victoria. Die unbeugsame Königin*, München 2018
dies., *Hitlers heimliche Helfer. Der Adel im Dienst der Macht*, Darmstadt 2016
Vickers, Hugo, *Alice. Princess Andrew of Greece*, London 2000
Waldschmidt-Nelsen, Britta, *Christian Science im Lande Luthers. Eine amerikanische Religionsgemeinschaft in Deutschland*, Stuttgart 2009
Werthmann, Michael, *Griechenland. Vom Frühmittelalter bis zur Gegenwart*, Regensburg 1994
Wiehn, Erhard Roy, *Juden in Thessaloniki*, Konstanz 2018
Zelepos, Ioannis, *Kleine Geschichte Griechenlands. Von der Staatsgründung bis heute*, München 2017

Alexander von Hessen-Darmstadt
(1823–1888)
⚭
Julie von Haucke
(1825–1895)
Gräfin von Battenberg

- **Ludwig (Louis) von Battenberg** (1854–1921) ⚭ **Viktoria von Hessen-Darmstadt** (1863–1950)
  - **Alice** (1885–1969) ⚭ **Andreas von Griechenland** (1882–1944)
    - **Margarita** (1905–1981) ⚭ **Gottfried zu Hohenlohe-Langenburg** (1897–1960) → 6 Kinder
    - **Theodora** (1906–1969) ⚭ **Berthold von Baden** (1906–1963) → 3 Kinder
    - **Cécile** (1911–1937) ⚭ **Georg Donatus von Hessen-Darmstadt** (1906–1937) → 3 Kinder
    - **Sophie** (1914–2001) ⚭1 **Christoph von Hessen-Kassel** (1901–1943) → 5 Kinder ⚭2 **Georg von Hannover** (1915–2006) → 3 Kinder
    - **Philip** (*1921) ⚭ **Elisabeth II.** (*1926)
      - **Charles** (*1948)
      - **Anne** (*1950)
      - **Andrew** (*1960)
      - **Edward** (*1964)
  - **Louise** (1889–1965) ⚭ **Gustav VI. Adolf von Schweden** (1882–1973)
  - **Georg** (1892–1938) ⚭ **Nada Torby** (1896–1963) → 2 Kinder
  - **Louis** (1900–1978) ⚭ **Edwina Ashley** (1901–1960)
- **+ 3 weitere Kinder** (siehe *Hessen-Darmstadt*)

DIE BATTENBERGS

(Auswahl)

Heinrich
von Battenberg
(1858–1896)
⚭
Beatrice von
Großbritannien
(1857–1944)

Alexander
(1886–1960)

Victoria Eugénie
(1887–1969)

Leopold
(1889–1922)

Maurice
(1891–1914)

Patricia
(1924–2017)

Pamela
(*1929)

Christian IX. von Dänemark
(1818–1906)
⚭
Luise von Hessen-Kassel
(1817–1898)

- Friedrich VIII. von Dänemark (1843–1912)
- Alexandra (1844–1925) ⚭ Edward VII. (1841–1910)
- Georg I. (1845–1913) *König von Griechenland* ⚭ Olga von Russland (1851–1926)
- Marie (1847–1928) ⚭ Alexander III. von Russland (1845–1894)

Children of Georg I. and Olga von Russland:

- Konstantin I. (1868–1923) ⚭ Sophie von Preußen (1870–1932)
- Georg »Big George« (1869–1957) ⚭ Marie Bonaparte (1882–1962)
- Alexandra (1870–1929) ⚭ Paul von Russland (1860–1919)
- Nikolaus (1872–1938) ⚭ Helena »Ellen« von Russland (1882–1957)

Children of Konstantin I. and Sophie von Preußen:

- Georg II. (1890–1947) ⚭ Elisabeth von Rumänien (1894–1956)
- Alexander (1893–1920) ⚭ Aspasia Manos (1896–1972)
  - Alexandra (1921–1993)
- Helena (1896–1982) ⚭ Karl II. von Rumänien (1893–1953)
- Paul (1901–1964) ⚭ Friederike von Hannover (1917–1981)
  - Sophia (* 1938)
  - Konstantin II. (* 1940)
  - Irene (* 1942)

DIE GRIECHISCHE KÖNIGSFAMILIE
(Auswahl)

Marie
(1876–1940)
⚭
Georg von Russland
(1863–1919)

Olga
(*/† 1880)

Andreas
(1882–1944)
⚭
Alice von Battenberg
(1885–1969)

Christopher
(1888–1940)
⚭1
Nany Leeds
(1873–1923)
⚭2
Françoise von Orléans
(1902–1953)

Irene
(1904–1974)

Katharina
(1913–2007)

Michael
(* 1939)

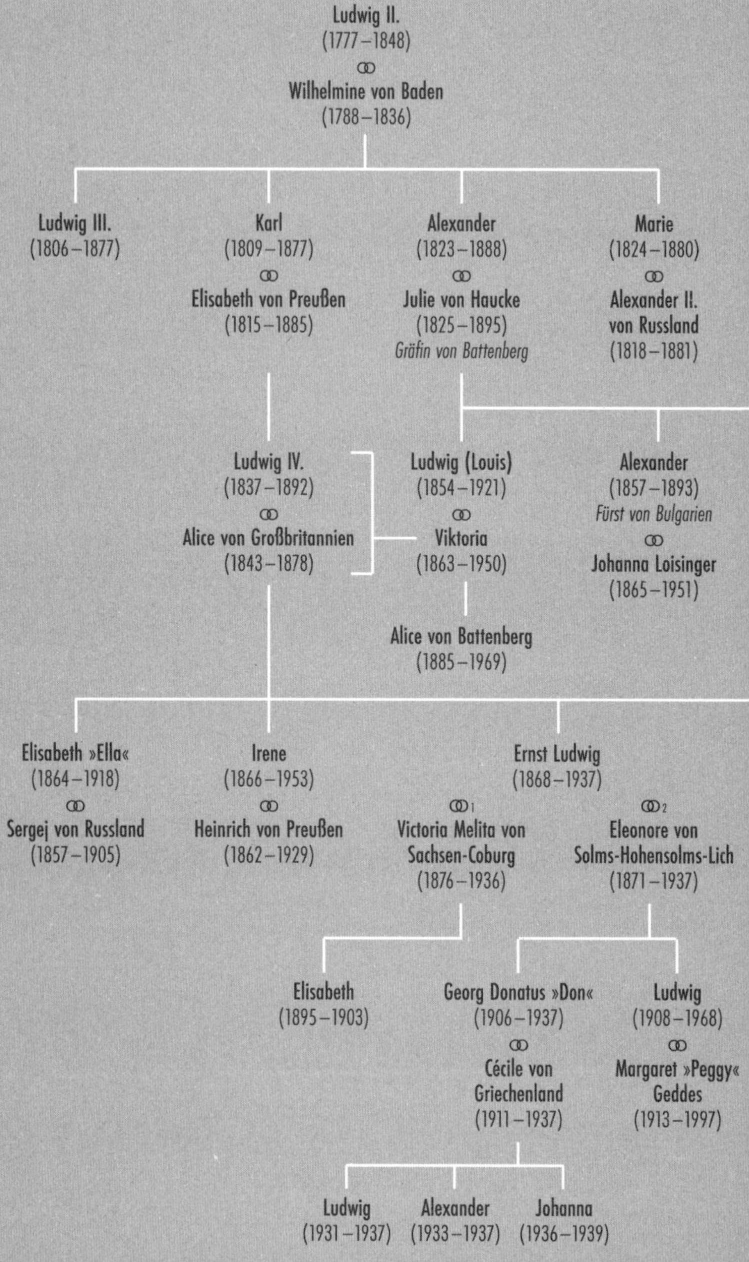
Ludwig II.
(1777–1848)
⚭
Wilhelmine von Baden
(1788–1836)
Ludwig III.
(1806–1877)
Karl
(1809–1877)
⚭
Elisabeth von Preußen
(1815–1885)
Alexander
(1823–1888)
⚭
Julie von Haucke
(1825–1895)
Gräfin von Battenberg
Marie
(1824–1880)
⚭
Alexander II.
von Russland
(1818–1881)
Ludwig IV.
(1837–1892)
⚭
Alice von Großbritannien
(1843–1878)
Ludwig (Louis)
(1854–1921)
⚭
Viktoria
(1863–1950)
Alexander
(1857–1893)
Fürst von Bulgarien
⚭
Johanna Loisinger
(1865–1951)
Alice von Battenberg
(1885–1969)
Elisabeth »Ella«
(1864–1918)
⚭
Sergej von Russland
(1857–1905)
Irene
(1866–1953)
⚭
Heinrich von Preußen
(1862–1929)
Ernst Ludwig
(1868–1937)
⚭1
Victoria Melita von
Sachsen-Coburg
(1876–1936)
⚭2
Eleonore von
Solms-Hohensolms-Lich
(1871–1937)
Elisabeth
(1895–1903)
Georg Donatus »Don«
(1906–1937)
⚭
Cécile von
Griechenland
(1911–1937)
Ludwig
(1908–1968)
⚭
Margaret »Peggy«
Geddes
(1913–1997)
Ludwig
(1931–1937)
Alexander
(1933–1937)
Johanna
(1936–1939)

DAS HAUS HESSEN-DARMSTADT

(Auswahl)

Heinrich
(1858–1896)
⚭
Beatrice von Großbritannien
(1857–1944)

Franz Josef
(1861–1924)
⚭
Anna von Montenegro
(1874–1971)

Marie
(1852–1923)
⚭
Gustav von Erbach-Schönberg
(1840–1908)

Friedrich
(1870–1873)

Alix
(1872–1918)
⚭
Nikolaus II. von Russland
(1868–1918)

Marie
(1874–1878)

Albert von Sachsen-Coburg und Gotha
(1819–1861)
⚭
Victoria
(1819–1901)

Victoria »Vicky«
(1840–1901)
⚭
Friedrich Wilhelm
von Preußen
(1831–1888)
dt. Kaiser (1888)

Wilhelm II.
(1859–1941)

Sophie
(1870–1932)
Königin von
Griechenland

Margarete »Mossy«
(1872–1954)
⚭
Friedrich Karl von
Hessen-Kassel
(1868–1940)

fünf weitere
Kinder

Eduard VII
(1841–1910)
⚭
Alexandra von Dänemark
(1844–1925)

Georg V.
(1865–1936)
⚭
Mary von Teck
(1867–1953)

Georg VI.
(1895–1953)
⚭
Elisabeth Bowes Lyon
(1900–2002)

Elisabeth II. - - ⚭
(*1926)

DIE ENGLISCHE KÖNIGSFAMILIE

(Auswahl)

Alice
(1843–1878)
⚭
Ludwig IV.
(1843–1892)
Großherzog von Hessen-Darmstadt

Viktoria
(1863–1950)
⚭
Ludwig (Louis) von Battenberg
(1854–1921)

Alice
(1885–1969)
⚭
Andreas von Griechenland
(1882–1944)

Philip
(*1921)

Alfred
(1844–1900)
⚭
Maria von Russland
(1853–1920)

Victoria Melita
(1876–1936)

vier weitere Kinder

Beatrice
(1857–1944)
⚭
Heinrich von Battenberg
(1858–1896)

Zeittafel

1310	Das hessische Adelsgeschlecht der Grafen von Battenberg stirbt aus.
1823, 15. Juli	Geburt von Alices Großvater Alexander von Hessen-Darmstadt
1825, 24. November	Geburt von Alices Großmutter Julie von Haucke
1832	Gründung des Königreichs Griechenland
1851, 28. Oktober	Alexander von Hessen-Darmstadt und Julie von Haucke schließen in Breslau eine morganatische Ehe. Julie erhält wenig später den Titel Gräfin von Battenberg.
1854, 24. Mai	Geburt von Alices Vater Ludwig (Louis) von Battenberg
1862, 18. Juli	Hochzeit von Ludwig von Hessen-Darmstadt mit Prinzessin Alice von Großbritannien und Irland, Alices Großeltern mütterlicherseits
1863	Thronbesteigung Georgs I. von Griechenland
1863, 5. April	Geburt von Alices Mutter Viktoria von Hessen-Darmstadt auf Schloss Windsor
1868	Ludwig (Louis) von Battenberg beginnt seine Ausbildung als Marinekadett bei der Royal Navy und nimmt die britische Staatsangehörigkeit an.
1878, 14. Dezember	Alice von Hessen-Darmstadt stirbt im Alter von 35 Jahren.
1882, 2. Februar	Geburt von Andreas von Griechenland und Dänemark in Athen

1884, 30. April	Hochzeit von Louis von Battenberg mit Viktoria von Hessen-Darmstadt
1885, 25. Februar	Alice von Battenberg wird auf Schloss Windsor geboren
1888, 15. Dezember	Tod von Alices Großvater Alexander von Hessen-Darmstadt
1889, 13. Juli	Geburt von Alices Schwester Louise auf Schloss Heiligenberg
1892, 13. März	Tod von Alices Großvater Ludwig IV. von Hessen-Darmstadt, neuer Großherzog wird sein Sohn Ernst Ludwig.
1892, 6. November	Geburt von Alices Bruder Georg in Darmstadt
1895, 19. September	Tod von Alices Großmutter Julie von Battenberg
1900, 25. Juni	Geburt von Alices Bruder Louis auf Schloss Windsor
1901, 22. Januar	Tod von Alices Urgroßmutter Queen Victoria, Eduard VII. wird neuer König von Großbritannien und Irland
1901, 9. April	Alices Konfirmation in der evangelischen Bergkirche Jugenheim
1901, Sommer	Alice reist mit ihrer Mutter nach Russland und besucht ihre Tanten Zarin Alexandra und Großfürstin Elisabeth (Ella).
1903, 7. Oktober	Alices Hochzeit mit Andreas von Griechenland in Darmstadt
1904, 6. Januar	Ankunft von Alice und Andreas in Athen
1905, 18. April	Geburt der Tochter Margarita in Athen
1906, 30. Mai	Geburt der Tochter Theodora in Athen
1909, 22. Juni	Geburt der Tochter Cécile in Tatoi
1912	Erster Balkankrieg, Alice hilft als Krankenschwester im Lazarett.

1913	Zweiter Balkankrieg mit großen Gebietsgewinnen für Griechenland
1913, 18. März	Griechenlands König Georg I. fällt einem Attentat zum Opfer, neuer König wird sein ältester Sohn Konstantin I.
1914, 26. Juni	Geburt von Alices Tochter Sophie auf Mon Repos/Korfu
1914–1918	Erster Weltkrieg
1914, Oktober	Alices Vater Louis von Battenberg, der 1912 zum Ersten Seelord befördert worden war, muss das Amt als gebürtiger Deutscher niederlegen.
1917, 12. Juni	Griechenlands König Konstantin I. dankt ab, die griechische Königsfamilie geht für mehrere Jahre ins Schweizer Exil.
1917, 17. Juli	Umbenennung des englischen Königshauses von Sachsen-Coburg und Gotha in Windsor; die Mitglieder der Familie Battenberg nennen sich künftig Mountbatten.
1918, 17. Juli	Ermordung der russischen Zarenfamilie
1918, 18. Juli	Ermordung der Großfürstin Elisabeth (Ella)
1918, November	Ende des Ersten Weltkriegs, Zusammenbruch des Hohenzollernreichs, Revolution in Deutschland, die deutschen Fürsten werden zur Abdankung gezwungen.
1919–1922	Griechisch-türkischer Krieg
1920, November	Rückkehr der griechischen Königsfamilie nach Athen
1921, 10. Juni	Geburt von Alices Sohn Philip auf Mon Repos/Korfu
1921, 11. September	Tod von Alices Vater Louis Mountbatten
1922, 18. Juli	Hochzeit von Alices Bruder Louis mit Edwina Ashley

1922, November	Alice, Andreas und die Kinder fliehen aus Griechenland nach Frankreich und finden ein neues Zuhause in Saint-Cloud.
1923, 3. November	Alices Schwester Louise heiratet in London den schwedischen Kronprinzen Gustav.
1926, Dezember	Alices Besuch in Darmstadt, Begegnung mit Kuno von Hardenberg
1928, 7. Oktober	Alice und Andreas feiern ihre Silberhochzeit, die Ehe befindet sich in einer Krise.
1928, 20. Oktober	Alice konvertiert zum griechisch-orthodoxen Glauben.
1930	In London erscheint *Towards Disaster*, Andreas' Erinnerungen an die Kleinasien-kampagne 1921.
1930, Februar bis Anfang April	Alices Aufenthalt in der Klinik von Dr. Ernst Simmel in Berlin-Tegel, Grund sind psychische Probleme.
1930, Mai, bis 1932, September	Alice befindet sich gegen ihren Willen in der Bellevue-Klinik Kreuzlingen am Bodensee, wo sie von Dr. Ludwig Binswanger therapiert wird.
1930, 15. Dezember	Hochzeit von Alices Tochter Sophie mit Christoph von Hessen-Kassel
1931, 23. Januar	Hochzeit von Alices Tochter Cécile mit Donatus von Hessen-Darmstadt
1931, 20. April	Hochzeit von Alices Tochter Margarita mit Gottfried zu Hohenlohe-Langenburg
1931, 18. August	Hochzeit von Alices Tochter Theodora mit Berthold von Baden
1933, Januar	Nach ihrer Entlassung aus der Bellevue-Klinik erholt sich Alice in Italien.
1933, 30. Januar	Machtergreifung der Nationalsozialisten in Deutschland

1933 bis 1939	Philip besucht zunächst das Internat Salem am Bodensee, folgt dann dem Leiter Kurt Hahn ins schottische Gordontoun, wo er 1939 sein Abitur ablegt.
1933, Sommer	Alice kommt nach Köln, wohnt zunächst im Hotel Excelsior, bevor sie eine Wohnung im Stadtteil Lindenthal bezieht.
1933, September, bis 1936, Herbst	Alice lebt in Köln-Brück im Hause des Ehepaars Dilmit.
1935	Wiedereinführung der Monarchie in Griechenland
1936, November, bis 1937, Herbst	Alice lebt auf dem Landgut Breibach im Bergischen Land.
1937, 16. November	Bei einem Flugzeugabsturz nahe Ostende kommen Alices Tochter Cécile, deren Ehemann und die beiden Söhne ums Leben.
1937, Dezember	Alice besucht ihre Schwester Louise in Schweden, anschließend ihre Töchter, nach Breibach kehrt sie nicht mehr zurück.
1938, 4. April	Alices Bruder Georg erliegt einem Krebsleiden.
1938, November	Alice kehrt nach Griechenland zurück und lebt wieder in Athen.
1939–1945	Zweiter Weltkrieg
1939, Oktober	Alices letzte Begegnung mit Ehemann Andreas in Athen
1940	Einmarsch italienischer Truppen in Griechenland wird zurückgeschlagen.
1941, April	Einmarsch der Wehrmacht in Griechenland, Besetzung einiger Teile des Landes, König und Regierung gehen ins Exil
1941/42	Hungerwinter in Griechenland mit zahlreichen Todesopfern, Alice hilft in einer Athener Suppenküche.

1942, 20. Januar	Wannseekonferenz in Berlin zur »Endlösung der Judenfrage«
1943, 20. März	Beginn der Deportation und Ermordung der griechischen Juden
1943, Oktober, bis 1944, Oktober	Alice versteckt in ihrem Haus mehrere Mitglieder der jüdischen Familie Cohen.
1944, 2. November	Die letzten deutschen Einheiten verlassen Griechenland
1944, 3. Dezember	Alices Ehemann Andreas stirbt in Monte Carlo
1946, 23. April	Alices Tochter Sophie heiratet Georg Wilhelm von Hannover.
1947, 20. November	Philip heiratet die englische Thronfolgerin Elizabeth
1948, Sommer	Alice besucht Ellas Grab in Jerusalem, legt anschließend ihre zivile Kleidung ab und gründet auf der griechischen Insel Tinos eine karitative Schwesternschaft.
1950, Sommer	Besuche in Deutschland und England
1950, 28. September	Alices Mutter Viktoria stirbt im Alter von 87 Jahren
1953, 2. Juni	Bei den Krönungsfeierlichkeiten Elizabeths II. erscheint Alice im Nonnenhabit, es ist ihr letzter Auftritt in der Öffentlichkeit.
1960, Januar	Teilnahme an einer Konferenz des Roten Kreuzes in Neu-Delhi
1960, 18. Februar	Alices Schwägerin Edwina Mountbatten stirbt.
1965, 7. März	Tod von Alices Schwester Louise
1967, 21. April	Militärputsch in Griechenland
1967, 13. Dezember	Nach einem missglückten Gegenputsch flieht die gesamte griechische Königsfamilie ins Exil, Alice lebt künftig im Buckingham-Palast.
1969, 16. Oktober	Tod von Alices Tochter Theodora

1969, 5. Dezember	Alice stirbt im Londoner Buckingham-Palast im Alter von 85 Jahren und wird in der St.-George's-Kapelle Windsor beigesetzt.
1988, August	Ihre sterblichen Überreste werden, wie sie es testamentarisch verfügt hatte, nach Jerusalem überführt und in der Maria-Magdalena-Kirche bestattet
1993	Alice wird von der Holocaust-Gedenkstätte Yad Vashem in die Liste der »Gerechten unter den Völkern« aufgenommen.

Bildnachweis

[1] Hessisches Landesarchiv – Staatsarchiv Darmstadt, R 4 Nr. 24807
[2] ullstein bild – adoc-photos
[3] Hessisches Landesarchiv – Staatsarchiv Darmstadt, R 4 Nr. 24706
[4] Hessisches Landesarchiv – Staatsarchiv Darmstadt, R 4 Nr. 24712
[5] Großherzogliches Familienarchiv im Staatsarchiv Darmstadt, D 27 A Nr. 1/12
[6] Großherzogliches Familienarchiv im Staatsarchiv Darmstadt, D 27 B Nr. 429
[7] Hessisches Landesarchiv – Staatsarchiv Darmstadt, O 3 Nr. 345/30
[8] Hessisches Landesarchiv – Staatsarchiv Darmstadt, R 4 Nr. 39570/13
[9] Großherzogliches Familienarchiv im Staatsarchiv Darmstadt, D 27 B Nr. 863
[10] Großherzogliches Familienarchiv im Staatsarchiv Darmstadt, D 27 B Nr. 864
[11] Großherzogliches Familienarchiv im Staatsarchiv Darmstadt, D 27 B Nr. 960
[12] Hessisches Landesarchiv – Staatsarchiv Darmstadt, R 4 Nr. 12304
[13] ullstein bild – TopFoto
[14] ullstein bild